manual de
procedimentos em
anestesiologia ambulatorial

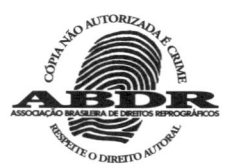

S529m Shapiro, Fred E.
         Manual de procedimentos em anestesiologia ambulatorial / Fred
       E. Shapiro ; tradução: Ane Rose Bolner. – Porto Alegre : Artmed,
       2010.
         264 p. ; 23 cm.

         ISBN 978-85-363-2027-4

         1. Anestesia – Procedimentos. I. Título.

                                                          CDU 612.887

Catalogação na publicação: Renata de Souza Borges CRB-10/1922

manual de procedimentos em anestesiologia ambulatorial

FRED E. SHAPIRO, DO
Professor de Anestesiologia da Harvard Medical School,
Departamento de Anestesiologia, Terapia Intensiva e Medicina da Dor,
Beth Israel Deaconess Medical Center, Boston, Massachusetts

Tradução:
Ane Rose Bolner (Cap. 9-finais)
David Henry Wilson (Prefácio, Cap. 1-9)

Consultoria, supervisão e revisão técnica desta edição:
David Henry Wilson
Professor regente da Disciplina de Anestesiologia,
Faculdade de Medicina, Universidade Luterana do Brasil (ULBRA).
Coordenador do Serviço de Anestesia e Analgesia (SAA).

Vanessa Breitenbach
Médica anestesiologista. Integrante do Serviço de Anestesia Analgesia (SAA).

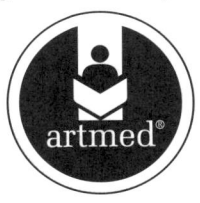

2010

Obra originalmente publicada sob o título
Manual of office-based anesthesia procedures
ISBN 978-0-7817-6908-2

© 2007 by LIPPINCOTT WILLIAMS & WILKINS, a Wolters Kluwer business.
Published by arrangement with Lippincott Williams & Wilkins/Wolters Kluwer Health Inc. USA
Indicações, reações colaterais e programação de dosagens estão precisas nesta obra, mas poderão sofrer mudanças com o tempo. Recomenda-se ao leitor sempre consultar a bula da medicação antes de sua administração. Os autores e a editora não podem ser responsabilizados por erros ou omissões ou quaisquer consequências advindas da aplicação incorreta de informação contida nesta obra.

Capa
Paola Manica

Preparação de originais
Carla Bigliardi

Leitura final
Greice Zenker Peixoto

Editora Sênior – Biociências:
Letícia Bispo de Lima

Editora Júnior – Biociências:
Carla Casaril Paludo

Projeto e editoração
Armazém Digital® Editoração Eletrônica – Roberto Carlos Moreira Vieira

Reservados todos os direitos de publicação, em língua portuguesa, à
ARTMED® EDITORA S.A.
Av. Jerônimo de Ornelas, 670 – Santana
90040-340 Porto Alegre RS
Fone: (51) 3027-7000 Fax: (51) 3027-7070

É proibida a duplicação ou reprodução deste volume, no todo ou em parte, sob quaisquer formas ou por quaisquer meios (eletrônico, mecânico, gravação, fotocópia, distribuição na Web e outros), sem permissão expressa da Editora.

SÃO PAULO
Av. Angélica, 1091 – Higienópolis
01227-100 São Paulo SP
Fone: (11) 3665-1100 Fax: (11) 3667-1333

SAC 0800 703-3444

IMPRESSO NO BRASIL
PRINTED IN BRAZIL

Colaboradores

D. Jonathan Bernardini, MD

Fellow, Departamento de Anestesiologia, Harvard Medical School. Residente em Anestesiologia, Departamento de Anestesiologia, Terapia Intensiva e Medicina da Dor, Beth Israel Deaconess Medical Center, Boston, Massachusetts.

Stephanie A. Caterson, MD

Fellow em Cirurgia, Departamento de Cirurgia, Beth Israel Deaconess Medical Center, Boston, Massachusetts.

Alexander Gerhart

Residente Clínico, Departamento de Anestesiologia, Terapia Intensiva e Medicina da Dor, Harvard Medical School, Beth Israel Deaconess Medical Center, Boston, Massachusetts.

E. Cale Hendricks, MD

Residente-chefe, Departamento de Anestesiologia, Terapia Intensiva e Medicina da Dor, Beth Israel Deaconess Medical Center, Boston, Massachusetts.

Karinne M. Jervis, MD

Fellow em Anestesiologia, Departamento de Anestesiologia, Beth Israel Deaconess Medical Center, Boston, Massachusetts.

M. Jacob Kaczmarski, MD

Fellow, Departamento de Anestesiologia, Harvard Medical School. Residente em Anestesiologia, Departamento de Anestesiologia, Terapia Intensiva e Medicina da Dor, Beth Israel Deaconess Medical Center, Boston, Massachusetts.

Jonathan Kaper, MD

Fellow em Anestesiologia, Departamento de Anestesiologia, Beth Israel Deaconess Medical Center, Boston, Massachusetts.

Kai Matthes, MD

Residente Clínico, Departamento de Anestesiologia, Terapia Intensiva e Medicina da Dor, Harvard Medical School, Beth Israel Deaconess Medical Center, Boston, Massachusetts.

Cristin Angley McMurray, MD

Fellow, Departamento de Anestesiologia, Harvard Medical School. Residente, Departamento de Anestesiologia, Terapia Intensiva e Medicina da Dor, Beth Israel Deaconess Medical Center, Boston, Massachusetts.

Jonathon T. Rutkauskas, MD

Departamento de Anestesiologia, Beth Israel Deaconess Medical Center, Boston, Massachusetts.

Pankaj Kumar Sikka, MD, PhD

Professor, Departamento de Anestesiologia, Perioperação e Medicina da Dor, Harvard Medical School, Brigham and Women's Hospital, Boston, Massachusetts.

Richard D. Urman, MD

Professor de Anestesiologia, Departamento de Anestesiologia, Perioperação e Medicina da Dor, Harvard Medical School. Médico Anestesiologista, Departamento de Anestesiologia, Perioperação e Medicina da Dor, Brigham and Women's Hospital, Boston, Massachusetts.

Dedicatória

À minha querida irmã Marcelle,
que me ensinou uma lição simples de vida:
conhecimento, determinação e força
com ternura + saúde = realização com felicidade.

Agradecimentos

Agradeço aos diversos profissionais cujas contribuições nos últimos dez anos culminaram na publicação deste livro.

Em 1997, Dr. Thomas Cochran[1] iniciou-me pela primeira vez no mundo da prática anestésica em consultório para a cirurgia estética, no The Boston Center for Ambulatory Surgery. A partir dessa experiência, compreendi as diferenças entre a realidade ambulatorial e hospitalar.

Após unir-me à equipe do Beth Israel Deaconess Medical Center, apliquei esse conhecimento ao ambiente hospitalar, oportunidade que se concretizou graças à visão e compreensão da Dra. Carol A. Warfield[2] sobre o valor que isso teria para a melhora do cuidado dos pacientes e educação dos residentes. Ela abraçou a ideia de continuar essa prática, pelo que sou muito grato.

Dra. Warfield apresentou-me ao Dr. Sumner Slavin.[3] Foi sua motivação que originou uma prática anestésica mais segura, especialmente para a cirurgia estética facial. Durante o processo, ele também se tornou um amigo muito querido e especial.

Agradeço ao Dr. Stephen A. Cohen,[4] por seus conselhos, amizade e por ser sempre um bom ouvinte. Ao Dr. Peter Panzica[5], por seu estímulo, apoio e por me permitir dispor de tempo para escrever e organizar este livro. Ao Dr. Donald Morris, por fornecer fotos para o Capítulo 14, ajudando a demonstrar que *uma imagem frequentemente é melhor do que palavras*.

Ao Dr. Pedram Aleshi[6], por sua assistência em pesquisas e revisão extensa da literatura.

Agradeço também ao Tom Steven Xie[7], por sua assistência com a fotografia digital e tecnologia da informação.

Às empresas colaboradoras Blue Bell Bio-Medical, Nellcor Puritan Bennett (Tyco Healthcare) e OBA-1 (Cardinal Medical Specialties), por sua generosidade em fornecer bolsas de estudo para este projeto.

A Jane Hayward, Hugh Blaisdell e Tom Laws[8], que sempre transformaram uma ideia criativa em um projeto gráfico agradável.

A Larry Opert, por seu conhecimento, sua orientação e seus conselhos legais.

A Marilyn Riseman, por seu apoio contínuo, seu encorajamento e sua amizade.

Finalmente, meus sinceros agradecimentos a todos os residentes que não só auxiliaram na composição deste manual, mas também forneceram a motivação e inspiração ao desenvolvimento de um *currículo para ensinar a prática anestésica ambulatorial segura*.

---

[1] Assistente Clínico e Professor de Cirurgia, Harvard Medical School.
[2] Lowenstein Professor de Anestesiologia, Harvard Medical School. Diretor, Departamento de Anestesiologia, Terapia Intensiva e Medicina da Dor, Beth Israel Deaconess Medical Center, Boston, MA.
[3] Professor de Cirurgia, Harvard Medical School. Chefe da Divisão de Cirurgia Plástica e Reconstrutiva, Beth Israel Deaconess Medical Center, Boston, MA.
[4] Diretor, Ambulatório de Anestesiologia e Teste de Pré-Admissão. Professor Assistente de Anestesiologia, Harvard Medical School, Departamento de Anestesiologia, Terapia Intensiva e Medicina da Dor, Beth Israel Deaconess Medical Center.
[5] Harvard Medical School. Vice-Diretor, Anestesiologia Clínica, Departamento de Anestesiologia, Terapia Intensiva e Medicina da Dor, Beth Israel Deaconess Medical Center, Boston, MA.
[6] Residente em Anestesiologia, Beth Israel Deaconess Medical Center, Boston, MA.
[7] Analista de Sistemas Clínicos e Anestésicos, Departamento de Anestesiologia, Terapia Intensiva e Medicina da Dor, Beth Israel Deaconess Medical Center, Boston, MA.
[8] Serviços de mídia do Beth Israel Deaconess Medical Center, Boston, MA.

Apresentação

Este livro oferece a muito aguardada orientação à emergente anestesiologia ambulatorial, preenchendo a necessidade de uma referência nessa área. Dr. Shapiro fez um trabalho excelente ao compor um manual prático acessível e abrangente, que compreende todas as idiossincrasias envolvidas nos procedimentos anestésicos ambulatoriais e faz uma exposição de cada uma das áreas abrangidas.

As razões pelo grande interesse por esse campo são muitas, entre as quais se encontra o aumento no número de casos cirúrgicos realizados em clínicas médicas, a complexidade desses casos e o número de pacientes, com comorbidades e fatores de risco importantes, submetidos a esses procedimentos. Portanto, o grande crescimento da anestesiologia ambulatorial tem sido acompanhado por preocupações quanto à segurança dos pacientes, intensificadas por relatos na mídia de tragédias que podem ter sido precipitadas porque a clínica não dispunha dos mesmos recursos (isto é, pessoal, equipamento, medicamentos, políticas e facilidades administrativas) encontrados em centros cirúrgicos hospitalares. Ao procurar manter os padrões de qualidade e segurança para a anestesia ambulatorial, a American Society of Anesthesiologists (ASA) recentemente esboçou protocolos para um sistema efetivo de garantia de qualidade, identificação dos tipos de pacientes que podem realizar procedimentos ambulatoriais, qualificações básicas, padrões de monitoramento e equipamentos, além de capacidade de transferência a hospitais em situações de emergência.

Dr. Shapiro é singularmente qualificado para escrever esta obra: há muito tempo ele tem se interessado pelo assunto e tornou-se inovador no treinamento de residentes nessa disciplina quando introduziu o primeiro currículo sobre o tema na Harvard Medical School, em novembro de 2005. Este livro oferece uma revisão profunda da área, e estou certa de que possui toda a informação necessária para preparar profissionais com as habilidades e os conhecimentos pertinentes para administração de anestesia em pacientes submetidos à cirurgia ambulatorial. Também auxiliará o leitor a se familiarizar com os vários aspectos relacionados aos cuidados em centros cirúrgicos hospitalares, como aceitação de normas prediais, segurança ocupacional, seleção apropriada de pacientes e procedimentos, monitoração, manutenção de equipamentos e protocolos de emergência. Para que se ofereçam cuidados eficazes a esses pacientes, uma base específica de conhecimentos e habilidades, frequentemente esquecida nas referências tradicionais de anestesiologia, é tratada neste livro.

Incentivo muito a leitura deste manual, independentemente de você ser um residente ou um profissional em plena atividade. Este livro servirá como uma revisão e um guia atualizado desse campo em rápida expansão.

Carol A. Warfield, MD
Professora da Lowenstein

Prefácio

Esta obra apresenta os protocolos e as diretrizes mais atuais e seguras existentes na área, oferecendo orientações sobre a criação, manutenção e otimização de uma prática anestésica segura em nível ambulatorial, tanto em consultórios como clínicas. Será útil a todos que se interessam por esse campo novo e em franca expansão, desde o residente de anestesiologia curioso sobre a prática fora do hospital até o veterano prestes a atuar nesse novo meio. A obra também atende a médicos de várias especialidades que tenham interesse na prática ambulatorial, como gastroenterologistas, oftalmologistas, cirurgiões plásticos, dermatologistas, cirurgiões bucomaxilofaciais, ortopedistas e demais profissionais que realizam procedimentos ambulatoriais. Delineia a criação, manutenção e otimização de uma prática ambulatorial com foco no entendimento de todos os processos que compreendem a experiência nesse ambiente.

O Capítulo 1 apresenta os quatro princípios-chave da prática anestesiológica ambulatorial: fazer com que seja legal, segura, agradável e confortável. Enfatiza as vantagens desse novo modelo de prática e a importância das medidas de segurança, abordando os passos fundamentais para combinar ambas no desenvolvimento da prática. Já o Capítulo 2 destaca as estatísticas que descrevem o grande crescimento recente da anestesiologia ambulatorial. O Capítulo 3 examina os membros que compõem a equipe perioperatória de uma clínica ambulatorial, destacando o papel do anestesiologista, uma vez que a equipe de anestesiologia possui um papel importante no sucesso dos procedimentos cirúrgicos ambulatoriais.

O Capítulo 4 explora as razões do recente crescimento da prática da anestesiologia ambulatorial e quais os diferenciais de uma clínica. Este ambiente requer mais interação social a fim de agradar, apoiar e assistir o paciente. É um momento para o anestesiologista demonstrar sua personalidade e cultivar no paciente o sentimento de importância e de autoestima enquanto administra de forma segura a anestesia. A fim de garantir um padrão uniforme de cuidados anestésicos em um ambiente não hospitalar, o Capítulo 5 faz uma revisão profunda e extensa de todos os regulamentos e protocolos relacionados à anestesiologia ambulatorial emitidos pela American Society of

Anesthesiologists (ASA), American Medical Association (AMA) e American College of Surgeon (ACS).

O Capítulo 6 faz uma revisão concisa e abrangente dos padrões da ASA para avaliação e cuidados pré-operatórios, avaliação do paciente e exames complementares pré-operatórios. Também inclui as mais recentes recomendações para o jejum pré-operatório e a preparação para interações medicamentosas e de suplementos dietéticos com a anestesia.O Capítulo 7 responde a duas perguntas importantes: (1) Quais as possibilidades anestésicas disponíveis para uso no âmbito da clínica? e (2) Qual a mais segura? São descritas as várias técnicas anestésicas utilizadas em nível ambulatorial (sedação local, regional, geral) e o cuidado anestésico sob monitoração (CAM), bem como os critérios de seleção de pacientes para cada técnica. Em seguida, é realizada uma análise profunda a respeito da segurança no ambiente ambulatorial, utilizando a literatura mais atualizada e com base em evidências, que compara as diferentes técnicas de anestesia e a ocorrência e prevenção de várias complicações operatórias.

Continuando a discussão sobre segurança, o Capítulo 8 discute a análise de processos encerrados[*] da ASA, a literatura mais atualizada relacionada a processos decorrentes de erros ocorridos durante a sedação e o moderno uso de simuladores de anestesia. O Capítulo 9 aborda a escolha do anestésico, detalhando a avaliação pré-operatória de um paciente, as várias opções de fármacos disponíveis e as vantagens de diversas combinações farmacológicas. Algumas questões e controvérsias associadas ao uso de propofol, bem como o uso pré-operatório dos novos agonistas $\alpha 2$ também são abordadas.

O Capítulo 10 apresenta uma revisão dos padrões de monitoração recomendados pela ASA e da tecnologia disponível. O Capítulo 11 discute os procedimentos ambulatoriais. O capítulo inicia com uma descrição dos procedimentos cirúrgicos estéticos mais realizados, seguido por alguns procedimentos estéticos não cirúrgicos menos invasivos e mais recentes.

O Capítulo 12 foi inteiramente dedicado aos procedimentos oftalmológicos, abordando temas como tipo de anestesia regional, posição do paciente, solução anestésica, complicações e medicamentos oftálmicos e efeitos sistêmicos. Também traz uma descrição detalhada dos procedimentos cirúrgicos mais comumente realizados e discute o manejo anestésico de cada um. O Capítulo 13 traz uma descrição detalhada dos procedimentos cirúrgicos mais realizados em endoscopia gastrointestinal, cirurgia que responde por

---

[*] N. de T.: A expressão "closed claims project" é adotada para casos em que pacientes entram na justiça pedindo indenização por erro. A ASA, após sentença, instaura uma auditoria para verificar onde ocorreu o problema e estabelecer formas de evitá-lo.

um número significativo de procedimentos ambulatoriais realizados nos Estados Unidos. O Capítulo 14 revisa a área relativamente "nova" que é a cirurgia de contorno corporal para aqueles pacientes que sofrem grande perda de peso como resultado de dieta ou cirurgia. São descritos os diferentes procedimentos que compreendem esse subgrupo, as considerações anestésicas específicas, bem como o papel que a comunicação eficiente entre anestesiologistas e cirurgiões cumpre na garantia de segurança para a realização do procedimento.

Com o objetivo de tornar confortável a experiência para o paciente em procedimentos realizados em ambiente ambulatorial, os Capítulos 15 e 16 são dedicados ao controle da dor pós-operatória. No Capítulo 15, são discutidos os métodos tradicionais de controle da dor, os diferentes tipos de anestésicos, os fármacos mais comuns, os bloqueios regionais, bem como as melhores estratégias para seu uso. Tais métodos são baseados na abordagem da Organização Mundial de Saúde (OMS) para tratamento de dor aguda pós-operatória. O Capítulo 16 oferece evidências a alguns métodos alternativos de tratamento de dor aguda, como hipnose, acupuntura e massagem com música. Cada um deles pode ser utilizado como adjuvante no tratamento ou em separado. São apresentadas abordagens complementares ao manejo da dor, discutidos seus mecanismos mais plausíveis e apresentadas evidências para apoiar a utilização de tais técnicas.

O Capítulo 17 aborda questões relacionadas à sala de recuperação pós-anestésica, que, para uma clínica médica, é provavelmente a de maior importância. É apresentado diagnóstico diferencial e tratamento para as questões mais comuns que surgem na sala de recuperação pós-anestésica. O sistema de escore de Aldrete é definido, bem como os critérios de alta e as causas mais comuns de admissões hospitalares não antecipadas. Após o Capítulo 17, foram adicionados apêndices sobre protocolos para anestesia e cirurgia ambulatorial, pronunciamento da ASA sobre o uso seguro do propofol e a rotulagem de produtos farmacêuticos em anestesiologia, definições da ASA sobre os cuidados anestésicos sob monitoração, algoritmos para vias aéreas difíceis e complicações que podem ocorrer ao se administrar anestésicos.

Este é o primeiro livro abrangente que aborda os procedimentos ambulatoriais, contando com a informação, os protocolos, os procedimentos e a opção anestésica de forma mais atualizada. Em virtude disso, muitas questões podem surgir, as quais não foram tratadas aqui. Espera-se que a leitura deste livro oriente os profissionais para que se ofereça uma organização uniforme aos cuidados em saúde e para que a segurança do paciente seja garantida. Assim, muitas vidas poderão ser salvas.

Fred E. Shapiro

REFERÊNCIAS

http://www.plasticsurgery.org/public education/2006Statistics.cfm.

SaRego, M, Watcha MF, White PF. The changing role of monitored anesthesia care in the ambulatory setting. Anesth Analg. 1997;85:1020–1036.

Lee LA, Domino kB. The Closed Claims Project: Has it influenced anesthetic practice and outcome? Anesthesiol Clin North Am. 2002;20(3):485–501.

Coldiron B, Shreve E, Balkrishnan R. Patient injuries from surgical procedures performed in Medical Offices: Three years of Florida data. Dermatol Surg. 2004;30:1435–1443.

Balkrishnan R, Hill A, Feldman SR, et al. Efficacy, safety, and cost of office based surgery: A multidisciplinary perspective. Dermatol Surg. 2003;29:1–6.

Vila H, Soto R, Cantor A, et al. Comparative outcomes analysis of procedures performed in physician offices and ambulatory surgery centers. Arch Surg. 2002;138:991–995.

D'Eramo E, Bookles S, Howard J. Adverse events with outpatient anesthesia in Massachusetts. J Oral Maxillofac Surg. 2003;61(983):95.

Morell R. OBA questions, problems just now recognized, being defined. Anesth Patient safety, Found Newsl Spring. 2000;15:1–3.

Sumário

1. Princípios da anestesiologia ambulatorial 19
   E. Cale Hendricks e Fred E. Shapiro

2. Estatísticas 25
   Jonathon Rutkauskas e Fred E. Shapiro

3. Membros da equipe 30
   Jonathon Rutkauskas e Fred E. Shapiro

4. Diferencial de uma clínica 33
   Jonathon Rutkauskas e Fred E. Shapiro

5. Protocolos da American Society of Anesthesiologists
   para anestesiologia ambulatorial 37
   Richard D. Urman

6. Avaliação pré-operatória 52
   Richard D. Urman, Jonathan Kaper e Fred E. Shapiro

7. Escolha da técnica anestésica mais segura 64
   Richard D. Urman e Fred E. Shapiro

8. Projeto de processos encerrados 79
   Karinne M. Jervis, Richard D. Urman e Fred E. Shapiro

9. Escolha do anestésico 87
   Richard D. Urman e Fred E. Shapiro

10. Monitores 109
    Alexander C. Gerhart

11. Procedimentos ambulatoriais 124
    D. Jonathan Bernardini e Fred E. Shapiro

12. Oftalmologia 154
    M. Jacob Kaczmarski

13. Endoscopia gastrointestinal 166
Kai Matthes

14. Cirurgia bariátrica: um novo contorno corporal 179
Stephanie A. Caterson, Karinne Jervis e Richard D. Urman

15. Dor... 186
Cristin A. McMurray

16. Controle alternativo da dor 198
Cristin A. McMurray e Fred E. Shapiro

17. Sala de recuperação pós-anestésica 206
Pankaj K. Sikka

Apêndices 217

Índice 245

Princípios da anestesiologia ambulatorial

1

E. Cale Hendricks e Fred E. Shapiro

A anestesiologia, enquanto profissão e especialidade médica, de tempos em tempos, passa por momentos de crescimento e redefinição. Desde a primeira administração de éter em 1840, a anestesiologia cresceu de modo exponencial. Na mesma medida que os avanços tecnológicos, a especialidade evoluiu para prover cuidados perioperatórios a uma população em constante expansão, infiltrando-se em praticamente todas as áreas médicas. Com frequência, pacientes com doenças multissistêmicas avançadas são submetidos a procedimentos cirúrgicos complexos. Esse tipo de atendimento tornou-se o esperado como normal, o que só foi possível após um grande esforço em direção à padronização da excelência que marcou o crescimento da profissão ao longo dos anos.

Tal crescimento provocou mudanças, de forma que a prática da anestesiologia tem evoluído para preencher cada necessidade cirúrgica. São exemplos o advento da anestesiologia em cirurgias cardíacas nos anos 1970 e a sedação para cirurgia minimamente invasiva nos anos 1990.

Com o surgimento de um novo nicho em cirurgia, a anestesiologia evoluiu para abarcar as necessidades existentes. Pode-se afirmar que a anestesiologia ambulatorial é excitante: associa conveniência a incentivo financeiro. É atraente tanto para o paciente quanto para o cirurgião; este é beneficiado pelo maior controle sobre a escala cirúrgica, os custos operacionais e a geração de receita, e aquele ganha em conforto e conveniência. Não é necessário ir além das recentes estatísticas para encontrar evidência da popularidade dessa emergente área. Em 2005, mais de 10 milhões de procedimentos ambulatoriais foram realizados em todo o mundo. Hoje, aproximadamente uma cirurgia em cada dez é realizada em clínicas e consultórios.[1] Esse crescimento é preocupante, pois, nos Estados Unidos, apenas 22 estados atualmente possuem legislação a respeito de cirurgias ambulatoriais. Isso tem levado muitos profissionais a caracterizarem a anestesiologia ambulatorial como o "velho oeste" dos cuidados em saúde.

Este manual apresenta as recomendações mais atuais para um campo que está aberto a mudanças. Os anestesiologistas, nos Estados Unidos, usam o estudo de processos encerrados* para melhorar sua prática, utilizando dados de eventos ocorridos para criar uma prática anestésica mais segura. Há um

---

* N. de T. A expressão "closed claims" está relacionada aos casos que pacientes entram na justiça pedindo indenização por erro. A American Society of Anesthesiologists (ASA), após a sentença, instaura uma auditoria para verificar por que ocorreu o problema e estabelecer formas de evitá-lo.

problema inerente a esse modelo: são necessários de 3 a 5 anos para que tais eventos ocorram, provocando um atraso inaceitável na implementação de alterações que promovam uma prática mais segura. Como a anestesiologia ambulatorial cresceu muito em pouco tempo, e devido à falta de órgãos reguladores e de segurança, criou-se este manual para apresentar as recomendações mais atuais em vigor.

Em 2002, a American Society of Anesthesiologists (ASA) publicou um manual informativo com o título *Office-based anesthesia: considerations for anesthesiologists in setting up and mantaining a safe office anesthesia environment*.[2] Ele traz orientações para anestesiologistas que planejam montar ou se associar a uma clínica e fornece alguns protocolos. As informações fornecidas são extremamente úteis, porque auxiliam o anestesiologista a superar o grande desafio da anestesiologia ambulatorial: fazer com que o cuidado oferecido seja igual ao de um hospital de grande porte. As recomendações específicas da ASA são apresentadas detalhadamente mais adiante.

A prática anestesiológica fora do ambiente hospitalar é uma área singular, com desafios e preocupações próprios. Este livro tem a intenção de familiarizar o leitor com todas essas questões e transmitir uma base sólida de conhecimento para os profissionais que estejam se dedicando a esse novo campo. Para isso, é necessário analisar essa área desde o básico. O foco deve estar nos princípios que norteiam a anestesiologia ambulatorial, os quais podem ser resumidos por quatro mandamentos abrangentes (Quadro 1.1).

QUADRO 1.1 Princípios da anestesiologia ambulatorial

- Faça com que seja legal.
- Faça com que seja agradável.
- Faça com que seja confortável.
- Faça com que seja seguro.

FAÇA COM QUE SEJA LEGAL

O título aqui talvez devesse ser *Faça com que seja "legal"*, para dar ênfase à realidade em que muitas clínicas se encontram: falta de regulamentação, clandestinidade e inexistência de protocolos para orientar a prática anestesiológica fora de hospitais. Por ser um fenômeno relativamente novo, apenas 22 dos 50 estados nos EUA, por exemplo, possuem protocolos definidos. No entanto, mesmo na ausência de regulamentação oficial, é possível seguir certos passos para que a prática anestésica em ambulatório seja padronizada. Deve ser mencionado que, conforme aumentam os procedimentos fora dos hospitais, organizações governamentais e de classe darão maior atenção. No futuro próximo, a acreditação e a legislação completa sem dúvida protocolarão essa nova área. Até que isso aconteça, alguns pontos ajudarão a orientar a formalização da anestesiologia ambulatorial.

Nos EUA, a acreditação de um centro cirúrgico ambulatorial é realizada por três organizações (Quadro 1.2). Com o objetivo de garantir atendimento de qualidade, tais organizações emitem padrões definidos para a prática de cirurgia ambulatorial. No início dos anos 1990, quando não existia regulamentação para orientar a prática, uma clínica médica, em geral, buscava acreditação apenas quando incentivada por concorrência profissional ou por outro incentivo financeiro. Com a tendência regulatória crescente, a acreditação é vista cada vez mais como mandatória para o funcionamento básico desses locais. A exemplo das instituições hospitalares maiores, isso se tornará essencial para sua existência legal.

QUADRO 1.2	Organizações responsáveis pela acreditação de centros cirúrgicos ambulatoriais
• The Joint Commission on Accreditation of Healthcare Organizations (JCAHO) • The Accreditation Association for Ambulatory Health Care (AAAHC) • The American Association for Accreditation of Ambulatory Surgical Facilities (AAAASF)	

Nos EUA, a organização que abriga a acreditação completa é a American Medical Association (AMA), juntamente com a ASA e o American College of Surgeons (ACS). Recentemente a AMA publicou uma lista consensual de princípios para a prática de cirurgia ambulatorial, sob o título *AMA core principles for office-based surgery*. A lista, se não for uma compilação exaustiva de cada item essencial para a segurança de cirurgia ambulatorial, é pelo menos uma base segura para a prática. Tais princípios podem ser encontrados de forma completa no *site* http://www.asahq.org/Washington/AMACorePrinciples.pdf e são resumidos no Quadro 1.3.

Por fim, o seguro por responsabilidade profissional é essencial e deve ser considerado com cuidado. Assim como a anestesiologia ambulatorial está em constante crescimento, as seguradoras também estão em processo de evolução. As mesmas coberturas que serviram ao anestesiologista no hospital não necessariamente servirão fora dele.* É muito importante que o anestesiologista que trabalha em ambulatório esteja bem familiarizado com sua apólice de seguro, inclusive suas declarações, seus adendos, seus aditivos e suas qualificações.

FAÇA COM QUE SEJA AGRADÁVEL

O próximo princípio para se estabelecer uma boa prática anestesiológica em ambulatório é fazer com que toda experiência perioperatória seja agradável. A habilidade de reinventar a cirurgia tradicional é uma das razões mais importantes por trás do surgimento da anestesiologia ambulatorial.

---

* N. de T. No Brasil, o seguro por responsabilidade profissional é adquirido pelo próprio médico.

QUADRO 1.3	Princípios fundamentais da AMA para cirurgia ambulatorial

- Nos EUA, os protocolos ou regulamentos para cirurgia ambulatorial devem ser desenvolvidos pelos estados de acordo com os níveis de anestesia definidos pela ASA.
- Os médicos devem selecionar pacientes para cirurgia ambulatorial com base em critérios específicos que incluem o Sistema de Classificação do Estado Físico elaborado pela ASA.
- Quando possível, nos EUA, as clínicas que realizam cirurgias devem ser acreditadas por uma entidade reconhecida pelo estado.
- Os médicos que realizam cirurgias ambulatoriais devem ser credenciados para que, em caso de emergência, o paciente seja admitido em um hospital próximo ou possuir um acordo de transferência de emergência a um hospital próximo.
- Os protocolos de consentimento informado devem ser seguidos.
- Programas contínuos de qualidade e programas de relatos de incidentes adversos devem ser mantidos.
- Todos os médicos devem ter certificação na sua especialidade e completado seu período de treinamento.
- Os médicos que realizam cirurgias ambulatoriais podem demonstrar sua competência ao manter vínculo com hospitais para os procedimentos realizados no ambulatório.
- Pelo menos um médico capacitado para a realização de técnicas de reanimação (suporte avançado à vida no trauma [ATLS, de *advanced trauma life support*], suporte avançado à vida em cardiologia [ACLS, de *advanced cardiac life support*], ou suporte avançado à vida em pediatria [PALS, de *pediatric advanced life support*]) deve estar presente ou imediatamente disponível com o equipamento apropriado de ressuscitação até que o paciente possa receber alta.
- Os médicos que administram ou supervisionam a anestesia devem ter a qualificação e o treinamento apropriados.

Para contrastar com as experiências hospitalares, uma boa clínica deve ter um ambiente sossegado, confortável e conveniente para todos os envolvidos. Para o paciente, isso significa facilidade de acesso ao bloco cirúrgico e experiência singular ao ser submetido a uma cirurgia em um ambiente confortável e seguro. Isso pode ser obtido por meio de ações, como ter funcionários educados e uma área pré-operatória relaxante. Essa experiência pode ser alcançada ao se decorar a sala de espera o mais parecida possível com uma sala de estar, de forma que o paciente se sinta confortável desde a recepção passando pela sala de cirurgia, que pode ser decorada com obras de arte, e, posteriormente, para uma sala de recuperação pós-anestésica agradável e com iluminação suave. Os avanços nos medicamentos analgésicos e uma crescente conscientização sobre técnicas complementares poderão proporcionar ao paciente uma recuperação pós-cirúrgica agradável. O objetivo deve ser proporcionar uma experiência interessante para o paciente, sua família e seus amigos. O resultado final pode ser até um ambiente tranquilo, com música suave e vozes em baixo tom – parecido com o de um *spa*.

FAÇA COM QUE SEJA CONFORTÁVEL

O anestesiologista tem um papel fundamental na tarefa de fazer com que a experiência perioperatória seja agradável ao paciente. Mais do que isso, o profissional pode *se beneficiar* de um ambiente cirúrgico bem-concebido e bem-estruturado. Em contraste com as salas de procedimentos convencionais, as de um ambulatório serão mais espaçosas e projetadas ergonomicamente. A posição dos monitores deve prever que estes sejam visualizados com facilidade, as cadeiras devem ser confortáveis e o equipamento relacionados à prática anestesiológica deve ser moderno e estar em boas condições de uso. Os métodos para obter, armazenar e administrar as medicações devem ser fáceis e livres de entraves burocráticos. A sala de espera, as salas de cirurgia e a sala de recuperação pós-anestésica devem estar localizadas contiguamente, de maneira que o transporte seja livre e desimpedido. Não seria interessante entrar em uma clínica, independentemente do atrativo econômico, e encontrar equipamento e infraestrutura ultrapassada e em mal estado de conservação. A organização de uma clínica pode ser um grande desafio, mas, quando corretamente executada, este pode ser o lugar ideal para um anestesiologista desenvolver seu trabalho.

FAÇA COM QUE SEJA SEGURO

A segurança do paciente é a principal obrigação do anestesiologista. Esse preceito deve ser seguido independentemente do lugar em que for realizado o procedimento; tanto no hospital quanto fora dele, todos os padrões de segurança devem ser mantidos. Os elementos de segurança considerados garantidos ou que passam despercebidos em um hospital devem ser minuciosamente instalados e seguidos em uma clínica de procedimentos cirúrgicos nova ou adicionados a uma já existente.

- *A segurança anti-incêndio* deve ser considerada. O prédio deve ser facilmente esvaziado caso haja necessidade. Deve haver espaço de trabalho para acomodar, com facilidade, o paciente, a maca, a mesa cirúrgica, o equipamento e o pessoal, e ainda sobrar espaço suficiente para circulação. É mandatório que, em um prédio de vários andares, estejam instalados elevadores de tamanho correto para transportar sobre uma maca um paciente em ventilação mecânica, além dos profissionais necessários.
- Um plano para *transporte de emergência* deve estar disponível e pronto para uso caso necessário. Isso deve incluir a transferência rápida e eficiente a um hospital equipado para oferecer um padrão de cuidado adequado a situações críticas.
- A *circulação de ar* é outro cuidado importante, bem como ventilação adequada, refrigeração ou aquecimento de ar, que devem estar disponíveis para cada sala de cirurgia.
- Os *sistemas elétricos* devem ter uma fonte independente de energia alternativa para a eventualidade de uma interrupção no suprimen-

to. Nos EUA, para se adequar às normas da National Fire Protection Association para as instituições de saúde, deve haver energia alternativa disponível por, no mínimo, 1h30min, para fornecer energia e iluminação suficientes para a preservação da vida e a finalização de procedimentos cirúrgicos em andamento.

A instalação, a manutenção e a administração de *gases medicinais* é um outro item de segurança de máxima importância à administração de qualquer medicamento anestésico.

- O *oxigênio* deve estar disponível, por meio de uma fonte central (recomendado) ou de cilindros portáteis. Se forem utilizados cilindros de gases comprimidos, estes devem ser rotineiramente vistoriados, transportados e armazenados com segurança.
- As *fontes de vácuo* para aspiração devem estar disponíveis, mas com alternativas em caso de queda do suprimento de energia.
- Os *sistemas antipoluição* devem ser empregados para o caso de se administrarem agentes inalatórios ou óxido nitroso.

Em uma clínica, profissionais devem ser contratados para a realização de serviços normalmente desempenhados pelos funcionários em um hospital. O equipamento deve ser desinfetado e/ou esterilizado; as salas de procedimentos devem ser limpas; o lixo biológico e os materiais cortantes devem ser apropriadamente descartados. Antes que o anestesiologista entre na sala de cirurgia de uma clínica, muita infraestrutura já deve estar disponível para garantir uma prática anestésica segura.

Cabe lembrar, contudo, que isso é apenas a "base". É necessário que toda a equipe perioperatória (observando rigorosamente todos os padrões de cuidados perioperatórios) articule todos os seus esforços para garantir segurança total no ambulatório. Valendo-se da criatividade e pensando fora dos moldes tradicionais, pode-se estar à frente do jogo. É imprescindível manter-se atualizado com as tendências em cuidados de saúde, evitar ambientes de trabalho inseguros, e, o mais importante, proteger os pacientes de fazerem parte das tristes estatísticas. Quando todas as diretrizes são consideradas, a segurança do paciente deve sempre estar em primeiro lugar.

REFERÊNCIAS

1. American Society of Anesthesiologists. *Office-based anesthesia and surgery.* http://www.asahq.org/patientEducation/officebased.htm. Last accessed November 2006.
2. ASA Task Force on Office-Based Anesthesia. *Considerations for anesthesiologists in setting up and maintaining a safe office anesthesia environment.* http://www.asahq.org/publicationsAndServices/office.pdf. Last accessed November 2006. 10 May 2002.

Estatísticas 2

Jonathon Rutkauskas e Fred E. Shapiro

A oferta de serviços cirúrgicos ambulatoriais cresceu vertiginosamente durante a última década. De acordo com a ASA, estima-se que, nos EUA, 10 milhões de procedimentos foram realizados em clínicas particulares apenas em 2005 – duas vezes o número de procedimentos em 1995 (Figura 2.1). A tendência para realização de procedimentos em clínicas é crescente, e agora aproximadamente uma cirurgia em cada dez é efetivada em clínicas particulares.[1] Isso corresponde a uma maior necessidade de anestesiologistas competentes para realizar esses procedimentos. Mas que tipos de procedimentos estão sendo realizados fora dos hospitais?

A maioria dos procedimentos realizados fora dos hospitais de forma ambulatorial em um consultório. Infelizmente, não existem dados estatísticos que afirmem exatamente quantos procedimentos são realizados em clínicas, um número que varia de acordo com a definição de cirurgia ambulatorial. Uma lista dos procedimentos ambulatoriais mais comuns, todos os quais também normalmente realizados em consultórios, encontra-se no Quadro 2.1.

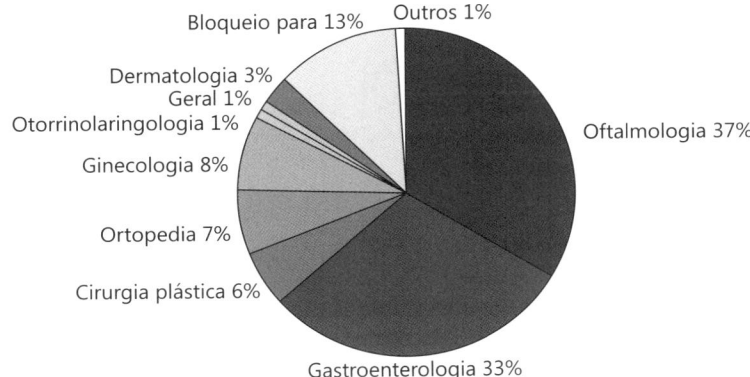

FIGURA 2.1 Procedimentos ambulatoriais. (Fonte: com base nos dados de 2003 da Medicare Data Federation for Ambulatory Surgery in America.)

QUADRO 2.1	As especialidades cirúrgicas e os procedimentos ambulatoriais

As especialidades cirúrgicas que mais realizam procedimentos ambulatoriais incluem gastroenterologia, oftalmologia, cirurgia plástica, odontologia, ortopedia, ginecologia, otorrinolaringologia, ortopedia e cirurgia geral.

A Tabela 2.1 traz uma listagem dos 15 principais procedimentos ambulatoriais realizados nos Estados Unidos, todos os quais podem ser realizados em consultórios. As áreas *destacadas* salientam as diferenças entre tipos semelhantes de procedimentos listados.

De particular prevalência nos procedimentos ambulatoriais, há o crescimento exponencial no número de cirurgias plásticas realizadas. A American Society for Aesthetic Plastic Surgery (ASAPS) anualmente divulga estatísticas do seu banco de dados, revelando as tendências anuais e os procedimentos mais populares nos EUA. De acordo com as informações mais recentes, houve aproximadamente 11,5 milhões de procedimentos estéticos, cirúrgicos e não cirúrgicos, realizados nos EUA em 2005. Desde 1997 houve um aumento de 444% no número total de procedimentos (Figura 2.2).

Os Quadros 2.2 e 2.3 listam os cinco principais procedimentos estéticos, cirúrgicos e não cirúrgicos, realizados em 2005, nos EUA, de acordo com

TABELA 2.1 Procedimentos ambulatoriais mais comuns em 2004 nos EUA

Nome	Quantidade
Colonoscopia	239.630
Facectomia com LIO	208.352
Endoscopia digestiva alta *com biópsia*	176.940
Colonoscopia *com remoção de tumores, pólipos ou outras lesões*	90.944
Injeção peridural ou *subaracnóidea de substâncias diagnósticas ou terapêuticas*; lombar, sacral	90.862
Colonoscopia *com biópsia – sítio único ou múltiplos*	87.092
Lentes; cirurgia a *laser*	68.553
Colonoscopia *com remoção de tumores, pólipos ou outras lesões por* eletrocauterização	66.505
Monitoração fetal de repouso	49.396
Desbridamentos; pele e tecido subcutâneo	41.604
Transfusão – sangue ou seus componentes	36.601
Administração/injeção de agente anestésico, diagnóstico ou terapêutico, lombar ou sacral, um nível	34.531
Endoscopia digestiva alta	34.134
Artroscopia do joelho; com meniscectomia	29.071
Injeção espinal	23.026

LIO, lente intraocular.
Fonte: Esta informação é da "FHA Eye on the Market: Outpatient surgery report, September 2005"[2], que inclui dados de hospitais individualmente.

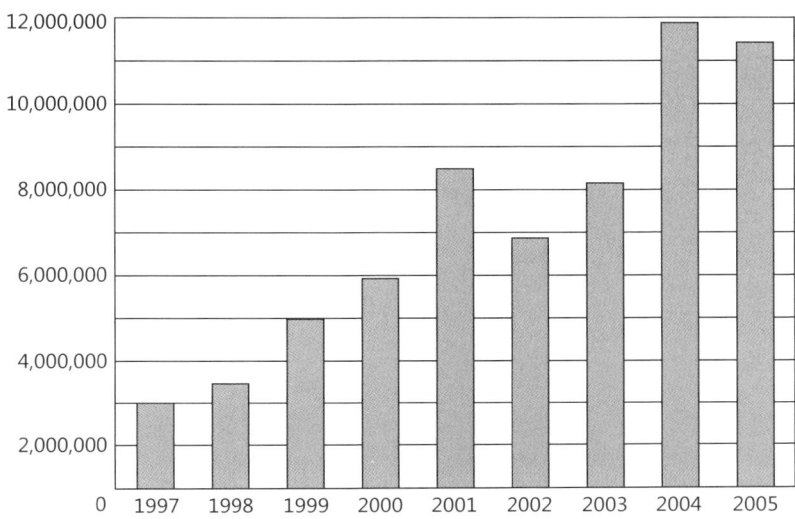

FIGURA 2.2 Tendências na cirurgia estética. (Fonte: American Society of Aesthetic Plastic Surgery.)

a ASAPS. A Tabela 2.2 lista o número desses procedimentos realizados em 2005, nos EUA.

QUADRO 2.2	Cinco principais procedimentos estéticos cirúrgicos realizados em 2005, nos EUA

De acordo com os dados da ASAPS, os cinco principais procedimentos estéticos cirúrgicos realizados foram: lipoaspiração, mamoplastia de aumento, blefaroplastia, rinoplastia e abdominoplastia.

QUADRO 2.3	Cinco principais procedimentos estéticos não cirúrgicos realizados em 2005, nos EUA

De acordo com o ASAPS, os cinco principais procedimentos não cirúrgicos foram: botox, depilação a *laser*, tratamentos com ácido hialurônico, microdermoabrasão e *peeling* químico.

As Tabelas 2.3 e 2.4 mostram a variação nos procedimentos estéticos realizados em mulheres e homens. De acordo com a ASAPS, apesar da redução no número de procedimentos cirúrgicos em homens de 2004 a 2005, o número total de procedimentos estéticos, cirúrgicos e não cirúrgicos, realizados

TABELA 2.2 Principais procedimentos estéticos cirúrgicos e não cirúrgicos realizados em 2005 nos EUA.

Cirúrgicos	Nº de procedimentos	Não cirúrgicos	Nº de procedimentos
Lipoaspiração	455.489	Botox	3.294.782
Mamoplastia de aumento	364.610	Depilação a *laser*	1.566.909
Blefaroplastia	231.467	Tratamento com ácido hialurônico	1.194.222
Rinoplastia	200.924	Microdermoabrasão	1.023.931
Abdominoplastia	169.314	*Peeling* químico	556.172

TABELA 2.3 Cinco principais cirurgias estéticas em mulheres em 2005, nos EUA

Procedimento	Nº
Lipoaspiração	402.946
Mamoplastia de aumento	364.610
Blefaroplastia	198.099
Abdominoplastia redutora	164.073
Mamoplastia redutora	160.531

TABELA 2.4 Cinco principais cirurgias estéticas em homens em 2005, nos EUA

Procedimento	Nº
Lipoaspiração	52.543
Rinoplastia	45.945
Blefaroplastia	33.369
Mamoplastia redutora	17.730
Lifting facial	13.041

em homens aumentou 306% de 1997 a 2004. Esse crescimento exponencial pode ser atribuído ao maior interesse do sexo masculino em procedimentos não cirúrgicos (Quadros 2.4 e 2.5).

Com aproximadamente três em cada quatro procedimentos sendo realizados em um ambulatório, é prudente que os anestesiologistas estejam preparados para as questões específicas próprias (Quadro 2.6).

| QUADRO 2.4 | Interesse em procedimentos estéticos |

As mulheres foram responsáveis por 91,4% do total de procedimentos estéticos = 10,5 milhões (diminuição de 2% em 2004).
Os homens foram responsáveis por aproximadamente 9% de todos os procedimentos estéticos = 985.000 (15% menos em relação a 2004).

| QUADRO 2.5 | Distribuição da porcentagem de cirurgias estéticas por faixa etária |

- Menores de 18 anos = 1,5% de procedimentos
- 19 - 34 = 24%
- 35 - 50 = 47% (5,3 milhões = a maioria dos procedimentos)
- 51 - 64 = 24%
- Maiores de 65 anos = 5%

| QUADRO 2.6 | Percentual de procedimentos realizados em 2005, nos EUA |

- 48% dos procedimentos estéticos foram realizados fora do ambiente hospitalar;
- 28% dos procedimentos foram realizados em um centro cirúrgico autônomo;
- 24% dos procedimentos foram realizados em um hospital.

O alto volume de procedimentos estéticos, especialmente aqueles realizados em clínicas ambulatoriais, é superado apenas pelo crescimento desordenado dos últimos 10 anos. Por isso, é crucial que os anestesiologistas ofereçam seus serviços de uma maneira segura e efetiva, de acordo com as facilidades e as conveniências de uma clínica cirúrgica ambulatorial. Se avaliadas as tendências, é possível que, nos próximos anos, haja uma demanda ainda maior para acomodar essa impressionante procura.

REFERÊNCIAS

1. American Society of Anesthesiologists. *Office based anesthesia and surgery*. American Society of Anesthesiologists; Last viewed 11/16/06.
   http://www.asahq.org/patientEducation/officebased.htm. 2006.
2. FHA Eye on the Market. *Outpatient surgery report*. Sept. 2005.
3. American Society of Aesthetic Plastic Surgery. *Cosmetic surgery national databank*. 2005.

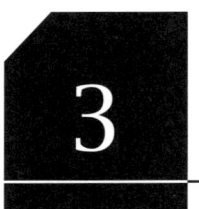

3 Membros da equipe

Jonathon Rutkauskas e Fred E. Shapiro

Ao se considerar a segurança em anestesiologia ambulatorial, deve-se reconhecer que tanto a equipe cirúrgica como os anestesiologistas devem atuar em conjunto. Um procedimento cirúrgico requer um esforço coordenado para que o cirurgião trabalhe e a equipe de anestesiologia mantenha constante "vigilância".

Como já abordado no Capítulo 2, os procedimentos cirúrgicos ambulatoriais compreendem uma vasta gama de especialidades médicas. As mais prevalentes estão listadas no Quadro 3.1. Cada especialidade possui seus próprios requisitos para formação e certificação, a fim de garantir que os profissionais tenham alcançado apropriada experiência e conhecimento em sua área de atuação. O objetivo deste capítulo é reforçar a ideia de que os *mesmos padrões e qualificações devem prevalecer, independentemente de se tratar de cirurgias dentro ou fora de um hospital*.

Os cirurgiões plásticos, por exemplo, frequentemente atuam em clínicas. Nos EUA, para ser reconhecido como *board certified*, é necessário completar pelo menos 5 anos de residência após concluir a faculdade de Medicina. Deverá obter aprovação em provas escritas e orais para se tornar um diplomado da American Board of Plastic Surgery. Aqueles que quiserem atuar exclusivamente em procedimentos estéticos deverão realizar treinamento adicional necessário[*] para poder se tornar membro da American Society for Aesthetic Plastic Surgery (ASAPS).[1]

A equipe de anestesiologia possui um papel importante no sucesso de uma clínica que fornece procedimentos cirúrgicos ambulatoriais. As equipes de anestesiologia são lideradas por anestesiologistas, que atuam diretamente

QUADRO 3.1	Especialistas mais atuam fora de hospitais nos EUA
• Cirurgiões plásticos • Gastroenterologistas • Cirurgiões bucofaciais • Otorrinolaringologistas • Oftalmologistas	

---

[*] N. de T. No Brasil, a residência em cirurgia plástica compreende 2 anos de cirurgia geral seguidos de 3 anos de cirurgia plástica reconstrutiva e estética.

nos cuidados com o paciente. Nos EUA, membros da equipe de anestesiologia que também auxiliam na provisão direta de cuidados aos pacientes durante o período perioperatório incluem: enfermeiros anestesistas certificados (CRNAs) e assistentes de anestesiologia*. O denominador comum entre eles é que são altamente treinados no manejo das vias aéreas e possuem a habilidade com emergências perioperatórias. Ver Quadro 3.2 para uma descrição mais detalhada de cada membro da equipe anestésica nos EUA.

Nos EUA, independentemente de quem estiver fornecendo os cuidados de anestesia, os procedimentos de sedação *devem* ser realizados por ou sob supervisão direta de um anestesiologista, de acordo com a política da ASA. Além disso, a participação deste em cirurgias ambulatoriais é uma segurança para o paciente.[2] A ASA mantém protocolos separados sobre a sedação consciente realizada por quem é e quem não é anestesiologista, exigindo treinamento formal na administração de anestésicos que resultam em sedação e habilidade para ressuscitar pacientes que atingem níveis mais profundos do que o esperado.[3]

Os cirurgiões e anestesiologistas se submetem a anos de treinamento rigoroso com o objetivo em comum de oferecer excelência em cuidados aos seus pacientes. O ambiente da clínica cirúrgica, enfatiza o quanto é crucial que médicos façam uso da abordagem "de equipe" para poder oferecer a cada paciente a experiência mais segura, mais agradável e mais confortável possível.

QUADRO 3.2 — Membros da equipe anestésica nos EUA

- *Anestesiologista*: Graduado em medicina, completou um programa de residência reconhecido (mínimo de 4 anos) após os 6 anos da faculdade de medicina. Para ser *board certified*, é necessário ser aprovado em uma extensa prova escrita e oral.**
- *CRNA*: Enfermeiro que completou a faculdade de 4 anos, seguido por 1 a 2 anos de experiência em enfermagem de cuidados intensivos, seguidos de 2 ou 3 anos de um curso de formação de CRNAs, após os quais foi aprovado em uma prova nacional de certificação.
- *Assistente de anestesiologia (AA)*: Graduação (bacharelado), seguido de 2,5 anos em um programa reconhecido de formação de AAs, após o qual presta uma prova nacional de certificação – AAs possuem funções e diretrizes de segurança equivalentes aos CRNAs.

---

* N. de T. No Brasil, o ato anestésico é reconhecido como um ato médico, portanto proibido a profissionais que não possuem graduação em medicina. A profissão de enfermeiro anestesista certificado e de assistente de anestesia não existe no Brasil.
** N. de T. No Brasil, para ser reconhecido como especialista pela Sociedade Brasileira de Anestesiologia (SBA), é necessário se submeter a provas escritas da SBA durante a residência (mínimo de 3 anos). A obtenção do Título Superior em Anestesiologia (TSA) ocorre mediante a prestação de uma prova escrita e uma oral; no entanto, não é necessário para o reconhecimento da especialização.

REFERÊNCIAS

1. The American Society of Aesthetic Plastic Surgery. www.surgery.org. 2005.
2. American Society of Anesthesiologists. *Office-based anesthesia and surgery.* http://www.asahq.org/patientEducation/officebased.htm. Last accessed November 2006.
3. American Society of Anesthesiologists Task Force on Sedation and Analgesia by Non-Anesthesiologists. Practice guidelines for sedation and analgesia by non-anesthesiologists. *Anesthesiology.* 2002;96:1004–1017.
   http://www.asahq.org/publicationsAndServices/sedation1017.pdf (last accessed November 2006.)

Diferencial de uma clínica

4

Jonathon Rutkauskas e Fred E. Shapiro

Nos últimos 20 anos, houve um impressionante deslocamento das cirurgias realizadas em hospitais para as realizadas fora dele. Quando questionados, a maioria dos pacientes afirmou que preferiria usufruir os confortos de sua própria casa e não ficar internada em um hospital no período pós-operatório. Esta é apenas uma das razões pelas quais a cirurgia ambulatorial tem alcançado tanta popularidade. Procedimentos mais modernos e menos invasivos, fármacos de ação mais curta e tecnologia computadorizada têm ajudado a incentivar essa filosofia de internar e receber alta no mesmo dia. Atualmente, cerca de 80% de todas as cirurgias são realizadas fora do ambiente hospitalar, mas associadas a hospitais ou em centros cirúrgicos independentes.[1] Mais recentemente, a tendência tem sido realizar o procedimento em consultório (Figura 4.1).

A cirurgia ambulatorial pode oferecer ao paciente conveniência de realizar os procedimentos em um ambiente mais confortável, permitindo o rápido

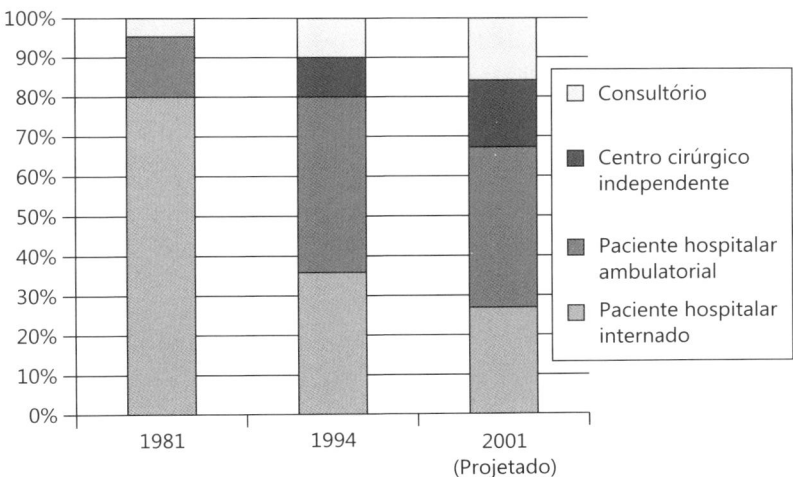

FIGURA 4.1 Localização/ambiente dos procedimentos anestésicos (em porcentagem). Localização dos procedimentos anestésicos. (Twersky RS. The anesthesiologist in the ambulatory care setting. ASA Newsl. 1996;60:11-13.)

retorno para casa.[1] Para atrair e seduzir o cliente, esses locais têm sido decorados com arte moderna, móveis clássicos antigos, decoração no estilo zen, minimalista, Feng Shui, velas aromáticas, fontes de água, música relaxante, cobertores de *cashmere* e até mesmo sorvetes de germe de trigo com antioxidantes – apenas alguns dos "toques tipo *spa*" que apelam aos sentidos.

Segundo a ASA, em 2005, cerca de 10 milhões de procedimentos foram realizados nos EUA, duas vezes o número de 1995.[1] Além de ser mais agradável, o ambiente oferece flexibilidade e facilidade de agendamento, assim como maior eficiência quando comparada à realizada no hospital.

A variedade de técnicas anestésicas disponível varia de acordo com os procedimentos cirúrgicos a serem realizados. Isso vai desde a sedação leve ou ansiólise à anestesia geral. Praticar a anestesiologia em um ambiente ambulatorial é uma oportunidade ímpar, pois oferece desafios singulares, tais como a necessidade de o anestesiologista cumprir seu papel como verdadeiro médico perioperatório, ou seja, aquele que está presente durante o período pré, intra e pós-operatório.

Além disso, é também um ambiente que requer mais interação social a fim de agradar, apoiar e assistir o paciente. É um momento para o anestesiologista demonstrar sua personalidade e cultivar no paciente o sentimento de importância e de autoestima enquanto administra de forma segura a anestesia.

Se ambiente ambulatorial é discreto, aconchegante e livre de burocracia, por que então é frequentemente chamado de "velho oeste" dos cuidados em saúde?

Uma grande e fundamental diferença é que, nos EUA,[1] os hospitais possuem rígidos padrões e regulamentos que mantêm a segurança dos procedimentos; já, nas clínicas ambulatoriais, esses padrões e regulamentos não estão sempre presentes. Atualmente, apenas 22 estados exigem das clínicas ambulatoriais os mesmos padrões utilizados em hospitais.[2] O número limitado de clínicas cirúrgicas acreditadas, licenciadas ou certificadas deve-se ao fato de que não há, atualmente, uma diretriz uniforme que as regule em todo os EUA.

Os dados publicados têm revelado que salas cirúrgicas de uma clínica ambulatorial acreditada possuem um histórico de segurança comparável ao de um centro cirúrgico de um hospital (Capítulo 7).

Há um órgão governamental que acredita esses centros cirúrgicos? Em clínicas ambulatoriais dos EUA, os centros cirúrgicos podem ser acreditados por uma agência nacional ou estadual, ou podem ser licenciados pelo estado ou certificados pela Medicare.[*] Agências norte-americanas de acreditação estão listadas no Quadro 4.1.[3] Com regularidade, essas agências inspecionam

---

[*] N. de R.T. No Brasil, o Conselho Federal de Medicina e a ANVISA são os órgãos que regulamentam esta atividade e conferem licença às clinicas, além dos órgãos municipais e estaduais.

> **QUADRO 4.1** Agências norte-americanas de acreditação
>
> - American Association for Accreditation of Ambulatory Surgery Facilities (AAAASF)
> - The Joint Commission on Accreditation for Healthcare Organizations (JCAHO)
> - The Accreditation Association for Ambulatory Healthcare (AAAHC)

tais clínicas, garantindo que os padrões mínimos de segurança sejam mantidos.

O fato de padrões e regulamentos mandatórios serem limitados não significa que a comunidade médica ignore as necessidades dos pacientes. Na verdade, tanto a ASAPS quanto a ASA expressam na declaração de suas missões esse compromisso de garantir a segurança do paciente.[4] Ambas as sociedades incentivam os pacientes a certificarem-se de que sua cirurgia seja realizada em um local que atende aos padrões exigidos. Desde julho de 2002, em apoio a tudo isso, membros da ASAPS concordaram em realizar procedimentos cirúrgicos que requerem anestesia apenas em ambientes acreditados, licenciados pelo estado ou certificados pela Medicare. Além da certificação, a ASAPS promove as recomendações listadas no Quadro 4.2.

> **QUADRO 4.2** Recomendações da ASAPS para segurança em cirurgias ambulatoriais
>
> - O local possui acreditação nacional ou licença estadual.
> - O cirurgião está credenciado em um hospital caso seja necessária a internação de emergência, para o procedimento específico que está sendo realizado.
> - O equipamento de emergência e os monitores usados na anestesia devem ser equivalentes aos de um hospital ou centro cirúrgico (incluindo medicamentos de emergência e equipamentos para o manejo de complicações que coloquem em risco a vida).
> - Existem combinações para admissão hospitalar se complicações imprevistas acontecerem.
> - Há uma sala de recuperação pós-anestésica igual à de um hospital ou centro cirúrgico.
> - Até a recuperação do paciente, um médico e um profissional de enfermagem permanecem no local.

A ASA também está envolvida em contribuir para políticas de administração de anestesia em nível ambulatorial. Como a Associação Médica Americana (AMA) e o Colegiado Americano de Cirurgiões (ACS), a ASA foi fundamental na construção dos AMA core Principles on Office-based Surgery – um documento endossado por mais de 35 organizações e revisada pela última vez em 2005.[5] Inicialmente aprovada em 1999, a ASA também tem seus próprios protocolos para prática ambulatorial com foco na segurança do paciente e na qualidade da prática anestesiológica. A ASA declara, ainda, que os protocolos existentes para sedação devem ser seguidos nas clínicas ambulatoriais.[4] No próximo capítulo, esses protocolos específicos (criados pela ASA) são descritos e revisados.

Em uma clínica ambulatorial acreditada, o objetivo global da anestesiologia e da cirurgia é oferecer uma experiência segura, agradável e confortável para o paciente. Este meio traz ao anestesiologista seus próprios desafios junto com um "estilo" diferente de prática. É prudente desenvolver as atribuições de um verdadeiro "médico perioperatório", isto é, um anestesiologista que está presente durante o período pré, intra e pós-operatório.

REFERÊNCIAS

1. American Society of Anesthesiologists. *Office-based anesthesiology and surgery*. American Society of Anesthesiologists; www.asahq.org/patientEducation/officebased.htm. (Last accessed November 2006). 2001.
2. Anesthesiology Info. *Office-based anesthesia: new standards needed for anesthesiologists*. www.anesthesiologyinfo.com/articles/01092002b.php. (Last accessed November 2006). Posted May 3, 2000.
3. American Society for Aesthetic Plastic Surgery. *Office surgery: guidelines for patient safety*. http://www.surgery.org/press/news-release.php?iid=148&section=news-credentials (Last accessed November 2006). February 27, 2004.
4. American Society of Anesthesiologists. *ASA guidelines for ambulatory anesthesia and surgery*. http://www.asahq.org/publicationsAndServices/standards/ 04.pdf. (Last accessed November 2006). October 15, 2003.
5. American Medical Association. *Improving office-based surgery*. http://www.ama-assn.org/ama/pub/category/11807.html. (Last accessed November 2006). August 10, 2005.

Protocolos da American Society of Anesthesiologists para anestesiologia ambulatorial

5

Richard D. Urman

Neste capítulo, alguns regulamentos e protocolos relacionados à prática da anestesiologia ambulatorial serão revisados. Nos últimos 10 anos, um grande aumento no número de procedimentos realizados ambulatorialmente fez com que a American Society of Anesthesiologists (ASA) e outras sociedades profissionais elaborassem protocolos específicos para melhorar a segurança dos pacientes e a qualidade de atendimento profissional. A maior parte da informação pode ser encontrada na literatura da ASA, e boa parte da informação atualizada e detalhada está disponível no website da ASA (www.asahq.org). Infelizmente, a regulamentação das clínicas médicas ainda é limitada na maioria dos estados, e muitas leis estaduais e federais não são suficientemente abrangentes.[1]

A ASA incentiva o anestesiologista a desenvolver um papel de liderança como médico perioperatório em todos os hospitais, os centros cirúrgicos ambulatoriais e as clínicas médicas. Os protocolos e as recomendações que serão discutidos referem-se ao anestesiologista administrando anestesia ambulatorial em todos os casos. A maioria trata de protocolos básicos mínimos que podem ser excedidos a qualquer hora com base no juízo do anestesiologista. É importante reiterar que esses protocolos incentivam a excelência nos cuidados de pacientes, mas, ao observá-los, não é possível garantir qualquer resultado específico. Uma das novidades positivas mais recentes veio em julho de 2002, quando os membros da ASAPS concordaram em realizar cirurgias que requerem anestesia (excetuando-se a sedação local e/ou tranquilizantes leves por via oral ou intramuscular) apenas em clínicas acreditadas, com licença estadual ou certificadas pela Medicare. A ASA acredita que, quando protocolos apropriados são seguidos, a cirurgia ambulatorial torna-se uma opção segura, conveniente e custo-efetiva em pacientes adequadamente selecionados.

Um dos documentos mais exaustivos recentemente publicados pela ASA é um manual informativo compilado pelo Comitê de Cuidados em Cirurgia Ambulatorial da ASA e a Força Tarefa da ASA sobre Anestesiologia ambulatorial.[2] Essa obra, sob o título *Anestesiologia Ambulatorial: Considerações para Anestesiologistas na Montagem e Manutenção de um Ambiente Anestesiológico Seguro no Ambulatório*, está disponível no *website* da ASA. Seus autores desejavam "expandir as recomendações da ASA para a anestesiologia ambulatorial" e fornecer "conselhos e recursos para anestesiologistas que, na atualidade, trabalham ou planejam trabalhar em clínicas médicas". Esse documento aborda vários tópicos essenciais à manutenção da segurança em uma clínica médica, como acreditação das instalações, credenciais e qualificações de fornecedores, princípios de segurança das instalações, gerenciamento das medicações, cuidados pré, intra e pós-operatórios, monitoração e equipamentos e manejo de emergências.

Mesmo que seja impossível discutir todos os aspectos de regulamentos e protocolos relacionados à anestesiologia ambulatorial, é importante mencionar alguns dos principais progressos nessa área. O Quadro 5.1 mostra uma lista de documentos recentes da ASA que são relevantes à anestesiologia ambulatorial (ver Apêndice 1).

Os Protocolos para Anestesiologia Ambulatorial da ASA foram primeiramente aprovados pela Câmara de Delegados da ASA, em 1999, e reafirmados em 2004. Foram principalmente dirigidos a anestesiologistas que trabalhavam em clínicas médicas.[1] A ASA reconhece as necessidades singulares da anestesiologia ambulatorial e o aumento de solicitações aos membros da ASA para que realizem anestesias para os profissionais de saúde (médicos, dentistas, oftalmologistas) nas salas de procedimentos de suas clínicas. A ASA declara que os protocolos e padrões a respeito da anestesia em âmbito hospitalar devem ser seguidos fora dele, quando possível.

A ASA também reconhece o fato de que, comparados aos hospitais e centros cirúrgicos ambulatoriais licenciados, as salas das clínicas médicas possuem limitada regulamentação ou controle pelas leis locais, estaduais ou federais, se é que a possuem. Portanto, o anestesiologista tem a incumbência de avaliar satisfatoriamente as áreas consideradas como garantidas em hospitais ou centros cirúrgicos ambulatoriais, tais como o gerenciamento, a organização, a construção e os equipamentos, assim como as políticas e os procedimentos, incluindo incêndios, segurança, fármacos, emergências,

QUADRO 5.1 Lista de documentos recentes da ASA

- Protocolos para anestesiologia ambulatorial
- Protocolos para anestesia e cirurgia ambulatorial
- Declaração sobre qualificação de anestesiologistas ambulatoriais
- Protocolos para locais de anestesia fora do bloco cirúrgico
- Posicionamento sobre procedimentos assistidos pelo anestesiologista
- Anestesiologia ambulatorial: considerações para anestesiologistas na montagem e manutenção de um ambiente seguro para anestesiologia ambulatorial (comitê da asa sobre cuidados cirúrgicos ambulatoriais e força tarefa da ASA sobre anestesiologia ambulatorial)
- Declaração sobre a equipe de anestesiologia
- Protocolos sobre a prática de anestesiologia e sedação por não anestesiologistas
- Padrões básicos para monitoração em anestesiologia
- Profundidade de sedação, definições de anestesia geral e níveis de sedação/analgesia
- Padrões de cuidados pós-anestésicos
- Protocolos para determinar a obsolescência do aparelho de anestesia

recursos humanos, treinamento e internações hospitalares não previstas. O anestesiologista é estimulado a atender a esses assuntos antes de iniciar a administração de uma sedação. Isso diz respeito ao pessoal, às instalações, à administração e ao desenvolvimento de um plano para os cuidados pré, intra e pós-operatórios do paciente. Devido ao aumento vertiginoso no número de procedimentos ambulatoriais, recomendações adicionais foram feitas pela Câmara de Delegados em 2004, dentro dos quais está envolvida a qualidade do cuidado e a segurança de pacientes.

Os Protocolos para Anestesiologia Ambulatorial atendem a seis grandes aspectos dessa prática:

- Qualidade dos cuidados
- Instalações e segurança
- Seleção do paciente e do procedimento
- Cuidados perioperatórios
- Monitoração e equipamentos
- Emergências e transferências

É importante considerar cada um desses tópicos em detalhes, porque todos são essenciais para garantir uma prática segura, efetiva e de alta qualidade. Este capítulo discutirá cada aspecto dos protocolos em separado, bem como outras literaturas, regulamentos e recomendações relevantes.

QUALIDADE DOS CUIDADOS

Os Protocolos para a Anestesiologia Ambulatorial primeiramente discutem a administração e as instalações da clínica médica (ver Quadro 5.2). Exigem que existam políticas bem estabelecidas e que os procedimentos sejam revisados anualmente. Tal clínica deverá ter um corpo administrativo e/ou um diretor médico que supervisione o corpo médico e garanta que os procedimentos apropriados estão sendo realizados e que a equipe seja treinada. Nos protocolos também há a solicitação de que os médicos sejam reconhecidos e treinados e que o anestesiologista participe com regularidade de programas de educação continuada, programas de qualidade e atividades de manejo de urgências.

O credenciamento adequado dos anestesiologistas é também enfatizado pela ASA na Declaração sobre Qualificação dos Anestesiologistas Ambulatoriais, que foi aprovada pela Câmara de Delegados no mesmo ano.[3] A declaração enfatiza que o "treinamento anestésico específico para a supervisão de médicos envolvidos ou não no procedimento" é especialmente importante ambulatorialmente, onde os recursos podem ser limitados e as facilidades para atender emergências podem não estar imediatamente disponíveis. Uma pessoa bem-treinada em anestesiologia deve estar envolvida. Se esta pessoa não for um médico, então um médico deve supervisionar diretamente a anestesia do pa-

QUADRO 5.2	Protocolos para anestesiologia ambulatorial baseados nas instalações e na administração

- A clínica deve possuir um diretor médico ou um corpo administrativo que estabeleça a política e seja responsável pelas atividades da clínica e de sua equipe.
- O diretor médico ou seu corpo administrativo é responsável por garantir que a clínica e seus integrantes sejam adequados e licenciados para o tipo de procedimento a ser realizado.
- As políticas e rotinas devem ser escritas para o bom gerenciamento da clínica e revisadas anualmente.
- O diretor médico ou o conselho administrativo deve verificar se todos os regulamentos locais, estaduais e federais são observados.
- Todos os profissionais de saúde devem possuir uma licença válida para desempenhar as atividades para as quais estão designados.
- Todos os profissionais que tratam de pacientes na clínica devem estar aptos para desempenhar as atividades correspondentes ao seu grau de qualificação, treinamento e experiência.
- O anestesiologista deve participar de atividades de educação continuada e de manejo de situações de risco.
- O diretor médico ou o conselho administrativo deve reconhecer os direitos humanos básicos de seus pacientes, e um documento escrito com essa política deve estar disponível para os pacientes examinarem.

ciente.* Em função da grande discussão acerca de quem pode e quem não pode realizar o procedimento anestésico, a declaração, citada no Quadro 5.3, enfatiza o treinamento adequado do anestesiologista e uma supervisão apropriada.

Uma vez que a anestesiologia ambulatorial é considerada uma subespecialidade dentro da anestesiologia ambulatorial, os Protocolos para Anes-

QUADRO 5.3	Diretrizes para treinamento adequado de anestesiologistas

Vários documentos acerca de políticas da ASA, incluindo os "Protocolos para Anestesia e Cirurgia Ambulatorial", contemplam que todos os procedimentos anestésicos serão realizados ou estarão sob a supervisão médica de um anestesiologista. A ASA reconhece, no entanto, que os regulamentos da Medicare e as leis e regulamentos de praticamente todos os estados afirmam que, quando a participação de um anestesiologista não é possível, quem realiza o procedimento deve pelo menos estar sob supervisão de um cirurgião ou outro médico qualificado.

A ASA acredita que a participação de um anestesiologista em toda a cirurgia ambulatorial constitui um importante padrão de segurança para o paciente, e sempre apoiará tal padrão. Ela não se opõe a requerimentos regulatórios que, quando necessário, citam apenas supervisão "médica". Esses devem, entretanto, solicitar que o médico supervisor seja especificamente treinado em sedação, anestesia e técnicas de resgate apropriadas ao tipo de anestesia que estiver sendo realizado, assim como ao tipo de cirurgia.

A ASA acredita que um treinamento específico no procedimento anestésico para médicos supervisores, embora importante em todos os locais se realizam anestesias, é especialmente decisivo em relação a cirurgias ambulatoriais, onde o apoio institucional normal ou os serviços de emergências com frequência não estão disponíveis.

---

* N. de T. No Brasil, o ato anestésico é um ato médico e é vedado por lei aos que não possuem graduação em Medicina.

tesiologia e Cirurgia Ambulatorial, primeiramente aprovados pela Câmara de Delegados em 1973 e reafirmados em 2003, devem ser cumpridos. Estes protocolos abordam a necessidade de haver equipes ambulatoriais (médicos, enfermeiros), administrativas, de hotelaria e de manutenção adequadas, e recorrem a políticas e procedimentos estabelecidos para lidar com emergências médicas e transferência de pacientes.[2]

INSTALAÇÕES E SEGURANÇA

A segunda parte dos Protocolos para Anestesiologia Ambulatorial refere-se à administração das instalações (ver Quadro 5.4). Muitas clínicas possuem regulamentos limitados no que se refere à segurança do equipamento, aos códigos de emergência do prédio, à segurança ocupacional e à remoção de lixo (inclusive de poluentes anestésicos). Além disso, há leis estaduais e federais que controlam a distribuição e o armazenamento de substâncias controladas, as quais devem ser levadas em consideração.

Os Protocolos para Locais de Anestesia Fora do Bloco Cirúrgico foram primeiramente aprovados pela Câmara de Delegados da ASA em 1994 e emendados pela última vez em 2003.[4] Sua aprovação ocorreu em um momento no qual acontecia um significativo crescimento da anestesiologia ambulatorial e havia a necessidade de recomendações que melhorassem a segurança do paciente e a qualidade do atendimento. Esses protocolos abordam questões que muitas vezes são tidas como adequadas em hospitais de grande porte: a necessidade de um suprimento confiável de oxigênio e vácuo para sucção, um sistema de exaustão de gases poluentes, suprimento de energia e iluminação adequados, espaço físico suficiente para equipamento e pessoal e disponibilidade de um carrinho de parada. É indicado que cada sala de procedimentos tenha o seguinte:

- Uma fonte confiável de oxigênio adequado para a duração do procedimento.

QUADRO 5.4 — Protocolos para anestesia ambulatorial baseados na administração das instalações

- As instalações devem cumprir todas as leis, os códigos e os regulamentos locais, estaduais e federais que se aplicam a:
    - prevenção de incêndios;
    - construção e ocupação de prédios;
    - acomodação para deficientes físicos;
    - saúde ocupacional e segurança;
    - remoção de lixo biológico e perfurocortante.
- As políticas e os procedimentos devem estar de acordo com leis e regulamentos pertinentes a suprimento de fármacos controlados, seu armazenamento e sua administração.

- Um estoque suplementar.
- Uma fonte confiável e adequada de vácuo para sucção – um aparelho de sucção que atenda às necessidades de uma sala de cirurgia.

Antes de administrar qualquer anestésico, o anestesiologista deve considerar a capacidade, as limitações e a disponibilidade tanto da fonte principal quanto da fonte suplementar de oxigênio. Recomenda-se que o oxigênio seja fornecido por uma fonte central, que atenda aos critérios e códigos aplicáveis. O sistema suplementar deve incluir o equivalente a pelo menos um cilindro E cheio.

Em qualquer local onde a anestesia inalatória for administrada, deve haver um sistema adequado e confiável de exaustão de gases anestésicos poluentes.

Os Protocolos para Locais de Anestesia Fora da Sala de Cirurgia continuam com outras recomendações que abordam as necessidades de suprimentos adequados para o manejo de vias aéreas, de fármacos, e equipamentos de monitoração (ver Quadro 5.5).[4]

SELEÇÃO DO PACIENTE E DO PROCEDIMENTO

Há duas questões importantes às quais o anestesiologista precisa dar atenção antes de iniciar a sedação. A primeira é se o paciente é um candidato *apropriado* para o procedimento proposto. A segunda é se o tipo de procedimento proposto é *apropriado* ambulatorialmente.[5-7]

Os Protocolos da ASA para Anestesiologia Ambulatorial declaram que "Pacientes que, devido a condições clínicas preexistentes ou a outras condições, possam apresentar um risco desmedido para complicações devem ser encaminhados a uma unidade apropriada para a realização do procedimento e a administração da anestesia". No entanto, não é oferecido nenhum critério para a seleção dos pacientes. Os Padrões Básicos de Pré-Anestesia da ASA devem, é claro, ser aplicados a todos os que forem considerados candidatos ao procedimento. Isso inclui uma entrevista pré-operatória, uma revisão da história médica e anestésica, assim como dos resultados de exames laboratoriais e estudos complementares relevantes, um exame físico focado e a obtenção de um consentimento informado. O anestesiologista ambulatorial é responsável pelo seguinte:

- Revisão do prontuário disponível.
- Entrevista e realização de um exame físico focado do paciente para discussão de sua história clínica, inclusive experiências anestésicas anteriores e uso de medicação, e avaliação dos aspectos das condições clínicas do paciente que poderão afetar decisões que dizem respeito a risco perioperatório e seu manejo.

QUADRO 5.5	Protocolos para locais de anestesia fora da sala de cirurgia

Em cada sala, deve haver:

- Ambu capaz de administrar oxigênio a 90% como maneira de realizar uma ventilação com pressão positiva.
- Anestésicos adequados, suprimentos e equipamentos para os procedimentos anestésicos pretendidos; e equipamento de monitoração que permita o cumprimento dos "Padrões Básicos para Monitoração em Anestesia".
- Aparelho de anestesia equivalente em função aos que são empregados em salas de cirurgia e mantidos em funcionamento para permitir a administração de anestesia inalatória.
- Fontes de energia elétrica, suficientes para permitir o uso do aparelho de anestesia e monitores, incluindo-se as tomadas com rótulos bem-destacados da fonte de energia elétrica de emergência; corrente elétrica isolada ou circuitos elétricos com interruptores de circuitos em qualquer sala de anestesia que for definido pela clínica médica como "ambiente molhado" (p.ex., para cistoscopia, ou artroscopia, ou uma sala de parto).
- Provisão para iluminação do paciente, aparelho de anestesia (quando houver) e monitores; além disso, uma forma de iluminação (que não seja o laringoscópio) deve estar imediatamente disponível.
- Acesso livre ao paciente, ao aparelho de anestesia (quando presente) e ao equipamento de monitoração.
- Carrinho de parada com desfibrilador, fármacos de emergência e outros equipamentos adequados para permitir reanimação cardiopulmonar.
- Pessoal adequadamente treinado para dar apoio ao anestesiologista e meio de comunicação de duas vias para solicitar ajuda.

- Solicitação e revisão de exames complementares disponíveis e de consultorias na medida do necessário para a administração da anestesia.
- Solicitação de medicamentos perioperatórios apropriados.
- Verificação da obtenção do consentimento informado para o procedimento anestésico.
- Registro no prontuário de que todos os itens acima foram cumpridos.

Muitas clínicas estabelecem seus próprios protocolos específicos para a seleção de pacientes e procedimentos. No trabalho, recentemente publicado, *Anestesiologia Ambulatorial: Considerações para Anestesiologistas na Montagem e Manutenção de um Ambiente Seguro para Anestesia Ambulatorial*,[6] os autores sugerem a avaliação e a consideração de fatores específicos dos pacientes ao decidirem se eles são ou não candidatos apropriados para os procedimentos:

- Anormalidades de órgãos e sistemas maiores, e estabilização e otimização de qualquer doença clínica.
- Via aérea de difícil acesso.
- Experiências adversas anteriores com anestesia e cirurgia.
- Medicamentos de uso corrente e história de alergias medicamentosas.

- Hora e tipo da última ingesta oral.
- História de uso de álcool ou drogas lícitas.
- Presença de um adulto que assuma responsabilidade específica para cuidar e acompanhar o paciente ambulatorial.

Nem todos os procedimentos são apropriados ambulatorialmente. Os *Protocolos para Anestesiologia Ambulatorial* afirmam que o anestesiologista precisa certificar-se de que o "procedimento a ser realizado está dentro das condições oferecidas pela clínica e pelos profissionais de saúde", assim como as "condições das instalações". Somente alguns Estados possuem regulamentos específicos regulando o tipo de procedimento apropriado para um ambulatório. Muitos destes precisam estabelecer seus próprios critérios para a seleção do procedimento e do paciente. É importante ressaltar que alguns procedimentos cirúrgicos poderão requerer uma recuperação anestésica prolongada, atrasar a alta ou ser muito complexos para serem realizados ambulatorialmente (p. ex., procedimentos intra-abdominais, torácicos ou intracranianos).

CUIDADOS PERIOPERATÓRIOS

Vários documentos da ASA fazem referência aos cuidados pré, intra e pós-operatórios, e os mesmos princípios devem ser aplicados à anestesiologia ambulatorial. Para uma boa compreensão desses protocolos, é importante revisar os documentos da ASA listados no Quadro 5.6.

Em 1999, a Câmara de Delegados da ASA aprovou o *continuum Sobre Profundidade de Sedação – Definição de Anestesia Geral e Níveis de Sedação/ Analgesia*.[8]

Esse documento definiu quatro níveis de sedação (sedação mínima/ansiólise, sedação moderada/analgesia, sedação profunda/analgesia e anestesia geral), e tais definições foram também adotadas pela Joint Commission on Accreditation of Healthcare Organizations (JCAHO) como padrão (ver Tabela 5.1).

A *sedação mínima (ansiólise)* é um estado induzido por fármacos, em que pacientes respondem normalmente a comandos verbais. Apesar da função cognitiva e da coordenação poderem estar prejudicadas, as funções ventilatórias e cardiovasculares estão íntegras.

A *sedação moderada/analgesia (sedação consciente)* é um estado de depressão da consciência induzida por fármacos, em que pacientes respondem voluntariamente* a comandos verbais, acompanhados ou não por um leve estímulo tátil. Não é necessário qualquer intervenção para manter uma via aérea patente, e a ventilação espontânea é adequada. A função cardiovascular em geral é mantida.

---

* A fuga reflexa de um estímulo doloroso não é considerada uma resposta intencional.

| QUADRO 5.6 | Listagem de documentos indicados pela ASA |

- Padrões básicos de cuidados pré-anestésicos
- Padrões básicos para monitoração em anestesia
- Protocolos para anestesia e cirurgia ambulatorial
- Declaração sobre a equipe de anestesia
- Padrões de cuidados pós-anestésicos.

TABELA 5.1 O *continuum* nos níveis de sedação

	Sedação mínima (ansiólise)	Sedação moderada/analgesia (sedação consciente)	Sedação profunda/ analgesia	Anestesia geral
Resposta verbal	Normal ao estímulo	Intencional ao estímulo verbal ou doloroso	Intencional após estímulo repetido ou doloroso	Ausente mesmo com estímulo doloroso
Via aérea	Não afetada	Não requer intervenção	Intervenção pode ser necessária	Intervenção pode ser necessária
Ventilação espontânea	Não afetada	Adequada	Pode ser inadequada	Frequentemente inadequada
Função cardiovascular	Não afetada	Geralmente preservada	Geralmente preservada	Poderá estar comprometida

A *Sedação profunda/analgesia* é a depressão da consciência induzida por fármacos, durante a qual os pacientes não são facilmente despertados, mas respondem de maneira intencional após estímulo repetido ou doloroso. A capacidade de manter função ventilatória independente pode estar comprometida. Os pacientes talvez necessitem de ajuda para manter uma via aérea patente, pois a ventilação espontânea poderá ser inadequada. A função cardiovascular em geral está mantida.

A *anestesia geral* corresponde à perda de consciência induzida por medicamento, durante a qual o paciente não pode ser despertado nem mesmo com estímulo doloroso. A habilidade de manter a função ventilatória em geral está comprometida. Os pacientes muitas vezes necessitam de assistência para manter uma via aérea patente e ventilação com pressão positiva poderá ser requerida devido à depressão da ventilação espontânea, ou depressão da função neuromuscular induzida por fármacos. A função cardiovascular poderá estar comprometida.

A declaração também diz que, "*devido ao fato de a sedação ser um* continuum, *nem sempre é possível prever como um paciente individual responderá. Portanto,* *médicos que desejarem um certo nível de sedação devem ser capazes de recuperar* o paciente cujo nível de sedação se tornou mais profundo do que aquele inicialmente intencionado. Aqueles que administrarem sedação moderada/analgesia (sedação consciente) devem estar capacitados para recuperar pacientes que entram no estado de sedação profunda/analgesia, ao passo que aqueles que administram este último caso devem poder recuperar pacientes que entram no estado de anestesia geral".*

A declaração também faz menção aos cuidados anestésicos sob monitoração (CAM) como segue:[9]

> Os Cuidados Anestésicos sob Monitoração não descrevem o *continuum* de profundidade de sedação, mas sim "um serviço anestésico específico, em que a participação de um anestesiologista foi solicitada para cuidar de um paciente submetido a procedimento diagnóstico ou terapêutico.

Além disso, outro documento aprovado pela Câmara de Delegados da ASA em 2004 procura distinguir CAM da sedação moderada/analgesia (isto é, sedação consciente). Especificamente, *A Distinção entre Cuidados Anestésicos sob Monitoração e Sedação Moderada/Analgesia* declara que CAM é um "serviço médico" que difere da sedação moderada "devido às expectativas e qualificações do profissional que deve ser capacitado para utilizar todos os recursos anestésicos, dar suporte à vida e fornecer conforto e segurança ao paciente durante o procedimento diagnóstico ou terapêutico[5]".

A JCAHO também incorporou a seus padrões a necessidade de poder resgatar pacientes de níveis mais profundos de sedação e introduziu uma requisição para que mais um profissional qualificado monitore o paciente. Isso também aparece como recomendação nos Protocolos da Prática de Sedação e Analgesia por Não Anestesiologistas, que dizem respeito à necessidade de haver um profissional, além daquele que realiza o procedimento, para monitorar o paciente[10]:

> Um profissional designado, além daquele que realiza o procedimento, deverá estar presente para monitorar o paciente durante a sedação/analgesia. Durante a sedação profunda, esse indivíduo não deverá ter outras responsabilidades. No entanto, durante a sedação moderada, ele poderá auxiliar em pequenas tarefas, passíveis de interrupção, desde que o nível de sedação/analgesia e os sinais vitais estejam estabilizados e a monitoração adequada para o nível de sedação do paciente seja mantida.

Os cuidados pós-anestésicos integram os cuidados perioperatórios de um paciente submetido a um procedimento ambulatorial. Os Protocolos para

---

* A recuperação de um paciente de níveis mais profundos de sedação daquele inicialmente intencionado é uma intervenção para um profissional proficiente no manejo de vias aéreas e no suporte avançado à vida. O profissional qualificado corrige as consequências fisiológicas adversas da sedação mais profunda do que a pretendida (como hipoventilação, hipoxia e hipotensão) e recupera o paciente ao nível de sedação pretendido.

Anestesiologia Ambulatorial atestam, com clareza, que o anestesiologista deve estar disponível até que o paciente tenha sido liberado dos cuidados pós-anestésicos, e que a alta do paciente é de responsabilidade médica. É exigida documentação adequada de eventos pós-operatórios, assim como profissionais com treinamento em técnicas avançadas de reanimação (suporte avançado à vida em cardiologia [ACLS, de *advanced cardiac life support*], suporte avançado à vida em pediatria [PALS, de *pediatric advanced life support*]), para estarem "imediatamente disponíveis" até que todos os pacientes tenham recebido alta. Os critérios de recuperação, os tipos e a frequência de monitoração pós-operatória, bem como a disponibilidade de profissionais treinados, são itens que precisam ser atendidos. Um conjunto de protocolos úteis, Padrões de Cuidados Pós-anestésicos, foi emendado pela última vez pela Câmara de Delegados da ASA em 2004. Um breve resumo de cinco padrões básicos é descrito no Quadro 5.7.[11]

MONITORAÇÃO

Os Protocolos para Anestesiologia Ambulatorial fazem menção específica à necessidade de monitoração perioperatória de todos os pacientes submetidos à anestesia. O documento também se refere a Padrões Básicos de Monitoração Anestésica, os quais foram aprovados primeiramente em 1986 e emendados pela última vez pela Câmara de Delegados da ASA em 2005. Os padrões de monitoração ambulatorial não devem diferir dos adotados em um hospital.[12] Os princípios de monitoração delineados nesse documento aplicam-se a todos que se submetem à anestesiologia em qualquer local, inclusive

QUADRO 5.7	Os cinco padrões básicos da ASA
Padrão I	
Todos os pacientes que receberam anestesia geral, regional ou cuidados anestésicos monitorados receberão manejo pós-anestésico apropriado.	
Padrão II	
Um paciente transportado à sala de recuperação pós-anestésica (SRPA, de PACU, *posanesthesia care unit*) será acompanhado por um membro da equipe de anestesiologia que conhece o seu caso. O paciente será continuamente avaliado e tratado durante o transporte com monitoração e apoio apropriado às suas condições clínicas.	
Padrão III	
Ao chegar na SRPA, o paciente será reavaliado, e o membro da equipe de anestesia que acompanhá-lo fará um relato verbal ao enfermeiro responsável pela sala.	
Padrão IV	
A condição do paciente será reavaliada continuamente na SRPA.	
Padrão V	
Um médico é responsável pela liberação do paciente da SRPA.	

ambulatorialmente. Especificando, refere-se à monitoração da *oxigenação,* da *ventilação,* da *circulação* e da *temperatura corporal.* Apesar de tais recomendações serem válidas para hospitais e clínicas, a concordância com essas técnicas básicas de monitoração de pacientes torna-se muito importante ambulatorialmente, onde equipamento, suprimentos e pessoal são, com frequência, escassos. Algumas exceções podem ser feitas, e alguma monitoração pode ser dispensada pelo anestesiologista em circunstâncias especiais (destacadas por[†]). É essencial que cada anestesiologista revise esses padrões de monitoração (ver Quadro 5.8).

EQUIPAMENTOS

Como delineado nos Protocolos para Anestesiologia Ambulatorial, os seguintes assuntos que dizem respeito a equipamentos precisam ser levados em consideração:

- Todas as salas devem ter uma fonte confiável de oxigênio, vácuo, equipamento de reanimação e medicamentos de emergência. Refe-

QUADRO 5.8 — Padrões de monitoração

Padrão I
Anestesiologistas qualificados estarão presentes na sala de cirurgia durante todo o procedimento com anestesia geral, anestesia regional e cuidados anestésicos sob monitoração. Devido às mudanças súbitas nas condições do paciente durante a sedação, anestesiologistas qualificados estarão presentes para monitorar o paciente e prestar a assistência anestésica necessária. No caso de haver algum perigo conhecido (p. ex., radiação) ao anestesiologista, que poderá exigir um cuidado constante à distância, alguma provisão para a monitoração do paciente deve ser feita. Em uma situação de emergência que requeira a ausência temporária da pessoa responsável pela sedação, o melhor juízo do anestesiologista será exercitado na comparação da emergência com as condições do anestesiado e na seleção da pessoa deixada como responsável pelo paciente durante a ausência temporária.

Padrão II
Durante todas as anestesias, oxigenação, ventilação, circulação e temperatura do paciente serão continuamente avaliadas.

Oxigenação[*]
- Gás inspirado: durante cada administração de anestesia geral usando um aparelho de anestesia, a concentração de oxigênio no sistema respiratório do paciente será medida por um analisador de oxigênio com um alarme de baixa concentração de oxigênio em funcionamento.[†]
- Oxigenação sanguínea: durante todas as anestesias, um método quantitativo de avaliar a oxigenação (como a oximetria de pulso) será empregado.[†] Quando o oxímetro de pulso for utilizado, o tom variável de pulso e o alarme de oxigenação baixa serão audíveis ao anestesiologista ou à equipe anestésica.[†] A iluminação adequada e a exposição do paciente são necessárias para avaliar sua cor.[†]

(Continua)

---

[*] N. de T. Esses monitores são de uso obrigatório em todas as anestesias realizadas no Brasil.

QUADRO 5.8 (*Continuação*)

Ventilação
- Cada paciente submetido à anestesia geral terá seu regime ventilatório continuamente avaliado. Os sinais clínicos qualitativos, como expansão torácica, observação do balão respiratório e ausculta de murmúrios vesiculares, são úteis. A monitoração contínua para a presença de dióxido de carbono expirado será realizada, a não ser que seja invalidada pela natureza do paciente, procedimento ou equipamento. A monitoração quantitativa do volume de gás expirado é bastante indicada.[†]
- Ao inserir um tubo endotraqueal ou uma máscara laríngea, o seu posicionamento correto deve ser verificado pela avaliação clínica e pela identificação de dióxido de carbono no gás expirado. A análise contínua do dióxido de carbono expirado final, em uso desde o momento de inserção do tubo endotraqueal/máscara laríngea até a extubação/remoção ou transferência à recuperação pós-anestésica, ocorrerá por meio de um método quantitativo como capnografia, capnometria ou espectroscopia de massa.[†] Quando se utiliza capnografia ou capnometria, o alarme do CO_2 expiratório final será audível ao anestesiologista ou à sua equipe.[†]
- Quando a ventilação é controlada por um ventilador, haverá uso contínuo de um dispositivo que detecta desconexão de componentes do sistema respiratório. O dispositivo deverá emitir um sinal audível quando o limite do alarme for alcançado.
- Durante a anestesia regional e CAM, a adequação da ventilação será avaliada pela observação contínua dos sinais clínicos qualitativos e/ou monitoração para a presença de dióxido de carbono.

Circulação
- Cada paciente submetido à sedação terá um eletrocardiograma contínuo exposto desde o início da anestesia até o momento em que é preparada sua saída da sala.[†]
- Cada paciente submetido à anestesia terá sua pressão sanguínea arterial e frequência cardíaca determinadas no mínimo a cada 5 minutos.[†]
- Cada paciente submetido à anestesia geral terá, além do supracitado, sua função circulatória avaliada continuamente por pelo menos um dos seguintes: palpação do pulso, ausculta das bulhas cardíacas, monitoração de pressão intra-arterial, monitoração do pulso periférico por ultrassom, pletismografia ou oximetria de pulso.

Temperatura Corporal
Cada paciente submetido à anestesia terá sua temperatura monitorada quando alterações significativas na temperatura corporal são pretendidas, antecipadas ou suspeitadas.

rência específica é feita aos Protocolos da ASA para Anestesias Realizadas Fora do Bloco Cirúrgico (ver "Instalações e Segurança" para uma revisão).[4]
- Deve haver espaço suficiente para acomodar todo o equipamento necessário, pessoal e permitir acesso fácil ao paciente, ao aparelho de anestesia (quando presente) e a todo o equipamento de monitoração.
- Todo o equipamento deve ser conservado, testado e inspecionado de acordo com as especificações do fabricante.
- Uma fonte alternativa de energia deve estar disponível para garantir a proteção do paciente em caso de emergência.
- Em qualquer local onde uma anestesia seja administrada, deve haver um aparelho apropriado e um equipamento que permita a mo-

nitoração de acordo com as especificações dos Padrões da ASA para Monitoração Básica em Anestesiologia (ver "Monitoração" para uma revisão), bem como documentação das revisões periódicas, como recomendado pelo fabricante.[12]
- Em uma clínica que oferece tratamento a crianças, o equipamento necessário, as medicações e a capacidade de reanimação devem ser adequados para uma população pediátrica.

Outro documento que aborda a idade do equipamento é o Protocolo da ASA para Determinação da Obsolescência do Aparelho de Anestesia, desenvolvido pelo Comitê da ASA Sobre Equipamentos e Segurança.[13] É importante notar que a idade do aparelho de anestesia por si só não o torna obsoleto, e que *não se deve exigir do aparelho todos os itens de desempenho e as normas de segurança criados após a sua fabricação*. Os protocolos atuais examinam as porções do aparelho referentes a gás e vapores como critérios para definir a sua obsolescência.

EMERGÊNCIAS E TRANSFERÊNCIAS

O anestesiologista e outros profissionais de saúde devem ser adequadamente treinados e equipados para lidar com todos os tipos de emergência que surgem em uma clínica. Cada uma deve desenvolver, com regularidade, e revisar protocolos de emergência, incluindo mecanismos para uma transferência segura a um hospital.

Os Protocolos da ASA para Anestesiologia Ambulatorial enfatizam a necessidade de:

- Os protocolos escritos são necessários para emergências cardiopulmonares e outros problemas internos e externos, como incêndios ou inundações.
- Se a clínica usar agentes desencadeadores de hipertermia maligna, também deve ter medicamentos e equipamentos disponíveis para o tratamento do paciente.
- A clínica deve possuir medicamentos básicos de emergência e equipamento necessário para reanimação cardiopulmonar e para início do Algoritmo da ASA para Manejo de Via Aérea Difícil.
- Enfatiza-se o mesmo padrão de cuidados que se esperaria encontrar em uma emergência hospitalar ou em um centro cirúrgico ambulatorial.
- Também é importante certificar-se de que o profissional de saúde está treinado nas técnicas de suporte avançado à vida e à disposição até que todos os pacientes tenham recebido alta.

REFERÊNCIAS

1. American Society of Anesthesiologists. *Guidelines for office-based anesthesia.* (Approved by ASA House of Delegates; on October 13, 1999, and reaffirmed on October 27, 2004). Available at: www.asahq.org/publicationsAndServices/standards/12.pdf. 2004.
2. American Society of Anesthesiologists. *Guidelines for ambulatory anesthesia and surgery.* (Approved by ASA House of Delegates; on October 11, 1973, reaffirmed on October 15, 2003). Available at: www.asahq.org/publicationsAndServices/standards/04.pdf. 2003.
3. American Society of Anesthesiologists. *Statement on qualifications of anesthesia providers in the office-based setting.* (Approved by ASA House of Delegates; on October 13, 1999, last affirmed 2004). Available at: www.asahq.org/publicationsAndServices/standards/29.pdf. 2004.
4. American Society of Anesthesiologists. *Guidelines for nonoperating room anesthetizing locations.* (Approved by ASA House of Delegates; on October 19, 1994, amended on October 15, 2003). Available at: www.asahq.org/publicationsAndServices/standards/14.pdf. 2003.
5. American Society of Anesthesiologists. *Position on monitored anesthesia care.* (Approved by ASA House of Delegates; on October 21, 1986, amended on October 25, 2005). Available at: www.asahq.org/publicationsAndServices/standards/23.pdf. 2005.
6. ASA Committee on Ambulatory Surgical Care and ASA Task Force on *OfficeBased Anesthesia. Office-based anesthesia: Considerations for anesthesiologists in setting up and maintaining a safe office anesthesia environment.*ASA Committee on Ambulatory Surgical Care and ASA Task Force on Office-Based Anesthesia; Available at: http://www.asahq.org/publicationsAndServices/office.pdf. 2002.
7. American Society of Anesthesiologists. *Statement on the anesthesia care team.* (Approved by ASA House of Delegates; on October 26, 1982, amended on October 17, 2001). Available at: www.asahq.org/publicationsAndServices/standards/16.pdf. 2001.
8. American Society of Anesthesiologists. *Continuum of depth of sedation definitions of general anesthesia and levels of sedation/analgesia.* (Approved by ASA House of Delegates; on October 13, 1999, amended October 27, 2004). Available at: www.asahq.org/publicationsAndServices/standards/20.pdf. 2004.
9. American Society of Anesthesiologists. *Distinguishing monitored anesthesia care ("MAC") from moderate sedation/analgesia-conscious sedation.*(Approved by the ASA House of Delegates; on October 27, 2004). Available at: www.asahq.org/publicationsAndServices/standards/35.pdf. 2004.
10. ASA Task Force on Sedation and Analgesia by Non-Anesthesiologists. Practice guidelines for sedation and analgesia by non-anesthesiologists (An updated report by the ASA Task Force on Sedation and Analgesia by NonAnesthesiologists. *Anesthesiology.* 2002;96:1004–1017.
11. American Society of Anesthesiologists. *Standards for post-anesthesia care.* (Approved by ASA House of Delegates; on October 12, 1988, amended October 27, 2004). Available at: www.asahq.org/publicationsAndServices/standards/36.pdf. 2004.
12. American Society of Anesthesiologists. *Standards for basic anesthetic monitoring* (Approved by ASA House of Delegates; on October 21, 1986, amended October 25, 2005). Available at: www.asahq.org/publicationsAndServices/standards/02.pdf. 2005.
13. American Society of Anesthesiologists. *Guidelines for determining anesthesia machine obsolescence.* Available at: www.asahq.org/publicationsAndServices/machineobsolescense.pdf. 2006.

6 Avaliação pré-operatória

Richard D. Urman, Jonathan Kaper e Fred E. Shapiro

Um resultado agradável e confortável para o paciente será atingido por meio de um planejamento adiantado da cirurgia, que inclui a revisão da história clínica do paciente, o agendamento da entrevista pré-operatória e do exame físico, a avaliação de possíveis interações medicamentosas com anestésicos, a decisão quanto à técnica anestésica mais apropriada e, a partir daí, o desenvolvimento de um plano completo de cuidados.

Sabe-se que uma avaliação pré-operatória é uma etapa fundamental nos cuidados de um paciente. O anestesiologista, no entanto, frequentemente se depara com situações próprias de clínicas. Na maioria das vezes, ele conhecerá e avaliará o paciente no dia do procedimento. Portanto, apesar de o paciente ter sido previamente avaliado pelo cirurgião, uma avaliação pré-anestésica focada não terá sido realizada. Infelizmente, o ambulatório em geral não possui um centro de avaliação pré-operatório, comum na maioria dos hospitais. Uma vez que o anestesiologista avalia o paciente antes de realizar a sedação, é importante fazer duas perguntas:

- É apropriado realizar o procedimento proposto em um ambulatório?
- O paciente é um bom candidato para o procedimento a ser realizado no ambulatório?

Muitos procedimentos podem ser apropriados ambulatorialmente. Muitos estados e organizações profissionais definem a complexidade dos procedimentos cirúrgicos e sua exequibilidade ambulatorial. Alguns procedimentos requerem nada mais do que anestesia local ou sedação consciente, enquanto outros podem requerer anestesia geral. Quando o anestesiologista avalia o paciente, é importante considerar como o procedimento cirúrgico proposto afetará o tempo de recuperação e a complexidade dos cuidados pós-operatórios pelos técnicos da sala de recuperação. Procedimentos que possam resultar em perdas sanguíneas elevadas ou grandes alterações hídricas poderão ser inadequados, assim como os que envolvam as cavidades intra-abdominais, intratorácicas e intracranianas. O anestesiologista deve assegurar-se de que o procedimento proposto está dentro das capacidades do local e de todos os profissionais envolvidos.[1]

AVALIAÇÃO PRÉ-OPERATÓRIA DO PACIENTE

Além de avaliar a adequação de um procedimento cirúrgico, o anestesiologista deve realizar uma avaliação do paciente. No ambulatório, isso muitas vezes acontece no dia da cirurgia, ainda que o ideal é que a avaliação fosse feita com alguns dias de antecedência, para permitir a realização de exames complementares e a revisão do prontuário. Muitos ambulatórios distribuem uma pasta de informações ao paciente, incluindo uma folha de informações sobre a anestesia. Essa pasta contém as respostas às perguntas mais frequentes e esclarece as preocupações mais comuns dos pacientes (ver Figura 6.1).

Nome:	(sobrenome, prenome)
Data de nascimento:	(dia, mês, ano)
Estado civil:	(casado, solteiro, divorciado)
Ocupação:	
Doenças:	Listar qualquer que requeira atendimento médico
Hospitalizações:	Incluir datas, lugar e razão
História cirúrgica:	Incluir as cirurgias e datas
Anestesia:	Algum problema com anestesia no passado?
Alergias:	Listar qualquer reação a medicamentos ou outras substâncias
Lesões:	Listar qualquer lesão que tenha tido
Medicações:	Incluir as doses e razões de uso
Hábitos:	*Tabaco* (quantidade e tempo de uso)
	Álcool (tipo e quantidade usada)
	Drogas lícitas (liste o tipo e a frequência de uso)
História familiar:	Listar os problemas que ocorrem na família, incluindo tendências a hemorragias, doenças hereditárias, problemas com anestesia
Revisão de sistemas:	*Geral*:
	Estado de saúde: ótimo, bom, regular, ruim
	Alterações de peso recente: ganho, perda. Quanto?
	***Olhos, ouvidos, nariz, garganta, seios da face*:**
	Respiratório: Falta de ar, produção de muco, tosse com sangue, sibilos, asma
	Cardíaco: Dor torácica, pressão alta, edema dos tornozelos, acorda de noite, falta de ar
	Gastrointestinal: Dor abdominal, alteração de hábito intestinal, fezes pretas, vômitos, história de icterícia, hepatite, epigastralgia (refluxo)
	Geniturinário: Problemas com rins e bexiga, dificuldade para urinar, idade de início da menstruação, último período menstrual
	Musculoesquelético: Problemas ósseos ou articulares, fraquezas ou história de doença muscular
	Sistema nervoso: Convulsões, desmaios, cefaleias, tonturas, visão dupla, depressão
	Endocrinológico: Diabete, doenças da tireoide, problemas adrenais
	Sistema hematopoiético: Anemia, facilidade de formar hematomas, tendências a sangramentos

FIGURA 6.1 Questionário do paciente.

ENTREVISTA PRÉ-OPERATÓRIA

Para estabelecer um bom vínculo com o paciente e alcançar o objetivo de uma cirurgia agradável, o enfermeiro e/ou o anestesiologista entrevistará o paciente por meio de um telefonema ou uma visita ao consultório. Esta é uma maneira de ser apresentado ao paciente e, com calma, discutir o plano de cuidados pretendido. Assim, qualquer questão acerca da história médica pregressa do paciente pode ser esclarecida, e preocupações do paciente podem ser discutidas. Tais entrevistas são elaboradas para garantir que a experiência anestésica e cirúrgica seja agradável e segura e que o paciente tenha suas necessidades especiais atendidas. É importante que o anestesiologista alivie o estresse psicológico da cirurgia ao responder todas as perguntas do paciente e se coloque à disposição se outras preocupações surgirem antes da data do procedimento.

PADRÕES PARA OS CUIDADOS EM ANESTESIOLOGIA

Com vários regulamentos governamentais e societários, muitos ambulatórios estabelecem suas próprias seleções pré-operatórias de pacientes e protocolos de avaliação. A seleção de pacientes e os critérios de avaliação também devem atender aos critérios estabelecidos pela ASA. A avaliação de pacientes para o procedimento é dificultada pelo fato de que os recursos estão sempre disponíveis em qualquer ambulatório. Então, uma avaliação cuidadosa desses pacientes deve ser feita para assegurar-se de que são candidatos apropriados. A ASA estabeleceu Padrões Básicos para Cuidados Pré-Anestésicos[2], aprovados primeiramente pela Câmara de Delegados da ASA em 1989 e pela última vez em 2005. Especificamente, definem que o anestesiologista deve revisar o prontuário do paciente, realizar um exame físico adequado, documentar a história médica relevante, prescrever exames adicionais apropriados e pré-medicações e obter o consentimento informado. Tais recomendações descrevem as responsabilidades do anestesiologista (ver Quadro 6.1).

Esses padrões se aplicam a todos os pacientes que recebem anestesia ou cuidados anestésicos com monitoração, e o anestesiologista deve ser o responsável em "determinar o estado clínico do paciente" e "desenvolver um plano de cuidados em anestesia". Em circunstâncias excepcionais (p.ex., emergências extremas), esses padrões podem ser modificados. Quando for o caso, as circunstâncias serão documentadas no prontuário do paciente. A classificação do estado físico da ASA também é empregada para padronizar a maneira em que os pacientes são categorizados (ASA, I-VI) com base nas condições clínicas preexistentes (ver Quadro 6.2). Esse sistema de categorização tem sido usado como denominador comum para todas as comunicações, os protocolos, as discussões e as pesquisas. Na avaliação de pacientes para cirurgia,

| QUADRO 6.1 | Responsabilidades do anestesiologista |

O anestesiologista, antes de realizar um procedimento anestésico, é responsável por:

- Revisar o prontuário disponível.
- Entrevistar e realizar um exame do paciente com o objetivo de:
  a. discutir a história médica pregressa, incluindo anestesias anteriores e tratamentos médicos.
  b. avaliar as condições clínicas do paciente que poderão influir nas decisões a respeito de risco perioperatório e seu manejo.
- Solicitar e revisar exames complementares pertinentes, e as consultorias necessárias para a administração da anestesia.
- Prescrever as medicações pré-anestésicas apropriadas.
- Certificar-se que foi obtido consentimento para os cuidados anestésicos.
- Documentar no prontuário que os itens acima foram realizados.

| QUADRO 6.2 | Protocolos de classificação do estado físico da ASA |

EF1	Paciente saudável normal
EF2	Paciente com doença sistêmica moderada
EF3	Paciente com doença sistêmica grave
EF4	Paciente com doença sistêmica grave que representa constante ameaça à vida
EF5	Paciente moribundo que não deverá sobreviver sem a cirurgia
EF6	Paciente com morte cerebral decretada cujos órgãos serão removidos para doação

o anestesiologista e os médicos da clínica devem prestar especial atenção aos pacientes ASA classes III e IV, pois poderão necessitar que suas condições clínicas estejam melhores antes da cirurgia e ser candidatos inapropriados para cirurgia ambulatoriais. Se o paciente recebeu anestesia anteriormente, é importante notar problemas anteriores com a sedação, assim como boas experiências, para individualizar melhor o seu plano anestésico. Além disso, uma história familiar de problemas com a sedação deverá ser investigada.

A história e o exame físico são as melhores medidas de triagem para doenças e deverão ser realizados bem antes da cirurgia. Um questionário respondido pelo paciente auxiliará o cirurgião e o anestesiologista a determinarem a necessidade de testes adicionais. Deve ser dada atenção especial a preditores de morbidade cardíaca perioperatória, como história de infarto do miocárdio prévio, insuficiência cardíaca congestiva, angina, hipertensão, diabete, arritmias cardíacas, doença vascular periférica, doença valvular cardíaca, tabagismo e obesidade. O anestesiologista deverá seguir os protocolos correntes do American College of Cardiology/American Heart Association* para avaliação cardiovascular perioperatória para cirurgia não cardíaca.[3]

Em todos os pacientes, os resultados de exames laboratoriais e seus valores (exames hematológicos e bioquímicos, eletrocardiograma, raio X de

---

* N. de T.: No Brasil, a Sociedade Brasileira de Anestesiologia (SBA) adota os mesmo protocolos.

tórax, consultorias cardiológica/pulmonar) devem ser avaliados e revisados pelo anestesiologista antes do procedimento. Além disso, outros testes e consultorias poderão ser necessários para a condução da anestesia. Antes de se submeter à sedação, o paciente poderá necessitar de liberação médica ou melhora das condições clínicas das comorbidades antes da cirurgia. A história e o exame físico devem ser atualizados e reavaliados pelo cirurgião no dia da cirurgia para certificar-se de que mudanças significativas não tenham ocorrido na condição clínica do paciente.

Apesar dessas intervenções, alguns poderão não ser bons candidatos para um procedimento estético eletivo a ser realizado ambulatorialmente. É importante que tais situações sejam avaliadas com antecedência para evitar a suspensão de um procedimento apenas por falta de preparo pré-operatório. Devido ao fato de essas condições preexistentes terem o potencial para conduzir a problemas perioperatórios, pacientes clinicamente instáveis devem ser conduzidos a um hospital, onde seu problema específico poderá ser tratado com mais cuidado. Como com qualquer assunto ligado à saúde, é importante que o paciente participe do planejamento e do tratamento de seu caso.

Na avaliação pré-operatória, o anestesiologista deverá levar em consideração os seguintes fatores ao decidir se o paciente é um candidato apropriado para o procedimento[4]:

- Anormalidades de órgãos e sistemas importantes
- Estabilização e melhora de qualquer doença clínica
- Via aérea de difícil acesso
- Experiência anterior adversa com anestesia e cirurgia
- Medicamentos de uso corrente e história de alergias medicamentosas
- Hora e natureza da última ingesta oral
- História de uso ou abuso de álcool ou drogas
- Presença de um adulto que assuma a responsabilidade específica de cuidar e acompanhar o paciente para casa.

A avaliação pré-operatória também deve incluir a adesão aos Protocolos Práticos da ASA quanto ao Jejum Pré-operatório (ver Tabela 6.1),[5] os quais devem ser aplicados sempre a todos os pacientes. Muitas autoridades sugerem os seguintes protocolos de jejum para pacientes submetidos à cirurgia, que se aplicam a todas as idades e são particularmente úteis para pacientes saudáveis submetidos à procedimentos eletivos.

EXAMES PRÉ-OPERATÓRIOS

Apesar de muito ter sido escrito acerca de exames pré-operatórios, não há evidência conclusiva sobre o assunto. A Força Tarefa da ASA sobre Exames Perioperatórios[6] concluiu que tais exames não devem ser solicitados como rotina,

TABELA 6.1 Protocolos para o jejum pré-operatório

Alimentos	Tempo mínimo de jejum (h)
Líquidos claros	2
Leite materno	4
Leite de fórmula	6
Leite não humano	6
Refeição leve	6
Carne, alimentos fritos/gordurosos	8

De: Warner MA, Caplan RA, Epstein BS, et al. The Task Force on Preoperative Fasting and the Use of Pharmacologic Agents to Reduce the Risk of Pulmonary Aspiration. Practice guidelines for preoperative fasting and the use of pharmacologic agents to reduce the risk of pulmonary aspiration: Application to healthy patients undergoing elective procedures: A report by the American Society of Anesthesiologists Task Force on Preoperative Fasting. *Anesthesiology*. 1999;90(3):896-905.

mas selecionados com base no "propósito de guiar ou otimizar o manejo perioperatório". Portanto, as indicações para a sua realização devem ser documentadas no prontuário do paciente, e, com base nas informações nele disponíveis, no exame físico e na entrevista, deve-se planejar qual tipo de procedimento será realizado. A força tarefa desenvolveu um prontuário fundamentado em pesquisas de anestesiologistas e membros da ASA. Pacientes selecionados, com as características constantes na Tabela 6.2, poderão necessitar de jejum pré-operatório mais prolongado.

PREPARAÇÃO PARA INTERAÇÕES MEDICAMENTOSAS E DIETÉTICAS COM A ANESTESIOLOGIA

Os anestésicos poderão interagir com suplementos dietéticos e plantas medicinais. É importante conhecer como medicamentos prescritos, não prescritos, plantas medicinais e suplementos dietéticos interagem com a sedação. A interações medicamentosas com agentes anestésicos são uma preocupação importante dos anestesiologistas, pois elas poderão dificultar a manutenção da estabilidade clínica do paciente e também afetar a quantidade de anestesia necessária durante o período perioperatório.

Algumas medicações podem ser mantidas, mas outras devem ser descontinuadas antes da cirurgia, ou atenção adicional deve ser tomada. A Tabela 6.3 pode ser usada como auxílio para determinar as medicações pré-operatórias adequadas e como tais interagirão com os anestésicos.

PLANTAS MEDICINAIS

Os efeitos das plantas medicinais e suplementos dietéticos sobre a sedação é um tanto controverso. A U.S. Food and Drug Administration (FDA) não

TABELA 6.2 Características de pacientes selecionados para exames pré-operatórios

Exame pré-operatório	Características do paciente	Consultores (n = 72)	Membros da ASA (n = 234)
Eletrocardiograma	Idade avançada	93%	94%
	Doença cardiocirculatória	97%	98%
	Doença respiratória	74%	74%
Outra avaliação cardiológica (p.ex., ergometria)	Comprometimento cardiovascular	88%	95%
Raio X de tórax	Infecção recente das vias aéreas superiores	45%	59%
	Tabagismo	42%	60%
	DPOC	71%	76%
	Doença cardíaca	62%	75%
Teste de função pulmonar	Doença de reatividade das vias aéreas	68%	71%
	DPOC	80%	89%
	Escoliose	53%	60%
Espirometria de consultório (i.e., espirometria portátil)	Idade avançada	57%	68%
	Idade muito jovem	52%	56%
	Anemia	96%	99%
Hemoglobina/ hematócrito	Sangramento	93%	94%
	Outras alterações hematológicas	74%	84%
Coagulograma	Distúrbios da coagulação	99%	98%
	Disfunção renal	40%	52%
	Disfunção hepática	97%	91%
	Anticoagulantes	97%	96%
Bioquímica (sódio, potássio, CO_2, cloro, glicose)	Endocrinopatias	93%	95%
	Disfunção renal	96%	98%
	Medicações	87%	89%
Teste de gravidez	História incerta de gravidez	84%	91%
	História sugestiva de gravidez atual	94%	96%

ASA, American Society of Anesthesiologists; DPOC, Doença pulmonar obstrutiva crônica.
De: Pasternak LR, Arens JF, Caplan RA, et al. Task Force on Preanesthesia Evaluation. Pratice Advisory for preanesthesia evaluation: A report by the American Society of Anesthesiologists Task Force on Preanesthesia Evaluation. *Anesthesiology*. 2002;96(2):485-496.

TABELA 6.3 Medicações pré-operatórias e sua interação com anestésicos

Classe do medicamento potência	Preparo pré-operatório	Problemas intraoperatórios em potencial
Antianginoso	Comprimidos sublinguais podem ser ingeridos até a indução com nitroglicerina IV ou pasta administrada durante a cirurgia	Potenciação dos efeitos hipotensores de alguns agentes anestésicos, especialmente em pacientes hipovolêmicos
Antiarrítmicos	Continue até o dia da cirurgia	Alguns podem potencializar bloqueadores neuromusculares
Antibióticos	Discuta o manejo de antibióticos perioperatórios com o cirurgião	Aminoglicosídeos potencializam bloqueadores neuromusculares
Hipoglicemiantes	Meça a glicemia pré-operatória; continue hipoglicemiantes orais até o dia da cirurgia; considere redução da dose de insulina	Flutuações intraoperatórias da glicemia
Anti-hipertensivos	Continue até o dia da cirurgia	Potenciação dos efeitos hipotensores de alguns agentes anestésicos, especialmente em pacientes hipovolêmicos
Antiparkinsonianos	Continue levodopa até a noite antes da cirurgia	Fenotiazinas podem antagonizar os efeitos antiparkinsonianos da levodopa
Anticonvulsivantes	Continue fenitoína e fenobarbital até o dia da cirurgia	Fenitoína pode potencializar bloqueadores neuromusculares adespolarizantes
β-Bloqueadores	Continue até o dia da cirurgia	Podem potencializar efeitos cardiodepressores de alguns anestéscos
Glicosídeos cardíacos	Continue até o dia da cirurgia; avalie o paciente para sinais de toxicidade a digitálicos ou depleção de potássio e corrija se presente	Podem potencializar bloqueadores neuromusculares não despolarizantes
Corticosteroides	Geralmente continue até o dia da cirurgia; poderá inibir a cicatrização	Paciente pode requerer suplementação intra e pós-operatória de esteroides dependendo da dose tomada e da duração do tratamento
Psicotrópicos	Continue, até o dia da cirurgia, os antidepressivos tricíclicos, o lítio, as fenotiazinas e os antipsicóticos	Inibidores da MAO interagem com analgésicos opioides, combinações de anestésicos locais/adrenalina e outros vasopressores; lítio pode prolongar o efeito dos bloqueadores neuromusculares

MAO, monoaminoxidase.

tem denominado essas substâncias especificamente como "medicamentos", a menos que o rótulo do produto alegue tratar, diagnosticar, prevenir ou curar uma doença. Nesse caso, a substância deve atender os padrões de segurança e efetividade estabelecidos pelo Food, Drug and Cosmetic Act. Em abril de 1998, o FDA lançou "regulamentos sobre declarações feitas para suplementos dietéticos, a respeito da efetividade do produto na estrutura e função do corpo". Para encontrar uma brecha na regulamentação do FDA, os fabricantes dos vários produtos colocaram os termos "esse produto não tem a intenção de diagnosticar, tratar, prevenir ou curar uma doença". Com essa controvérsia atual e a preocupação em relação à possibilidade de esses suplementos dietéticos e herbários interagirem com os anestésicos e a cirurgia, a ASA declara que *não possui posicionamento formal sobre as propriedades terapêuticas de plantas medicinais e não possui uma declaração ou política formal ou padrão de cuidados que seja específico a fitofármacos.*[7]

A ASA também acredita que é importante fazer com que o público e a comunidade médica estejam *conscientes de que esses produtos poderiam representar um sério risco à saúde, se consumidos antes da cirurgia. As pessoas frequentemente pensam que um produto rotulado como "natural" deve ser seguro. Essa é uma suposição errônea e perigosa que pode expor pacientes a um risco desnecessário.*[7]

O uso de plantas medicinais pode ser associado a alterações fisiológicas que podem resultar em complicações perioperatórias. Um estudo recente observou o efeito de plantas medicinais comuns sobre eventos perioperatórios. Os autores desse estudo analisaram 601 pacientes, dos quais 80% ingeriam por conta própria plantas medicinais como licorice, ginkgo, gengibre, ginseng, alho e outras plantas chinesas tradicionais.[8] Efeitos adversos, identificados no pós-operatório, incluíam prolongamento do tempo de tromboplastina ativada e hipopotassemia. Eles concluíram que o uso de plantas medicinais chinesas tradicionais, perto da data da cirurgia, deveria ser desestimulado devido ao risco de efeitos adversos no período pós-operatório. É também importante obter informações do paciente sobre o uso de plantas medicinais, pois é o primeiro passo para prevenir e tratar complicações no período perioperatório. Muitos pacientes, no entanto, não revelam o uso de plantas medicinais durante a avaliação pré-operatória. Outro problema potencial é que não são reguladas pelo FDA e, consequentemente, não precisam atingir os padrões de segurança e eficácia de fármacos regulamentados. Efeitos adversos advindos do uso de plantas medicinais raras vezes são relatados, porque não existe um procedimento padronizado para tal ocorrência. Apesar de a ASA não possuir atualmente um protocolo de condutas referente ao uso de plantas medicinais e cuidados perioperatórios, ela distribuiu a declaração *Considerações para Anestesiologistas.*[7]

O uso de ervas e outros suplementos dietéticos não é necessariamente uma contraindicação à anestesia. Na dependência de estudos mais definitivos com vista à segurança dos pacientes, a ASA assume um papel de liderança na educação dos médicos e dos pacientes a respeito da importância de se obter um bom uso de medicamentos por parte dos pacientes. Estes devem contar a seus médicos – e estes devem perguntar aos pacientes – a respeito de todos os produtos derivados de plantas, dietéticos ou de manipulação farmacológica, assim como medicamentos prescritos que possam estar ingerindo.

Milhares de produtos à base de plantas são comercializados no mercado atualmente. Na Tabela 6.4 são listados exemplos desses produtos e outros

TABELA 6.4 Efeitos clinicamente importantes e preocupações perioperatórias de oito plantas medicinais com recomendações para descontinuação de uso antes da cirurgia

Planta: nome comum	Efeitos farmacológicos relevantes	Preocupações perioperatórias	Descontinuação pré-operatória
Echinacea	Ativação da imunidade celular mediada de imunossupressores	Reações alérgicas: diminuição da efetividade potencial para imunossupressão com uso prolongado	Sem dados
Ephedra: ma huang	Elevação da frequência devido a efeitos simpaticomiméticos	Risco de isquemia do miocárdio e AVC decorrente da taquicardia e hipertensão, arritmia ventricular com halotano: uso prolongado depleta as catecolaminas endógenas e poderá causar instabilidade hemodinâmica transoperatória; interação ameaçadora à vida com inibidores da monoaminooxidase	Pelo menos 24 h antes da cirurgia
Alho	Inibição da agregação plaquetária (poderá ser irreversível); aumento da fibrinólise; atividade anti-hipertensiva	Potencial para aumentar o sangramento, especialmente quando combinado com outras medicações que inibem a agregação plaquetária	Pelo menos 7 dias antes da cirurgia
Ginkgo biloba	Inibição do fator de ativação plaquetária	Potencial para elevação do risco de sangramento, especialmente quando combinado com outras medicações que inibem a agregação plaquetária	Pelo menos 36 h antes da cirurgia

(Continua)

TABELA 6.4 Efeitos clinicamente importantes e preocupações perioperatórias de oito plantas medicinais com recomendações para descontinuação de uso antes da cirurgia

Planta: nome comum	Efeitos farmacológicos relevantes	Preocupações perioperatórias	Descontinuação pré-operatória
Ginseng	Diminuição da glicose sanguínea; Inibição da agregação plaquetária (poderá ser irreversível) aumento de TP – TTP em animais; muitos outros efeitos	Hipoglicemia: potencial para aumentar o risco de sangramento; potencial para diminuir efeito anticoagulante do warfarina	Pelo menos 7 dias antes da cirurgia
Kava: awa, Kawa	Sedação, ansiólise	Potencial para aumentar o efeito sedativo dos anestésicos; potencial para adicção, tolerância e abstinência não estudadas; potencial para adicção, tolerância, e efeito rebote após abstinência não estudados	Pelo menos 24 h antes da cirurgia
Erva-de-são-joão	Inibição da recaptação de neurotransmissores, inibição da monoaminoxidase é pouco provável	Indução da enzima citocromo P-450 afetando ciclosporina, warfarina, esteroides, inibidores da protease, e possivelmente benzodiazepínicos e bloqueadores dos canais de cálcio e muitos outros fármacos; diminuição dos níveis séricos da digoxina	Pelo menos 5 dias antes da cirurgia
Valeriano	Sedação	Potencial para elevar os efeitos sedativos dos anestésicos; abstinência semelhante à dos benzodiazepínicos; potencial para aumentar a necessidade de anestésicos com uso prolongado	Sem dados

TP, Tempo de protrombina; TTP, tempo de tromboplastina.
De: Ang-Lee MK, Moss J, Yuan CS. Herbal medicines and perioperative care. J Am Med Assoc. 2001;286(2):208-216.

dietéticos utilizados com frequência, bem como suas possíveis interações medicamentosas.[9]

CONCLUSÃO

A cuidadosa avaliação e preparação de um paciente é a chave para um plano anestésico seguro e aceitável. A avaliação pré-operatória é uma parte integral dos cuidados do paciente, e os padrões e protocolos que se aplicam aos pacientes em hospitais devem também ser aplicados ambulatorialmente. Uma entrevista pré-operatória do paciente, a revisão dos exames e do prontuário, e um exame físico focado devem ser realizados pelo anestesiologista antes de realizar a sedação. É preciso lembrar que parte da experiência positiva para o paciente é uma avaliação pré-operatória adequada, junto com informação sobre o que deve ser esperado da anestesia e da cirurgia. Espera-se que um paciente mais bem informado estará menos ansioso, necessitará de menos anestésico e poderá recuperar-se mais rapidamente. Os cuidados intra e pós-operatórios serão discutidos em capítulos posteriores. É importante compreender que o que faz com que toda a experiência se torne positiva é a cadeia contínua de cuidados, da avaliação pré-operatória até o restabelecimento do paciente – não apenas o tempo em que ele está na sala de cirurgia.

REFERÊNCIAS

1. American Society of Anesthesiologists. *Guidelines for office-based anesthesia*. Approved by ASA House of Delegates; on October 13, 1999, and last affirmed on October 27, 2004. Available at: www.asahq.org/publicationsAndServices/standards/12.pdf. 2004.
2. American Society of Anesthesiologists. *Basic standards for preanesthesia care*. Approved by the ASA House of Delegates; on October 14, 1987, and amended October 25, 2005. Available at: www.asahq.org/publicationsAndServices/standards/03.pdf. 2005.
3. Eagle KA, Berker PB, Calkins H, et al. ACC/AHAguideline update for perioperative cardiovascular evaluation for noncardiac surgery – executive summary. A report of the American College of Cardiology/American Heart Association Task Force on Practice Guideline. *Anest Analg*. 2002;94(5):1052–1064.
4. American Society of Anesthesiologists. *Office-based anesthesia: Considerations for anesthesiologists in setting up and maintaining a safe office anesthesia environment (ASA Committee on Ambulatory Surgical Care and ASA Task Force on Office-Based Anesthesia)*. Available at: http://www.asahq.org/publicationsAndServices/office.pdf. 2002.
5. Warner MA, Caplan RA, Epstein BS, et al. The Task Force on Preoperative Fasting and the Use of Pharmacologic Agents to Reduce the Risk of Pulmonary Aspiration. Practice guidelines for preoperative fasting and the use of pharmacologic agents to reduce the risk of pulmonary aspiration: Application to healthy patients undergoing elective procedures: A Report by the American Society of Anesthesiologists Task Force on Preoperative Fasting. *Anesthesiology*. 1999;90(3):896–905.
6. Pasternak LR, Arens JF, Caplan RA, et al. Task Force on Preanesthesia Evaluation. Practice advisory for preanesthesia evaluation: A report by the American Society of Anesthesiologists Task Force on Preanesthesia Evaluation. *Anesthesiology*. 2002;96:485–496.
7. American Society of Anesthesiologists. *Considerations for anesthesiologists: What you should know about your patients' use of herbal medicines and other dietary supplements*. American Society of Anesthesiologists Brochure; Available at: www.asahq.org/patientEducation/herbPhysician.pdf. © 2003.
8. Lee A, Chiu PT, Aun CST, et al. Incidence and risk of adverse perioperative events among surgical patients taking traditional Chinese herbal medicines. *Anesthesiology*. 2006;105(3):454–461.
9. Ang-Lee MK, Moss J, Yuan CS. Herbal medicines and perioperative care. *J Am Med Assoc*. 2001;286(2):208–216.

7 Escolha da técnica anestésica mais segura

Richard D. Urman e Fred E. Shapiro

Aos anestesiologistas, frequentemente são feitas duas perguntas:

- *Que tipo você recomendaria?*
- *Qual a escolha mais segura?*

Após a leitura deste capítulo, o leitor compreenderá que essas questões não são fáceis de responder.

A discussão sobre segurança da anestesiologia ambulatorial tem sido dividida em duas partes. O objetivo é debater uma variedade de técnicas anestésicas que podem ser empregadas ambulatorialmente, seguido por uma discussão sobre itens de segurança referentes a sua prática. Este capítulo é concluído com um breve resumo da mais recente literatura sobre segurança na anestesiologia ambulatorial.

ESCOLHA DA TÉCNICA

É importante compreender que a mesma técnica anestésica usada em hospitais e centros cirúrgicos ambulatoriais pode ser usada em uma clínica médica. As quatro principais categorias são:

- local;
- cuidados anestésicos sob monitoração (CAM);
- regional;
- geral;

As técnicas que combinam dois ou mais procedimentos anestésicos também já foram usadas ambulatorialmente com sucesso. As técnicas anestésicas são:

Anestesia local

Essa técnica implica perda de sensibilidade em uma área do corpo. É frequentemente usada como o único anestésico para uma variedade de procedimentos. Dermatologistas, dentistas, gastroenterologistas e cirurgiões têm usado a analgesia local com sucesso, não sendo necessária a presença de um anestesiologista. A anestesia local também pode também ser usada como adjuvante a anestesia geral ou cuidados anestésicos monitorados, assim como para o controle da dor pós-operatória.

Cuidados anestésicos sob monitoração

Essa técnica envolve a administração de medicamentos que produzem sedação e aliviam a dor. Durante a cirurgia, os sinais vitais do paciente – que incluem frequência cardíaca, pressão sanguínea, frequência respiratória e oxigenação – são monitorados para mantê-lo estável, sem que ocorram mudanças súbitas nos parâmetros avaliados ou complicações. De acordo com a American Society of Anesthesiologists (ASA), os cuidados anestésicos sob monitoração podem incluir vários níveis de sedação, analgesia e ansiólise. Consulte os protocolos da ASA relacionados aos cuidados anestésicos monitorados listados no texto subsequente.

Anestesia regional

As técnicas de anestesia regional têm sido usadas com sucesso no ambulatório e incluem bloqueio subaracnóideo, peridural e de nervos periféricos. Os primeiros são úteis como agentes únicos ou podem ser empregados junto com os cuidados anestésicos sob monitoração ou anestesia geral. Vários bloqueios de extremidades superiores ou inferiores podem oferecer excelente analgesia intra e pós-operatória.

Anestesia geral

Compreende perda de consciência, ausência de sensação dolorosa e resposta voluntária a estímulos. Pode ser administrada com segurança pelo anestesiologista, desde que o equipamento e a monitoração adequados estejam disponíveis (ver Capítulo 5).

Obviamente, a escolha da técnica anestésica depende sobretudo da condição clínica do paciente, do tipo de cirurgia, assim como das habilidades e do treinamento de quem anestesia.

Existe uma linha tênue entre sedação, sedação profunda e anestesia geral. O consumo de álcool, o uso de drogas lícitas, a sensibilidade à dor e as reações paradoxais a medicamentos (efeito aumentado, diminuído ou oposto ao pretendido ou reação alérgica) podem ser fatores cruciais que determinam a técnica anestésica mais segura para um paciente.

Um plano anestésico ideal deve ser formulado antes de o paciente chegar para a cirurgia, após resolver quaisquer problemas clínicos e realizar a avaliação pré-operatória necessária. Esses padrões são os mesmos e independem do local.

Os Protocolos da ASA para Anestesiologia Ambulatorial,[1] que foram reafirmados pela última vez pela Câmara de Delegados em 2004, delineiam as recomendações acerca dos cuidados ambulatoriais e da escolha de pacientes e procedimentos (ver Quadro 7.1).

A cirurgia ambulatorial visa oferecer cuidados médicos em um meio conveniente, confortável e economicamente viável. É importante que o paciente esteja envolvido no planejamento e na administração desses cuidados. Estar informado e fazer as perguntas corretas antes de se submeter a um procedimento garante um alto padrão de atendimento e segurança, valorizando as necessidades de cada paciente. Isso significa que poderá haver situações em que determinado paciente não é um bom candidato para submeter-se a procedimentos em uma clínica médica, como por exemplo um paciente com doença pulmonar crônica grave, cardiopatia ou diabete ou casos nos quais fosse melhor encaminhar o paciente a um hospital ou a um centro cirúrgico ambulatorial, onde suas condições médicas específicas podem ser mais bem manejadas. O manual da ASA, compilado pelo Comitê da ASA para Cuidados Cirúrgicos Ambulatoriais e a Força Tarefa da ASA sobre anestesiologia ambulatorial, intitulado *Anestesiologia Ambulatorial: Considerações para Anestesiologistas na Montagem e Manutenção de um Ambiente Anestésico Seguro em uma Clínica*,[2] sugere vários fatores que devem ser considerados ao se decidir se um paciente é bom candidato em um ambulatório (ver Quadro 7.2). Para qualquer anestesiologista, é também importante deixar seu paciente ciente do que está envolvido em uma técnica anestésica.

CAM: O QUE SIGNIFICA?

A ASA originalmente definiu a sua posição em 1986 e sofreu sua última emenda em 2005. A declaração tem sido submetida a várias revisões nos últimos anos.[3] A declaração atual define os cuidados anestésicos sob monitoração da seguinte forma:

QUADRO 7.1 Cuidados clínicos e seleção de procedimentos e pacientes

- O anestesiologista deve estar seguro de que o procedimento a ser realizado está dentro da sua capacidade técnica e das condições oferecidas pela clínica.
- O procedimento deve ser de duração e grau de complexidade que permitirá ao paciente a sua recuperação e alta.
- Os pacientes que, em função de doença preexistente ou outras condições, possam apresentar risco aumentado ao procedimento devem ser encaminhados a uma unidade apropriada à realização do procedimento e administração da anestesia.

| QUADRO 7.2 | Fatores a serem considerados |

- Anormalidades dos principais órgãos e sistemas, estabilidade e otimização de qualquer doença clínica
- Via aérea de difícil acesso
- Complicações anteriores com anestesia e cirurgia (como hipertermia maligna)
- Medicamentos de uso atual e reações alérgicas
- Hora e tipo da última ingestão oral (o estado do jejum e protocolos de jejum pré-operatório da ASA)
- História de uso de álcool ou uso ou abuso de outras substâncias ilícitas
- Presença de um adulto que assuma a responsabilidade pelos cuidados e acompanhamento do paciente na alta.

Um serviço anestésico específico para um procedimento diagnóstico ou terapêutico. As indicações para cuidados anestésicos monitorados incluem a natureza do procedimento, as condições clínicas do paciente e/ou a potencial necessidade de conversão para uma anestesia geral ou regional. São todos os aspectos dos cuidados anestésicos - uma visita pré-anestésica, atenção durante o procedimento e manejo anestésico pós-procedimento.

Durante os cuidados anestésicos sob monitoração, o anestesiologista providencia ou dirige um número de serviços específicos, que inclui – mas não se limita a – diagnóstico e tratamento de problemas clínicos que ocorrem durante o procedimento; apoio das funções vitais; administração de sedativos, analgésicos, hipnóticos, anestésicos ou outras medicações necessárias para a segurança do paciente; apoio psicológico e conforto físico; e provisão de outros serviços médicos na medida do necessário para concluir o procedimento com segurança. "Os cuidados anestésicos sob monitoração podem incluir níveis variados de sedação, analgesia e ansiólise, de acordo com a necessidade." Apenas pessoas qualificadas devem exercer a função de anestesiologista, porque "quem administra os cuidados anestésicos sob monitoração deve estar preparado e qualificado para realizar a sua conversão à anestesia geral quando necessário". Em um esforço para distinguir os cuidados anestésicos sob monitoração de anestesia geral, a ASA, em 2003, adicionou a seguinte declaração à definição:

> Se o paciente perde a consciência e a capacidade para dar uma resposta intencional, o cuidado anestésico é uma anestesia geral, independentemente de a via aérea necessitar de instrumentação.

Um paciente poderá solicitar ao anestesiologista auxílio para compreender o conceito dos variados níveis de sedação e no que diferem da anestesia geral. Em 2004, a Câmara de Delegados da ASA emendou seus protocolos sobre o *Continuum na Profundidade da Sedação, na Definição de Anestesia Geral e nos Níveis de Sedação/Analgesia*.[4] De acordo com esse documento, os diferentes níveis de sedação são determinados conforme a responsabilidade do paciente, o estado da sua via aérea, a ventilação do paciente – se é espontânea ou não –, e a sua função cardiovascular (ver Tabela 5.1). Definições da profundidade de sedação foram fornecidas e podem ser encontradas no Capítulo 5.

Há uma diferença entre os cuidados anestésicos sob monitoração e a sedação consciente? Já que há uma variedade de indivíduos que administram sedativos, a Câmara de Delegados da ASA emitiu, em 2004, uma declaração distinguindo os cuidados anestésicos sob monitoração da sedação moderada (o que o público reconhece como "sedação consciente").[5] Isso tem por base os diferentes níveis de sedação anotados na Tabela 5.1.

A seguir, um excerto de *Distinguindo Cuidados Anestésicos Monitorados de Sedação Moderada/Analgesia (Sedação Consciente)*:

> A Sedação Moderada/Analgesia (Sedação Consciente; a seguir chamada de Sedação Moderada) é um serviço médico reconhecido no sistema de código de procedimentos. Durante a sedação moderada, um médico supervisiona ou pessoalmente administra sedativos/analgésicos que podem aliviar a ansiedade do paciente e controlar a dor durante um procedimento diagnóstico ou terapêutico. Essa depressão do nível de consciência para um nível "moderado" de sedação, como definida pelos padrões da JCAHO, é pretendida para facilitar a realização de um procedimento diagnóstico ou terapêutico enquanto se garante o conforto e a cooperação do paciente. Médicos que administram sedação moderada devem estar qualificados para reconhecer sedação "profunda", manejar suas consequências e ajustar o nível de sedação a níveis "moderados" ou menores. A avaliação contínua dos efeitos do sedativo e das medicações analgésicas no nível de consciência e nas funções cardíacas e respiratórias faz parte integral desse serviço.

Além disso, a ASA definiu os cuidados anestésicos sob monitoração no seu *Posicionamento nos Cuidados Anestésicos Monitorados*, cuja última emenda foi em 2005.[3] Esse serviço médico pode ser distinguido da sedação moderada de várias maneiras (ver Quadro 7.3).

QUAL É A ESCOLHA MAIS SEGURA?

Um paciente frequentemente dirá ao seu anestesiologista: *Eu conheço as opções de técnicas anestésicas e os diferentes níveis de consciência. Existe alguma evidência estatística que indique qual a escolha mais segura para mim?* Essa é uma questão complexa que não pode ser respondida com um simples "sim" ou "não".

Médicos muitas vezes usam a expressão *medicina baseada em evidências* para substanciar a prática em suas respectivas áreas de atuação. Os anestesiologistas, assim como outros especialistas, gostariam de basear muitas de suas decisões clínicas na literatura mais atualizada possível.

Atualmente, nos EUA, cerca de 80% de todas as cirurgias são realizadas em nível ambulatorial, e a quarta parte destas é realizada fora do ambiente hospitalar, o que representa cerca de 10 milhões de procedimentos. O aumen-

| QUADRO 7.3 | Cuidados anestésicos sob monitoração x sedação moderada |

Um componente essencial dos cuidados anestésicos sob monitoração é a avaliação e o manejo das alterações fisiológicas ou problemas médicos atuais ou antecipados que poderão ocorrer durante um procedimento diagnóstico ou terapêutico. Enquanto que os cuidados anestésicos sob monitoração poderão incluir a administração de sedativos e/ou analgésicos frequentemente utilizados para sedação moderada, o anestesiologista deve estar preparado e qualificado para converter o procedimento para anestesia geral se for necessário. Além disso, sua habilidade de intervir para recuperar a via aérea do paciente de qualquer comprometimento é um pré-requisito para poder administrar cuidados anestésicos sob monitoração. Por outro lado, não se espera que a sedação moderada induza níveis de sedação que comprometam a capacidade do paciente de manter a integridade de sua via aérea. Esses componentes dos cuidados anestésicos sob monitoração são aspectos únicos de um serviço de anestesiologia que não faz parte da sedação moderada.

A administração de sedativos, hipnóticos, analgésicos, assim como de medicamentos anestésicos em geral utilizados para a indução e manutenção de anestesia geral muitas vezes é, mas não sempre, parte dos cuidados anestésicos sob monitoração. Em alguns pacientes que necessitam apenas de sedação leve, os cuidados anestésicos sob monitoração são frequentemente indicados porque até mesmo pequenas doses desses medicamentos podem ocasionar respostas fisiológicas adversas que necessitariam de intervenções clínicas agudas e reanimação. Se a condição clínica do paciente e/ou o procedimento indicado necessitar de "aprofundamento" do nível de sedação ou até mesmo de um período transitório de anestesia geral, somente uma pessoa preparada e autorizada para administrar anestesiologia deverá manejar a sedação. Devido à grande chance de uma sedação "profunda", com ou sem intervenção, passar a ser anestesia geral, as habilidades de um anestesiologista são necessárias para manejar os efeitos da anestesia geral no paciente assim como rapidamente devolvê-lo a planos menos profundos ou mais superficiais de sedação.

A exemplo de todos os serviços prestados pelo anestesiologista, os cuidados anestésicos sob monitoração incluem uma diversidade de responsabilidades após o procedimento que vão além das expectativas de médicos que administram sedação moderada, que inclui a garantia de retorno ao estado de plena consciência, tratamento da dor, manejo de reações fisiológicas adversas ou efeitos colaterais de medicamentos administrados durante o procedimento, assim como o diagnóstico e tratamento de problemas médicos coexistentes.

Os cuidados anestésicos sob monitoração permitem a administração segura de uma profundidade de sedação máxima que excede aquela obtida durante a sedação do tipo moderada. A capacidade de ajustar o nível de sedação da consciência plena à anestesia geral durante o curso de uma sedação garante o máximo de flexibilidade no ajuste do nível de sedação às necessidades do paciente e exigências do procedimento. Em situações nas quais o procedimento é mais invasivo ou quando o paciente é especialmente frágil, o aumento no nível de sedação é necessário para alcançar condições ideais para a realização do procedimento.

Em suma, os cuidados anestésicos sob monitoração são um serviço médico claramente distinto da sedação moderada devido às expectativas e qualificações necessárias ao responsável pelo procedimento, que deve ser capaz de utilizar todos os recursos anestesiológicos para dar suporte à vida e garantir conforto e segurança durante um procedimento diagnóstico ou terapêutico.

to tem sido exponencial na última década – duas vezes mais procedimentos são realizados em clínicas hoje, uma comparação aos números de 1995. Para fornecer um protocolo baseado em evidências no que diz respeito à segurança e às escolhas de técnicas anestésicas enquanto se trabalha com um grande número de pacientes, grandes amostragens de casos são necessárias quando são avaliadas as práticas atuais. A maior parte da literatura está baseada em casos do passado. Essa informação foi obtida da revisão de prontuários e questionários enviados a muitos médicos de grande variedade de especialidades (cirurgiões plásticos, cirurgiões bucomaxilofaciais, dermatologistas). A maior parte da literatura foi baseada em pequenas amostragens de pacientes. Para poder estabelecer um protocolo útil, é necessária uma grande amostragem de pacientes, com semelhante demografia, submetidos aos mesmos procedimentos em vários lugares dos EUA, por cirurgiões com características semelhantes e treinamento parecido.

Sem possuir um "padrão-ouro" para um protocolo que especificamente aponte para a escolha mais "segura" de técnica anestésica, serão apresentados alguns estudos recentes realizados em larga escala. Serão feitas algumas afirmações generalizadas acerca da segurança da anestesiologia ambulatorial, incluindo a segurança de diferentes tipos de anestesia. A seguir, é apresentada uma lista de artigos importantes acerca da segurança ambulatorial, seguida por um breve resumo dos principais achados e conclusões (ver Quadro 7.4).

QUADRO 7.4   Lista de artigos sobre segurança ambulatorial

Bitar G, Mullis W, Jacobs W, et al. Safety and efficacy of office-based surgery with monitored anesthesia care/sedation in 4778 consecutive plastic surgery procedures. Plast Reconstr Surg. 2003;111(1):150–156.

Byrd HS, Barton FE, Orenstein HH, et al. Safety and efficacy in an accredited outpatient plastic surgery facility: A review of 5316 consecutive cases. Plast Reconstr Surg. 2003;112(2):636–641.

Coldiron B, Shreve E, Balkrishnan R, et al. Patient injuries from surgical procedures performed in medical offices: Three years of Florida data. Dermatol Surg. 2004;30(12 Pt 1):1435–1443.

D'Eramo EM, Bookless SJ, Howard JB, et al. Adverse events with outpatient anesthesia in Massachusetts. J Oral Maxillofac Surg. 2003;61(7):793–800.

Hancox JG, Venkat AP, Coldiron B, et al. The safety of office-based surgery: Review of recent literature from several disciplines. Arch Dermatol. 2004;140(11):1379–1382.

Hoefflin SM, Bornstein JB, Gordon M, et al. General anesthesia in an office-based plastic surgical facility: A report on more than 23,000 consecutive office-based procedures under general anesthesia with no significant anesthetic complications. Plast Reconstr Surg. 2001;107(1):243–257.

Iverson RE. American Society of Plastic Surgeons Task Force on Patient Safety in Office-Based Facilities. Patient safety in office-based surgery facilities: I. Procedures in the office-based surgery setting. Plast Reconstr Surg. 2002;110(5):1337–1342.

Morello DC, Colon GA, Fredricks S, et al. Patient safety in accredited office surgical facilities. Plast Reconstr Surg. 1997;99(6):1496–1500.

Perrott DH, Yuen JP, Andresen RV, et al. Office-based ambulatory anesthesia: Outcomes of clinical practice of oral and maxillofacial surgeons. JOral Maxillofac Surg. 2003;61(9):983–995.

Vila H, Soto R, Cantor AB, et al. Comparative outcomes analysis of procedures performed in physician offices and ambulatory surgery centers. Arch Surg. 2003;138(9):991–995.

Waddle JP, Coleman JE. Discussion of the article by Hoefflin et al. above. Plast Reconstr Surg. 2001;107(1):256–258.

Warner MA, Shields SE, Chute CG, et al. Major morbidity and mortality within 1 month of ambulatory surgery and anesthesia. J AmMed InformAssoc. 1993; 270(12):1437–1441.

ANESTESIOLOGIA AMBULATORIAL – UMA REVISÃO DA LITERATURA MAIS RECENTE

A realização de certos procedimentos cirúrgicos ambulatoriais oferece muitos benefícios para o paciente e para o médico. O trabalho ambulatorial poderá oferecer conveniência, facilidades na escala, privacidade adicional e redução de custos. Diversos estudos observaram eventos adversos associados a procedimentos ambulatoriais para determinar se cirurgias realizadas fora do ambiente hospitalar são tão seguras quanto as que são realizadas em um centro cirúrgico ambulatorial ou em um hospital (ver Tabela 7.1). Hancox e colaboradores[6], em um artigo de revisão sobre resultados e mortalidade da cirurgia ambulatorial, sugeriram que, se esta for tão segura quanto a realizada em pacientes internados ou em um centro cirúrgico ambulatorial, então a conveniência, a redução de custos (60 a 70%) e a facilidade no agendamento de cirurgias justificam o direcionamento do âmbito hospitalar para o ambulatorial. Esse artigo revisou a literatura da cirurgia geral e estética, da medicina interna, da medicina preventiva e da dermatologia e resumiu os achados. Baseados nisso, os autores concluíram que a cirurgia ambulatorial é segura e custo-efetiva, e alertaram contra tentativas de restringir ou proibir esse tipo de cuidado médico.

Morello e colaboradores[7] avaliaram os eventos adversos e as mortes em 400.675 procedimentos em 241 clínicas de cirurgia estética acreditadas pela American Association for Accreditation of Ambulatory Surgery Facilities (AAAASF) durante um período de 5 anos. A taxa de eventos adversos tinha uma incidência de 0,0017% (<1 em 57.000 procedimentos). Sua conclusão

TABELA 7.1 Revisão da literatura mais recente

Artigo	Principais achados
Hoefflin et al.	23.000 procedimentos sob anestesia geral: nenhuma morte ou complicações significativas
Perrott et al.	34.391 pacientes estudados, com taxa de complicações totais de 1,3%: anestesia local: 0,4%; sedação consciente: 0,9%; anestesia geral: 1,5%
D'Eramo et al.	Estudo retrospectivo de 1.706.100 pacientes de procedimentos oral e maxilofacial: síncope foi a complicação mais comum; taxa de mortalidade 1/853.000
Bitar et al.	4.778 procedimentos sob sedação intravenosa: nenhuma morte relatada; 12 complicações, sendo que NVPO foi a mais comum
Vila et al.	Risco relativo para lesões ou morte entre clínicas e centros cirúrgicos ambulatoriais: 12,4% e 11,8%, respectivamente Elevação do risco de eventos adversos em aproximadamente 10 vezes no ambulatório
Coldiron et al.	Nenhuma elevação no risco de morte em cirurgias ambulatoriais quando comparado a procedimentos realizados em centros ambulatoriais

NVPO, náuseas e vômitos pós-operatórios.

foi de que o risco em uma clínica acreditada (isto é, de cirurgia estética) era comparável ao de um hospital ou de um centro cirúrgico ambulatorial.

Os autores acreditam que procedimentos de cirurgia estética realizados por um cirurgião plástico com certificação da sua sociedade em uma clínica acreditada demonstram um "histórico de segurança excelente".

Byrd e colaboradores[8] revisaram 5.316 casos consecutivos com respeito à segurança e à eficácia em uma clínica acreditada de cirurgia estética entre 1995 e 2000 no Dallas Day Surgery Center, em Dallas, Texas. Eles descrevem as vantagens ambulatoriais, como maior controle no agendamento cirúrgico, maior privacidade para o paciente e o cirurgião e maior eficiência e permanência de enfermagem e pessoal de suporte. A maioria dos casos estudados foi de procedimentos estéticos. Durante esse período de 6 anos, houve 35 complicações (0,7%) e nenhuma morte foi relatada. A maioria das complicações foi secundária à formação de hematoma. Os autores sugerem que o procedimento anestésico seja administrado por um anestesiologista credenciado e experiente, e que cada caso seja individualizado com base na importância da cirurgia e na condição clínica do paciente. A anestesiologia e o procedimento a ser realizado devem ser precedidas por uma conversa entre o cirurgião e o anestesiologista. Não há bons dados disponíveis que contraindiquem a realização de um procedimento em um centro cirúrgico ambulatorial. No entanto, perda sanguínea antecipada, alterações hídricas e eletrolíticas, dor pós-operatória e extensão da dissecação anatômica devem ser consideradas quando for tomada a decisão sobre o local apropriado da cirurgia. Um procedimento com perda sanguínea superior a 500 mL deve ser realizado onde transfusão sanguínea esteja facilmente disponível. A conveniência e a redução de custos de um centro cirúrgico ambulatorial, em última análise, só são eficientes se a segurança do paciente é levada em conta.

Iverson[9], junto com a Força Tarefa sobre Segurança de Pacientes Ambulatoriais, da ASAPS, admitiu que existem poucos dados sobre segurança ambulatorial de pacientes. A Tabela 7.2 lista dados do estudo da AAAASF e dois extensos estudos retrospectivos acerca de uma clínica privada de cirurgia ambulatorial, examinando as taxas de complicações de modo geral, a incidência de hemorragia, infecção, morte, reintervenções e a necessidade de hospitalização. Esses dados apontam taxas de complicação em clínicas de cirurgia estética muito baixas.

Hoefflin e colaboradores[10], em um esforço para validar a segurança da anestesia geral, relataram 23.000 casos consecutivos ao longo de um período de 18 anos. Seu relato é uma descrição detalhada dos protocolos e procedimentos nos quais a anestesia geral foi utilizada em todos os pacientes, sem que houvesse morte ou alguma complicação significativa. Segundo os autores, as vantagens sobre a sedação intravenosa incluem (a) melhor controle da via aérea, (b) foco da atenção do cirurgião no procedimento e não na monitoração do nível de sedação e (c) eliminação da variabilidade do ní-

TABELA 7.2 Dados do censo da AAAASF e de dois grandes estudos retrospectivos que avaliaram um centro cirúrgico ambulatorial de uma clínica privada

Nº de casos (%)	Segurança da clínica em cirurgia estética		
	Morello et al. 400.675	Byrd et al. 5.316	Rose et al. 5.734
Complicações	0,47	0,6	0,12
Hemorragia	0,24	0,46	0,79
Infecção	0,09	0,11	0,02
Óbito	0,0017	0	0
Retorno à SRPA	0,15	0,66	0,79
Hospitalização	0,03	0,13	0,12

De: Iverson RE. American Society of Plastic Surgeons Task Force on Patient Safety in the Office-based Surgery Setting. Plast Reconstr Surg. 2002. 110(5):1337-1342.

vel de consciência com a sedação intravenosa. Além de tudo, o protocolo da anestesia geral apresentado no artigo ofereceu igualmente um alto grau de segurança, conforto e uma experiência agradável para o paciente, o cirurgião e o anestesiologista. Parte dessa experiência positiva para o paciente é uma avaliação pré-operatória adequada, junto com a informação sobre o que esperar da anestesia e da cirurgia. Um paciente bem informado é menos ansioso, requer menos anestesia e se recupera com mais rapidez. O protocolo também enfatiza o fato de que a experiência não se encerra até que o paciente melhore. O processo é um *continuum*, do período pré-operatório até o período pós-operatório – não apenas quando o paciente está na sala de cirurgia. Os autores tanto afirmam que a cirurgia ambulatorial é custo-efetiva para o paciente como também enfatizam a importância da individualização do tratamento do paciente, o controle do ambiente em geral e a provisão de um local mais confortável, afetuoso e mais reservado. Em uma clínica bem administrada, pode-se dar maior atenção ao paciente, pois os funcionários são mais bem treinados e orientados para esse tipo especializado de atendimento. É de se notar que nada disso teria importância a menos que a clínica médica fosse tão segura quanto um centro cirúrgico ambulatorial ou um hospital.

Waddle e Coleman[11], ao discutir o artigo de Hoefflin e colaboradores[10], afirmam que muitos cirurgiões e anestesiologistas fazem uso de sedação intravenosa em vez de anestesia geral por considerarem esta mais perigosa. Do ponto de vista estatístico, há um certo viés quando se comparam as duas técnicas anestésicas, visto que as cirurgias que necessitam de anestesia geral são frequentemente mais longas, mais complicadas e associadas com mais sangramento e dor do que aquelas que requerem sedação intravenosa. Para atestar a veracidade da informação, é necessária uma amostra muito grande. Estudos dessa natureza consomem tempo e são muito trabalhosos, o que os tornam proibitivos. A incidência de morbidade e mortalidade após cirurgia ambulatorial é baixa.

Warner e colaboradores[12] realizaram um estudo em que acompanharam, durante 30 dias, 38.598 pacientes ambulatoriais para determinar a incidência e a sequência cronológica de mortalidade e morbidade importante pós-cirúrgica. Foram registradas quatro mortes, duas por infarto do miocárdio e duas por acidente automobilístico. A taxa de morbidade importante foi de 0,08% (AVC, infarto do miocárdio, embolia pulmonar, insuficiência respiratória). Mais de um terço da morbidade importante ocorreu 48 horas ou mais após a alta. A morbidade menos importante da anestesia geral incluiu náuseas e vômitos (4,7%), lesão dental (0,02%), abrasão de córnea (0,056%), dor de garganta (28%), lesão de nervo periférico (0,47%) e tremores (2,2%). Os autores concluíram que as taxas de mortalidade e morbidade foram muito baixas.

Perrott e colaboradores[13] avaliaram 34.391 pacientes submetidos à cirurgia oral e maxilofacial ambulatorial durante o período de um ano em 2001. Destes, 71,9% receberam sedação profunda/anestesia geral, 15,5%, sedação consciente, e o restante recebeu anestesia local. A taxa geral de complicações foi de 1,3%, sendo descritas como "pequenas e autolimitadas". Ao examinar os dados de acordo com o tipo de anestesia, as taxas de complicações foram de 0,4% com anestesia local, 0,9% com sedação consciente e 1,5% com anestesia geral. Os resultados foram obtidos com o maior estudo prospectivo de pacientes em que se avaliou ambulatorialmente. O grau de satisfação de pacientes foi muito alto, com 95% dos pacientes recomendando a técnica anestésica para um familiar. Os autores concluíram que a administração de sedação profunda, anestesia geral, sedação consciente ou anestesia local pelas equipes de cirurgia oral e maxilofacial é segura.

D'Eramo e colaboradores[14] conduziram um estudo retrospectivo para avaliar eventos adversos associados com anestesia ambulatorial em 1,7 milhão de pacientes tratados em Massachusetts entre os anos de 1995 e 1999. Foi baseado em um questionário enviado a 157 cirurgiões orais e maxilofaciais em atividade. O evento mais comum foi síncope ("desmaio" provavelmente devido a um fenômeno vasovagal), presente em 1 a cada 160 casos com anestesia local. Dois óbitos relacionados ao tratamento foram registrados durante esse período, fazendo com que a taxa de mortalidade por anestesia dentária fosse de 1 para 835.000.

Alguns estudos observaram especificamente a sedação dos cuidados anestésicos sob monitoração e a sedação intravenosa ambulatorial. Por exemplo, Bitar e colaboradores[15] revisaram os prontuários médicos de 3.615 pacientes consecutivos que foram submetidos a 4.778 procedimentos de cirurgia estética durante um ano (1999-2000). Todos os procedimentos foram realizados por cirurgiões certificados pela sua sociedade e sedados por anestesiologistas certificados por sua sociedade. O estudo não encontrou óbitos, falhas nos ventiladores, trombose venosa profunda ou êmbolos pulmonares. Houve

12 complicações anestésicas, incluindo náuseas e vômitos (o mais comum), dispneia, uma intubação de emergência e duas internações hospitalares não planejadas.

Por outro lado, alguns estudos questionaram a segurança das cirurgias ambulatoriais e produziram dados que contradizem outras conclusões de que a clínica é tão segura quanto um centro cirúrgico ambulatorial ou um centro cirúrgico hospitalar. Um estudo controverso de Vila e colaboradores[16], *Análise Comparativa de Resultados de Procedimentos Realizados em Clínicas Médicas e Centros Cirúrgicos Ambulatoriais*, comparou a segurança de pacientes em um centro cirúrgico ambulatorial com a de uma clínica. Os autores examinaram os relatos de incidentes adversos apresentados ao Florida Board of Medicine entre 2000 e 2002. Após cuidadosa análise dos dados, os autores descobriram que, em cada 100.000 procedimentos, ocorreram 66 incidentes em clínicas e 5,3 incidentes em centros cirúrgicos ambulatoriais. A taxa de mortalidade a cada 100.000 procedimentos foi de 9,2 nas clínicas e apenas 0,78 nos centros cirúrgicos ambulatoriais. Em uma análise ainda mais detalhada, os autores verificaram que os riscos relativos para lesões e morte nos procedimentos em clínicas *versus* centros cirúrgicos ambulatoriais foram de 12,4 e 11,8, respectivamente. Eles concluíram que, se todos os procedimentos nas clínicas tivessem sido realizados em centros cirúrgicos ambulatoriais, aproximadamente 43 lesões e 6 óbitos por ano poderiam ter sido evitados.

Em resposta ao estudo de Vila e colaboradores,[16] Coldiron e colaboradores[17] refutaram alguns dos achados, avaliando incidentes cirúrgicos ambulatoriais por meio de dados da Florida dos anos de 2000 a 2003. Foram encontradas várias deficiências no estudo de Vila e colaboradores, alegando que ele excluía as credenciais do cirurgião, a acreditação da clínica e a presença ou não de um anestesiologista durante o caso. Com base nos dados disponíveis, Coldiron e colaboradores encontraram pouca evidência de que a presença de um anestesiologista e a acreditação da clínica teriam qualquer "impacto benéfico" na segurança de cirurgias ambulatoriais. A "falha principal" do artigo, segundo Coldiron e colaboradores, é o viés do erro no cálculo estimado de óbitos em ambulatórios. No cálculo da taxa de óbitos em clínicas comparado com centros cirúrgicos ambulatoriais, Vila e colaboradores usaram todos os óbitos relatados em clínicas como numerador, mas o denominador continha apenas estimativas de procedimentos de clínicas registradas – isso conduz a uma estimativa exagerada no risco de mortalidade na clínica. Também, em seu cálculo de risco relativo para procedimentos em clínicas, Vila e colaboradores incluíram tanto clínicas acreditadas como as não acreditadas, e também alguns dos óbitos ocorreram após o paciente ter recebido alta. Portanto, Coldiron e colaboradores concluíram que a aparente elevação do risco relativo de morte em clínicas deveu-se menos ao local da cirurgia e mais ao fato de que a anestesia geral tenha sido utilizada na clínica (essa afirmativa é contestada por Hoefflin e colaboradores, que relataram ausência de fatalidades em 23.000 procedimentos realizados sob anestesia geral).[10] Por fim, Coldiron e colaboradores alegam que (a) Vila excluiu as credenciais do cirurgião, a acreditação da clínica, a presença ou ausência de um anestesiologista durante o caso, e que (b) parece que fez pouca diferença no resultado, "negando as conclusões de Vila de que a presença de um anestesiologista durante todos os procedimentos nas clínicas e a exigência de acreditação para as clínicas teria um impacto benéfico". O adendo à última declaração de Caldiron e colaboradores deveria ser "procedimentos" – o risco adicional devido à anestesia geral ser realizada, e não ao local do procedimento.

Ao final, Hancox e colaboradores[6] revisaram a literatura recente, em especial na busca de resultados adversos e mortalidade nos procedimentos cirúrgicos ambulatoriais. Apesar de todos os relatos conflitantes acerca de segurança de procedimentos cirúrgicos ambulatoriais, o relato de eventos adversos deveria ser uniforme para que estudos em larga escala possam avaliar o risco de maneira adequada. Até que isso seja feito, nenhuma conclusão definitiva poderá ser tomada e a opinião, manipulada por relatos ocasionais e sensacionalismo na mídia. Os autores concluem, com a seguinte declaração, que é uma conclusão razoável fundamentada nas evidências disponíveis na atualidade:

> Acreditamos que a cirurgia ambulatorial deveria ser realizada apenas por cirurgiões adequadamente treinados trabalhando nos limites das condições de sua clínica. Também reconhecemos que, em casos selecionados, anestesiologistas certificados deveriam administrar a anestesia e cuidadosamente monitorar seus pacientes. Também recomendamos uniformidade no relato de eventos adversos e de mortalidade relacionados à cirurgia ambulatorial, de maneira que a análise adequada possa ser realizada, e a segurança do paciente, garantida. Com os dados disponíveis, e na ausência de um padrão-ouro de ensaios prospectivos, randomizados, argumentamos que a cirurgia ambulatorial é segura e custo-efetiva.[6]

Sem dúvida, mais estudos são necessários para determinar quais são as melhores práticas, tendo em vista o crescimento exponencial de cirurgias ambulatoriais. A ASA, muitos estados e outras sociedades profissionais criaram seus próprios protocolos, os quais procuram padronizar a prática da clínica.

Em resumo, não existem questões "simples" nem respostas "fáceis". Existem sim dados conflitantes com respeito à segurança da cirurgia ambulatorial comparada a cirurgias em centros cirúrgicos ambulatoriais e em hospitais. No entanto, a maioria das autoridades concordaria que a anestesiologia ambulatorial segura requer:

> Um anestesiologista, treinado e capacitado, trabalhando em uma clínica acreditada, com políticas que gerenciam a seleção de pacientes e funcionários da clínica.

A tendência atual dos cuidados em saúde indica que as cirurgias ambulatoriais continuarão a crescer e se tornar cada vez mais populares entre pacientes e médicos. Assim, é essencial que a nossa profissão apresente protocolos específicos de prática, providencie treinamento adequado, acreditação de clínicas e seleção adequada de pacientes e procedimentos.

REFERÊNCIAS

1. American Society of Anesthesiologists. *Guidelines for office-based anesthesia*. (Approved by ASA House of Delegates in 1999, and last affirmed on October 27, 2004). ASA House of Delegates; Available at: http://www.asahq.org/publicationsandServices/standards/12.pdf. 2004.
2. American Society of Anesthesiologists. *Office-based anesthesia*: Considerations for anesthesiologists in setting up and maintaining a safe office anesthesia environment *(ASA Committee on Ambulatory Surgical Care and ASA Task Force on Office-Based Anesthesia.* Available at: http://www.asahq.org/publicationsAndServices/office.pdf. 2002.
3. American Society of Anesthesiologists. *Position on monitored anesthesia care.* (Approved by House of Delegates on October 21, 1986, amended on October 25, 2005). ASA House of Delegates; Available at: www.asahq.org/publicationsAndServices/standards/23.pdf. 2005.
4. American Society of Anesthesiologists. *Continuum of depth of sedation. Definition of general anesthesia and levels of sedation/analgesia.* (Approved by ASA House of Delegates on October 13, 1999, and amended on October 27, 2004). ASA House of Delegates; Available at: http://www.asahq.org/publicationsAndServices/standards/20.pdf. 2004.
5. American Society of Anesthesiologists. *Distinguishing monitored anesthesia care ("MAC") from moderate sedation/analgesia-conscious sedation.* (Approved by the ASA House of Delegates on October 27, 2004). ASA House of Delegates; Available at: www.asahq.org/publicationsAndServices/standards/35.pdf. 2004.
6. Hancox JG, Venkat A, Coldiron B, et al. The safety of office-based surgery: Review of recent literature form several disciplines. *Arch Dermatol*. 2004; 140(11):1379–1382.
7. Morello DC, Colon GA, Fredricks S, et al. Patient safety in accredited office surgical facilities. *Plast Reconstr Surg*. 1997;99(6):1496–1500.
8. Byrd HS, Barton FE, Orenstein HH, et al. Safety and efficacy in an accredited outpatient plastic surgery facility: A review of 5316 consecutive cases. *Plast Reconstr Surg*. 2003;112(2):636–641.
9. Iverson RE. American Society of Plastic Surgeons Task Force on Patient Safety in Office-Based Facilities. Patient safety in office-based surgery facilities: I. Procedures in the office-based surgery setting. *Plast Reconstr Surg*. 2002;110(5):1337–1342.
10. Hoefflin SM, Bornstein JB, Gordon M, et al. General anesthesia in an officebased plastic surgical facility: A report on more than 23,000 consecutive office-based procedures under general anesthesia with no significant anesthetic complications. *Plast Reconstr Surg*. 2001;107(1):243–257.
11. Waddle JP, Coleman JE. Discussion of the article by Hoefflin et al. above. *Plast Reconstr Surg*. 2001;107(1):256–258.
12. Warner M, Chute C. Major morbidity and mortality within 1 month of ambulatory surgery and anesthesia. *JAMA*. 1993;270:1437.
13. Perrott DH, Yuen JP, Andresen RV, et al. Office-based ambulatory anesthesia: Outcomes of clinical practice of oral and maxillofacial surgeons. *JOral Maxillofac Surg*. 2003;61(9):983–995.

14. D'Eramo EM, Bookless SJ, Howard JB, et al. Adverse events with outpatient anesthesia in Massachusetts. J Oral Maxillofac Surg. 2003;61(983):95.
15. Bitar G, Mullis W, Jacobs W, et al. Safety and efficacy of office-based surgery with monitored anesthesia care/sedation in 4778 consecutive plastic surgery procedures. *Plast Reconstr Surg.* 2003;111(1):150–156.
16. Vila H, Soto R, Cantor AB, et al. Comparative outcomes analysis of procedures performed in physician offices and ambulatory surgery centers. *Arch Surg.* 2003;138(9):991–995.
17. Coldiron B, Shreve E, Balkrishnan R, et al. Patient injuries from surgical procedures performed in medical offices: Three years of Florida data. *Dermatol Surg.* 2004;30((12 Pt 1)):1435–1443.

Projeto de processos encerrados

8

Karinne M. Jervis, Richard D. Urman e Fred E. Shapiro

O Projeto de Processos Encerrados, estabelecido em 1984 pela American Society of Anesthesiologists (ASA), foi formado para reconhecer e formular procedimentos visando a prevenir complicações relacionadas à anestesiologia. A força motriz desse estudo foi a dicotomia entre o número de anestesiologistas e a quantidade de processos por má-prática médica. Nessa época, nos EUA, os anestesiologistas compreendiam apenas 3% da população médica; no entanto, respondiam por 11% de todos os processos de má-prática médica – um número desproporcional à totalidade dos médicos. O Projeto de Processos Encerrados da ASA é conduzido pelo Comitê de Responsabilidade Profissional da mesma Sociedade. Esse comitê foi composto por 35 companhias de seguros e anestesiologistas revisores que examinam casos encerrados relacionados à anestesiologia. A informação e as estatísticas fornecidas pelo Projeto de Processos Encerrados têm influenciado a prática da anestesiologia e estimulado a pesquisa em múltiplas áreas – em especial na crescente anestesiologia ambulatorial. Em decorrência da identificação de efeitos adversos acumulados no decorrer de 30 anos de revisões, a anestesiologia se tornou muito mais segura desde o início do Projeto de Processos Encerrados e a extrapolação futura de dados dessas três décadas de pesquisa para a nova área de anestesiologia ambulatorial fará com que, embora pouco descrita e subinvestigada, também se torne mais segura.

LIÇÕES OBTIDAS DESSE ESTUDO

A compilação de dados demonstrou que a maioria dos processos ocorreu com:

- adultos saudáveis submetidos a procedimentos eletivos
- mulheres (59% dos processos)
- adultos (91% dos processos)
- pacientes ASA 1 ou 2 (69% dos processos)

As lições obtidas com o estudo demonstraram a necessidade de maior monitoração de pacientes sob anestesia. Após a implementação de monitoração adicional, oximetria de pulso e capnografia expiratória final, a taxa de complicações anestésicas preveníveis, caso a monitoração adicional tenha sido utilizada, diminuiu de 39% dos processos em 1970 para 9% nos anos 1990.[1,2]

COMO ESSA INFORMAÇÃO SE RELACIONA COM A ANESTESIOLOGIA AMBULATORIAL?

Até hoje, existem poucos processos relacionados à anestesiologia ambulatorial, mas há algumas comparações surpreendentes e interessantes entre os dados do Projeto de Processos Encerrados dos anos 1980 e início dos anos 2000 (ver Figura 8.1 e Tabela 8.1). Caso o leitor acredite na filosofia de que "a história se repete", este exemplo é excelente (Quadro 8.1).[3] É interessante que a demografia dos seguintes processos são semelhantes:

- mulheres adultas
- ASA 1 ou 2
- cirurgia eletiva
- anestesia geral

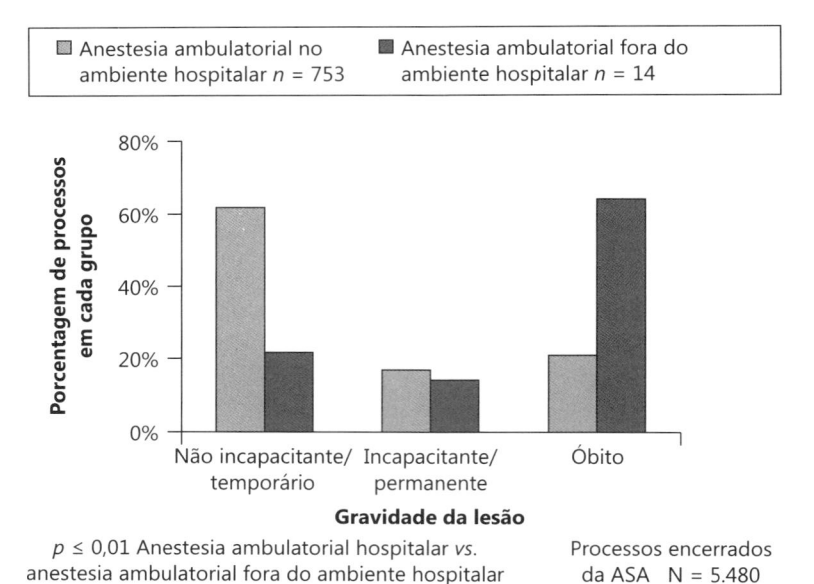

FIGURA 8.1 Gravidade da lesão em processos de anestesia ambulatorial hospitalar *versus* anestesia ambulatorial fora do ambiente hospitalar. ASA, American Society for Anesthesiologists. Newsletter. 2001;65(6):7

TABELA 8.1 Comparações entre os dados do projeto de processos encerrados dos anos 1980 e início dos anos 2000

Mecanismos de lesão	Anestesia ambulatorial hospitalar ($n = 753$)	Anestesia ambulatorial fora do ambiente hospitalar ($n = 14$)
Idade (média em anos)	41	45
Mulheres (%)	58	64
ASA 1 - 2 (%)	82	89
Cirurgia eletiva (%)	97	100
Tipo de anestesia		
Geral (%)	66	71
Cuidados anestésicos sob monitoração (%)	10	14
Procedimento cirúrgico		
Odontológico (%)	3	21
Cirurgia estética (%)	32[a]	21[a]
Outros (%)	64[b]	14[b]

[a] $p < 0,05$ Anestesia ambulatorial hospitalar vs. anestesia ambulatorial fora do ambiente hospitalar
[b] $p < 0,01$ Anestesia ambulatorial hospitalar vs. anestesia ambulatorial fora do ambiente hospitalar
As porcentagens não são iguais a 100% devido a arredondamentos

QUADRO 8.1 A conclusão

"Todas as lesões que podiam ser prevenidas resultaram de eventos adversos respiratórios nos períodos de recuperação ou pós-operatório, que foram considerados passíveis de prevenção pelo uso do oxímetro de pulso."[2]

Eventos adversos incluíram:

- obstrução aérea (broncoespasmo/laringoespasmo)
- suporte ventilatório inadequado
- erros na administração de fármacos

PREOCUPAÇÕES COM SEGURANÇA

Ao reconhecer esses dados, torna-se necessário rever se a necessidade de os pacientes permanecerem sob observação do anestesiologista para monitoramento direto implica resultados melhores. Será que a prática da anestesia ambulatorial é verdadeiramente segura? Para muitos pacientes, a ideia de poder realizar o procedimento e a anestesia ambulatorial no ambiente de uma clínica é uma maneira de reduzir a ansiedade, aumentar a satisfação e melhorar a conveniência. Existe a preocupação de que a grande expansão de casos de anestesiologia ambulatorial ocorreu sem o reconhecimento da segurança do paciente.[4] Várias clínicas cirúrgicas se adaptaram à necessidade de monitorar os pacientes por períodos prolongados – ambientes onde os pacientes recebem cuidados e monitoração para eventos respiratórios ou cardíacos. Com cada vez mais litígios e a necessidade de oferecer melhores cuidados para os pacientes, uma revisão do passado com hospitalizações mais prolongadas e melhor monitoração poderá ser a norma mais uma vez.

O anestesiologista ambulatorial precisa, portanto, assumir o papel do verdadeiro médico perioperatório para garantir a segurança do paciente. Com o aumento no número de clínicas, a cirurgia fora do hospital tem propiciado o desenvolvimento desse papel.[5] Para que se estabeleça um ambiente de segurança, a clínica deve manter padrões semelhantes aos de um hospital ou até de um centro cirúrgico ambulatorial. Neste sentido, o anestesiologista deve, portanto tornar-se o "advogado" do paciente, optando pela aquisição de materiais de reanimação, por protocolos de emergência, por estratégias de avaliação prévia e pela monitoração na recuperação pós-operatória. Ao estabelecer critérios para garantir segurança para o paciente nos períodos pré, intra e pós-operatório, os anestesiologistas ambulatoriais terão cada vez mais importância (ver Figura 8.2).

Em um artigo recente, Bhananker e colaboradores[6] realizaram uma análise dos processos encerrados associados aos cuidados anestésicos sob monitoração. Esses dados se referem a procedimentos realizados em todos os tipos de ambientes de cuidados médicos. Os processos por má-prática foram examinados pelos autores no Banco de Dados de Processos Encerrados da

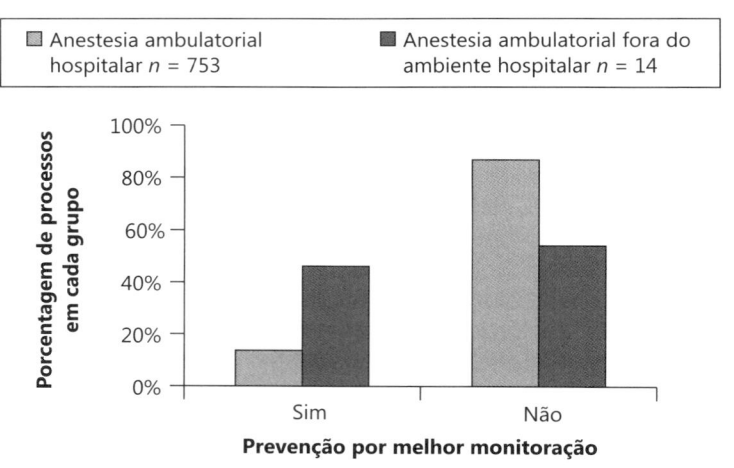

$p \leq 0{,}01$ Anestesia ambulatorial hospitalar vs. anestesia ambulatorial fora do ambiente hospitalar

Processos encerrados da ASA N = 5.480

FIGURA 8.2 Prevenção de lesões em processos de anestesia ambulatorial hospitalar *versus* anestesia ambulatorial fora do ambiente hospitalar. ASA, American Society of Anesthesiologists. Sociedade Americana de Anestesiologistas. Newsletter. 2001;65 (6):7.

ASA desde 1990. Eles descobriram que mais de 40% dos processos associados a cuidados anestésicos sob monitoração envolviam morte ou lesão cerebral permanente semelhante aos de anestesia geral, e que depressão respiratória foi o mecanismo mais comum de lesão (21%). Concluíram que quase a metade (46%) dos processos poderia ter sido evitada pelas seguintes medidas:

- melhor monitoração, incluindo capnografia
- vigilância melhorada
- alarmes ligados e audíveis

Além disso, o uso do eletrocautério na presença de uma fonte de oxigênio suplementar vizinha durante cirurgia facial resultou em 17% dos processos. Outros mecanismos de lesão incluíram eventos cardiovasculares, falha e mal funcionamento de equipamento, lesões resultantes de bloqueios regionais e anestesia inadequada e erros na administração de fármacos. A Tabela 8.2 resume os achados principais desse artigo.

Com base nesses e em outros dados, é preciso ir além dos conceitos estabelecidos e procurar outras maneiras de melhorar a segurança na sala de cirurgia. Exercícios de simulação cuidadosamente desenhados que atendessem a situações comuns encontradas em um ambulatório seria uma opção. De

TABELA 8.2 Análise das lesões associadas aos cuidados anestésicos sob monitoração

Mecanismos de lesão	Cuidados anestésicos sob monitoração (N = 121) n (%)	Anestesia geral AG (N = 1.519) n (%)	Anestesia regional AR (N = 312) n (%)
Evento respiratório	29 (24)	337 (22)	11 (4)
Inadequada oxigenação/ventilação	22 (18)	33 (2)	5 (2)
Evento cardiovascular	17 (14)	253 (17)	23 (7)
Falha/mal funcionamento do equipamento	25 (21)	199 (13)	8 (3)
Fogo no cautério	20 (17)	10 (1)	1 (0)
Relacionada ao bloqueio regional	2 (2)	7 (0)	168 (54)
Anestesia inadequada/movimento do paciente	13 (11)	42 (3)	7 (2)
Relacionada a fármacos	11 (9)	95 (6)	11 (4)
Outros eventos[a]	24 (20)	586 (39)	84 (27)

[a] Inclui técnica cirúrgica/condição do paciente, queda do paciente, local da cirurgia, posicionamento, falha de diagnóstico, outras lesões conhecidas, evento sem lesões e desconhecido.
De: Bhananker SM, Posner KL, Cheney FW, et al. Injury and liability associated with monitored anesthesia care: A closed claims analysis. *Anesthesiology*. 2006; 104 (2): 228 - 234.

fato, observando as estatísticas apresentadas por vários processos encerrados e outros estudos de resultados, é possível criar uma simulação útil e um estudo de manejo das crises lidando com as causas mais comuns de morbidade e mortalidade no ambulatório.

SIMULAÇÃO MÉDICA

O uso de simulação médica, ao longo da última década, tem crescido e se tornado um instrumento importante na medicina, sendo usado com sucesso na indústria da aviação e nas forças armadas. Os propósitos do exercício de simulação são:

- ensinar os recursos de gerenciamento de crises;
- auxiliar o participante a funcionar como integrante de uma equipe;
- aumentar o conhecimento médico;
- melhorar as habilidades clínicas e as tomadas de decisão.

Um exercício de simulação permite ao participante revisar seu desempenho e receber um retorno construtivo. Do ponto de vista da segurança do paciente, essa pode ser uma ferramenta essencial de aprendizagem e experimentação. Nos EUA, muitos hospitais incentivam – e até exigem – que seus funcionários participem regularmente de um programa de simulação, e algumas seguradoras, inclusive, oferecem descontos após a conclusão, com sucesso, de um programa de treinamento.

Exercícios de simulação podem ser criados para todos os níveis de treinamento e para todos os tipos de profissionais, fazendo com que seja um instrumento útil para estudantes, médicos em treinamento ou profissionais experientes. Muitos dos grandes hospitais oferecem algum tipo de treinamento com simulador. Acredita-se que a simulação melhora o aprendizado e o desempenho, e poderia até resultar em uma redução dos erros médicos e em melhores resultados com os pacientes. Apesar de tais dados serem difíceis de se obter, exercícios de simulação em geral recebem uma resposta excelente de seus participantes e têm se tornado um componente integral da educação dos profissionais de saúde.

Os anestesiologistas podem se beneficiar de treinamento em simuladores que atendem às necessidades de uma prática ambulatorial. Os profissionais devem ser apresentados aos princípios básicos do manejo de eventos,[7] como:

- definição de funções
- comunicação
- gerenciamento de recursos

- apoio aos membros de equipe
- técnicas de avaliação global

O treinamento das equipes seria fundamental e deveria envolver toda a equipe da clínica, incluindo o cirurgião, o anestesiologista e a equipe de enfermagem e de apoio.

Cenários podem ser construídos para objetivar:

- desempenho de funções
- liderança de equipes
- comunicação de duas vias
- uso adequado de equipamento
- apoio aos membros da equipe
- consciência da situação

A sessão de avaliação, que na maioria das vezes sucede o exercício de simulação, possui igual importância, pois permite que os participantes compartilhem suas experiências e seus sentimentos e avaliarem seu desempenho. Eles poderão decidir o que foi bem e o que poderiam ter feito de maneira diferente. A sessão de avaliação muitas vezes inclui a observação da filmagem da simulação, o que poderá ser muito revelador para o participante.

Com base nos dados citados no texto anterior, é possível construir cenários individuais objetivando o treinamento nos eventos adversos mais comuns, na esperança de prevenir eventos semelhantes no futuro. Um cenário de simulação poderá incluir uma ou mais das emergências descritas no Quadro 8.2.

Os cenários deveriam enfatizar os aspectos importantes da prática anestesiológica ambulatorial, incluindo-se, mas não se limitando, a:

- *avaliação pré-operatória*
- *seleção de pacientes*

QUADRO 8.2 Cenário de simulação: emergências

Respiratório: Perda da via aérea, embolia pulmonar, pneumotórax, aspiração.
Cardiovascular: Infarto do miocárdio, arritmias cardíacas, hipertermia maligna.
Equipamento: Falta de oxigênio, mal funcionamento do equipamento.
Fogo: Fogo que envolve o paciente ou o equipamento.
Erro na medicação: Administração de medicamento errado, superdosagem.
Parada cardiorrespiratória: Parada cardiorrespiratória não diagnosticada, protocolo do suporte avançado à vida em cardiologia (ACLS)

- *eventos adversos intraoperatórios*
- *questões do pós-operatório*

Os tópicos mencionados são apenas uma sugestão. Independentemente do cenário, a simulação poderá oferecer treinamento realístico "sob demanda" para todos os níveis de treinamento e experiência. O objetivo é zelar pela segurança do paciente e fazer com que os profissionais se sintam mais confiantes na prestação de cuidados ambulatoriais e no trabalho em equipe.

REFERÊNCIAS

1. Cooper P. Behind the scenes at the ASA closed claims project. *ASA Newsl*. 1999;636:10–11; http://asahq.org.Newsletters/1999/06_99/Behind_0699.html.
2. Lee LA, Domino KB. The closed claims project: Has it influenced anesthetic practice and outcome? *Anesthesiol Clin North Am*. 2002;20(3):485 – 501.
3. Twersky, et al. Pratice options: Considerations in setting up an office-based anesthesia practice. *ASA Newsl*. 1997;61(9):30 – 32.
   http://asahq.org.Newsletters/1997/09_97/PractOpt_0997.html.
4. Domino K. Office-based anesthesia: Lessons learned from the closed claims project. *ASA Newsl*. 2001;65(6):9 – 11; http://asahq.org.Newsletters/2001/06_01/June01.pdf.
5. Stoelting RK. Office-based anesthesia growth provokes safety fears. *Anesthesia Patient Safety Foundation Newsl. 2000;151:1.*
   http://apsf.org/resource_center/newslatter/2000/spring/01-intro.htm.
6. Bhananker SM, Posner KL, Cheney FW, et al. Injury and liability associated with monitored anesthesia care: A closed claims analysis. *Anethesiology*. 2006;104(2):228 – 234.
7. Fish K, Howard S. *Crisis management in anesthesiology*. Philadelphia: Churchill Livingstone; 1994.

Escolha do anestésico

9

Richard D. Urman e Fred E. Shapiro

Diversas técnicas anestésicas e agentes podem ser utilizadas para a realização de determinado procedimento no centro cirúrgico hospitalar. No entanto, o âmbito da clínica é diferente pelos tipos de procedimentos realizados, pela população de pacientes, pelas técnicas anestésicas e pelos recursos empregados. Este capítulo esboça as informações e os protocolos de prática que permitirão aos anestesiologistas atuantes em clínicas escolher os anestésicos e as técnicas que melhor se adaptam ao procedimento a ser realizado. Isso é essencial para garantir que cada paciente tenha uma experiência cirúrgica segura, agradável e confortável.

A ESCOLHA DO ANESTÉSICO

O anestesiologista deve selecionar medicamentos que estejam de acordo com o tipo de procedimento e que atendam as necessidades do paciente, facilitando a segura e efetiva administração da anestesia. Esses aspectos devem ser considerados em conjunto com a revisão do histórico médico do paciente, de maneira a formular um plano adequado aos cuidados em anestesia.

Pelo menos cinco princípios básicos da sedação devem ser considerados para cada paciente submetido a uma cirurgia fora do ambiente hospitalar (Quadro 9.1).

Para alcançar esses objetivos, devem ser escolhidos medicamentos que facilitem a administração da anestesia (Quadro 9.2). Devido ao fato de não haver um único medicamento ou agente capaz de satisfazer todos esses objetivos e características, diferentes classes de fármacos, com diferentes perfis, precisam ser usadas para alcançar esses objetivos.

QUADRO 9.1	Cinco princípios básicos da sedação

- Ansiólise
- Amnésia
- Sedação
- Analgesia
- Ausência de efeitos adversos (isto é, cefaleia, náuseas, vômitos, tonturas, sonolência e dor)

QUADRO 9.2	Características de medicamentos que facilitam a administração da anestesia

- Início rápido
- Profundidade de sedação de fácil controle
- Recuperação rápida
- Mínimo efeito respiratório
- Estabilidade cardiovascular
- Não alérgico
- Mínimos subprodutos metabólicos ativos

O próximo passo é avaliar o indivíduo de forma individual e revisar seu histórico médico pregresso, de maneira a selecionar fármacos apropriados e minimizar efeitos adversos e interações medicamentosas perigosas (Quadro 9.3).

Para que o plano perioperatório adequado possa ser realizado convém consultar os prontuários antigos do paciente verificando a realização de procedimentos anteriores e seus resultados.

TÉCNICAS ANESTÉSICAS

Uma vez que o anestesiologista tenha experiência com o procedimento da anestesia, conheça as características dos medicamentos que facilitam a sua administração e conheça o histórico médico do paciente, um plano anestésico pode ser desenvolvido para cada um, escolhendo a técnica a ser utilizada. A anestesia "via rápida" (*fast-track*) e os cuidados anestésicos sob monitoração são duas técnicas frequentemente empregadas no centro cirúrgico de uma clínica.

A anestesia "via rápida" consiste em conduzir rapidamente o paciente à sala de cirurgia, retirá-lo, levá-lo para a sala de recuperação (SRPA) e liberá-lo para casa em um curto espaço de tempo. Esta é a definição de "cirurgia ambulatorial", que evoluiu a partir de uma necessidade custo-efetiva de manejar um número crescente de pacientes submetidos a procedimentos cirúrgicos pouco ou nada invasivos. A facilitação desse processo ocorreu a partir do desenvolvimento de anestésicos de ação curta, métodos aperfeiçoados para controle da dor, novas técnicas de monitoramento anestésico, dispositivos

QUADRO 9.3	Fatores específicos do paciente a serem considerados

- Condições clínicas preexistentes
- Alergias a medicamentos
- Medicamentos utilizados (incluem ervas e suplementos dietéticos)
- Estilo de vida (ex.: tabagismo, etilismo, uso de drogas lícitas)
- Revisão de prontuários médicos antigos, se disponíveis

tecnológicos mais avançados e novos protocolos de recuperação. Os agentes indutores e os opioides de ação ultrarrápida, devido ao seu início, pico efetivo e metabolismo rápidos, possibilitam que os procedimentos contemplem os fatores já citados, permitindo aos pacientes, acordar sem mal-estar, recuperação rápida e a liberação para casa em um curto espaço de tempo.

O uso dos cuidados anestésicos sob monitoração está rapidamente popularizando-se na área da cirurgia estética devido a maior experiência e pequenas modificações da técnica cirúrgica e da anestesia local. Atualmente, uma variedade de procedimentos estéticos é realizada, combinando anestésico local com alguma forma de sedação intravenosa. Entre estes estão incluídos mamoplastia de aumento e redutora, mastopexia, abdominoplastia, ritidectomia, rinoplastia, blefaroplastia e lipoaspiração.

Antes que alguma forma de sedação seja considerada, o anestesiologista deve, primeiro, avaliar o paciente para determinar se ele está preparado para esse tipo de anestesia. Segundo, o anestesiologista deve estar familiarizado com as medicações utilizadas para sedação intravenosa e saber que cada paciente reage de forma diversa. Por exemplo, a sedação que pode ser "superficial" para uma pessoa pode ser "profunda" para outra. A segurança do paciente é de importância máxima e deve ser considerada por qualquer pessoa que administrar sedação intravenosa. Os itens essenciais incluem a seleção adequada dos pacientes, o manejo cuidadoso de cada caso por profissionais qualificados, a seleção e administração apropriada dos fármacos e a monitoração contínua adequada durante e após a cirurgia.

A ASA providenciou protocolos para o uso seguro de sedação consciente para anestesiologistas e não anestesiologistas, conforme abordado no Capítulo 5. Os benefícios da sedação consciente *versus* anestesia geral incluem a não ocorrência de efeitos cardiovasculares, lesão de vias aéreas, náuseas e vômitos pós-operatórios (NVPO) e lesões nervosas posicionais. Outro benefício é a redução no risco de desenvolver tromboflebite em veias profundas como resultado de represamento de sangue nas extremidades inferiores durante a anestesia geral.

ANESTÉSICOS

A discussão do texto a seguir tem como foco as diferentes classes de fármacos atualmente utilizados em anestesia. O objetivo é oferecer aos anestesiologistas clínicos a informação necessária, para poder planejar o "coquetel farmacológico" correto e garantir ao paciente uma experiência segura, agradável e confortável. A Tabela 9.1 apresenta as classes de fármacos mais utilizadas e seus efeitos na sedação, na ansiólise, na dor e nos sistemas cardiovascular e respiratório. Segue uma discussão mais extensa de cada classe, com ênfase específica na anestesiologia ambulatorial.

TABELA 9.1 Classes de fármacos mais utilizados e seus efeitos

Classe	Efeitos				
	Sedação	Ansiólise	Dor	Cardio-vascular	Respiratório
Anestésicos locais	0	0	+	+ +	+
Barbitúricos	+ +	+	0	+	+ +
Benzodiazepínicos	+ +	+ +	0	+	+ +
Cetamina	+ +	+	+ +	+	0
Propofol	+ +	+	0	+ +	+ +
Agentes inalatórios	+ +	+	+ +	+ +	+
α_2 Agonistas	+ +	+	+ +	+	0
Opioides	+ +	+	0	+	+ +

Anestésicos locais

Os anestésicos locais podem ser administrados por infiltração local da ferida cirúrgica, por administração tópica ou por meio de um bloqueio de nervo periférico. A instilação de um anestésico local poderá reduzir a quantidade de opioide usado no período pós-operatório, diminuindo os efeitos adversos desagradáveis.

Existem vantagens em minimizar o uso de opioides, para que os pacientes possam permanecer alertas, manter a função do trato gastrointestinal (TGI) e melhorar sua capacidade para caminhar. A dosagem é específica para cada tipo de anestésico e varia conforme o peso do paciente. Doses além das quantidades especificadas para cada fármaco podem resultar em toxicidade e ocasionar alterações no estado mental, convulsões, arritmias cardíacas e óbito. A Tabela 9.2 lista os anestésicos locais mais utilizados, seu início, sua duração de ação e as doses máximas.

Os anestésicos locais de escolha em procedimentos ambulatoriais incluem lidocaína, bupivacaína, ropivacaína e levobupivacaína. A lidocaína tem uma duração de ação curta. A bupivacaína tem uma duração de ação mais longa e uma janela terapêutica muito pequena. Ela é associada a importantes efeitos cardiovasculares (arritmias, parada cardíaca) do sistema nervoso central (SNC) (convulsões, depressão do SNC), no caso de injeção intravascular acidental ou de dosagem excessiva. Dois agentes anestésicos locais, a ropivacaína e a levobupivacaína, possuem um perfil de segurança maior com respeito à toxicidade cardiovascular e ao SNC. Portanto, podem ser uma alternativa mais segura à bupivacaína para a extensão da duração do anestésico local ao período pós-operatório. Além disso, a ropivacaína pode ser uma boa alternativa, com bloqueio motor mais curto e menos intenso que a bupivacaína.[1]

TABELA 9.2 Anestésicos locais mais utilizados, com dosagem, início e duração da ação

Anestésico local	Início	Duração (min)	Dose máxima em *bolus* (mg)
Lidocaína	Rápido	60-120	300
Mepivacaína	Lento	90-180	300
Prilocaína	Lento	60-120	400
Bupivacaína	Lento	240-480	175
Ropivacaína	Lento	240-480	200
Levobupivacaína	Lento	240-480	175
Procaína	Rápido	45-60	500
Cloroprocaína	Rápido	30-45	600
Tetracaína	Lento	60-180	100

De: Stoelting R, Miller R. Basics of Anesthesia, 4th Ed. Churchill Livingstone, 2000.

A infiltração do anestésico local pode ser feita para procedimentos de tamanho pequeno a moderado e relativamente superficiais. A lidocaína 0,5 a 1% ou a bupivacaína 0,25% são os anestésicos mais utilizados. A adição de adrenalina, um vasoconstritor que retarda a absorção do anestésico local em uma diluição 1:2000.000 (epi = 5 μg/mL), prolonga a duração da ação. A bupivacaína 0,25%, a ropivacaína 0,25 a 0,5% ou a levobupivacaína 0,25% oferecem até 4 horas de analgesia. A infiltração da ferida cirúrgica, em combinação com analgésicos não opioides como acetaminofeno ou celecoxibe, pode ser suficiente para procedimentos cirúrgicos de pequeno porte podendo ser empregada como a técnica analgésica básica para todos os procedimentos cirúrgicos.[1]

Midazolam

O midazolam é um benzodiazepínico rápido, de ação curta, que causa profunda ansiólise, amnésia e sedação. Os benzodiazepínicos agem no SNC potencializando o tônus inibitório dos receptores do ácido β-aminobutírico (GABA). Devido ao fato de as ligações serem específicas, os benzodiazepínicos causam mínimo efeito depressor no sistema cardiovascular nas doses usadas para sedação. Os benzodiazepínicos causam uma depressão na curva de resposta ventilatória ao CO_2 (uma diminuição na inclinação da curva). Isso poderá ser significativo quando na presença de outro depressor da ventilação.

Se o midazolam for utilizado como única medicação nos cuidados anestésicos sob monitoração, a dose intravenosa pode variar de 2,5 a 7,5 mg. Se administrado para ansiólise antes da indução da anestesia geral, uma infusão de propofol ou de remifentanil, a dose intravenosa típica de midazolam é de 1 a 2 mg.² A taxa de infusão para a técnica dos cuidados anestésicos sob monitoração é de 1 a 2 μg/kg/min. A meia-vida de eliminação do midazolam é de aproximadamente 2 horas.³ Também é importante notar que há uma diminuição significativa na necessidade da administração de midazolam em pacientes com idade avançada. A total recuperação após uma dose única de 0,1 μg/kg requer aproximadamente 90 minutos. Esta é a principal razão para o midazolam em geral não ser utilizado para a indução ou a manutenção da perda de consciência, sendo mais utilizado como pré-medicação ou para sedação consciente.

Cetamina

A cetamina é um derivado da fenciclidina (PCP) que produz um estado dissociativo, acompanhado por amnésia e profunda analgesia. O paciente parece estar consciente, mas é incapaz de processar ou responder a estímulos sensitivos. Seu modo de ação não está bem definido, mas pensa-se que o mecanismo de ação seja através do antagonismo dos receptores do N-metil-D-aspartato (NMDA). Ao contrário de outros agentes anestésicos, a cetamina estimula o sistema nervoso simpático a elevar a frequência cardíaca (FC), a pressão arterial (PA) sistêmica e a PA da artéria pulmonar. A cetamina pode, portanto, ser usada para equilibrar os efeitos negativos do propofol sobre o sistema cardiovascular. Devido aos seus efeitos sobre o sistema nervoso simpático, a cetamina deve ser evitada em pacientes que apresentam:

- Doença arterial coronariana
- Hipertensão não controlada
- Insuficiência cardíaca congestiva
- Aneurismas arteriais

Os efeitos da cetamina sobre a depressão respiratória são mínimos, os reflexos das vias aéreas superiores permanecem basicamente intactos e o efeito simpaticomimético pode aliviar o broncoespasmo. A cetamina aumenta a salivação, o que pode ser aliviado com a pré-medicação com um agente colinérgico. Também eleva o consumo cerebral de oxigênio, o fluxo sanguíneo cerebral e a pressão intracraniana. A dose de indução da cetamina é 1 a 2 mg/kg IV e 3 a 4 mg/kg IM. A dose para sedação intravenosa está na faixa de 5 a 15 μg/kg/min e deve ser titulada até alcançar o efeito desejado.² A meia-vida de eliminação é de 2 a 4 horas. A cetamina está associada a uma alta incidência de efeitos psicossomáticos. Inquietação e agitação poderão ocorrer ao despertar, e alucinações e pesadelos poderão ocorrer no pós-operatório.

Os pacientes que apresentam maior risco de efeitos psicomiméticos incluem mulheres, idosos e pacientes que recebem doses > 2 mg/kg. Esses efeitos podem ser muito reduzidos pelo uso concomitante de propofol e midazolam[4,5] (Tabelas 9.3 e 9.4).

Agentes inalatórios

A anestesia inalatória permanece a técnica anestésica mais utilizada no meio ambulatorial (Quadro 9.4).

TABELA 9.3 Exemplos de dosagens para vários agentes anestésicos intravenosos durante anestesia geral ambulatorial

Fármaco	Dose de indução em *bolus*	Taxa de infusão de manutenção	Manutenção por *bolus* intermitentes
Tiopental	5-7 mg/kg	–	–
Midazolam	Não recomendado como agente hipnótico para anestesia geral ambulatorial		
Etomidato	0,3 mg/kg	–	–
Propofol	2-3 mg/kg	6-10 mg/h	–
Fentanil	50-100 µg	–	25-50 µg
Alfentanil	0,5-1,5 mg	1-3 mg/h	0,2-0,5 mg
Remifentanil	1 µg/kg	0,1-0,25 µg/kg/min	–
Cetamina	0,1-0,2 mg/kg	5-10 µg/kg/min	–

De: Tesniere A, Servin F. Intravenous techniques in ambulatory anesthesia. Anesthesiol Clin North America. 2003; 21:273-288.

TABELA 9.4 Exemplos de dosagens para vários agentes anestésicos intravenosos durante sedação consciente ambulatorial

Fármacos	Dose de indução em *bolus*	Taxa de infusão de manutenção	Manutenção por *bolus* intermitentes
Midazolam	1-5 mg	–	1-2 mg
Propofol	0,5-1 mg/kg	2-4 mg/kg/h	0,3-0,5 mg/kg
Fentanil	25-50 µg	–	25-50 µg
Alfentanil	0,2-0,5 mg	0,5-2 mg/h	0,2-0,5 mg
Remifentanil	–	0,025-0,1 µg/kg/min	25 µg
Cetamina	0,1 mg/kg	2-4 µg/kg/min	–

De: Tesniere A, Servin F. Intravenous techniques in ambulatory anesthesia. Anesthesiol Clin North America. 2003; 21:273-288.

| QUADRO 9.4 | O anestésico geral deve oferecer |

- Indução suave e rápida
- Condições cirúrgicas adequadas
- Recuperação rápida
- Mínimos efeitos adversos

A escolha correta de um agente anestésico pode facilitar a aplicação da anestesia "via rápida", permitir a transferência de pacientes da sala de cirurgia à área de recuperação fase II, não sendo necessária a sala de recuperação pós-anestésica (SRPA). Cada um dos agentes anestésicos inalatórios mais novos (p.ex., desflurano e sevoflurano) é bem tolerado pelos pacientes, atinge o plano anestésico rapidamente, possui parefeitos e metabolismo mínimos e permite o despertar rápido do paciente. Estudos mostraram que propofol, sevoflurano e desflurano facilitam o despertar rápido da anestesia, e que não havia diferença em relação a condições e tempo para receber alta hospitalar. Em um estudo que comparou o perfil de recuperação do propofol contra o desflurano e o sevoflurano, observou-se, em uma revisão de 10 anos da literatura, que NVPO era significativamente mais comum com os agentes inalatórios do que com o propofol.[6,7]

Uma metanálise de um estudo randomizado[11] publicado antes de 1994 examinou as diferenças nos tempos de recuperação (p.ex., despertar e condições de alta) com desflurano e isoflurano (oito estudos) e com desflurano e propofol (seis estudos).[8] Comparado com o isoflurano, o desflurano estava mais associado ao despertar rápido (diferença média de 4,4 minutos). Não havia diferença nos tempos de despertar entre desflurano e propofol[8]. A recuperação é mais imediata após anestesia com o sevoflurano quando comparado com o propofol e o isoflurano, apesar de não representar alta mais precoce da SRPA. Não houve diferença no tempo de alta hospitalar entre os diferentes agentes.[9,10]

Song e colaboradores[12] avaliaram os tempos de recuperação e capacidade de via rápida com desflurano, sevoflurano ou propofol. Comparado com a anestesia intravenosa total com o propofol, a manutenção com o desflurano e o sevoflurano resultou em tempo de despertar, extubação traqueal e restabelecimento de consciência mais curtos. Uma porcentagem significativamente maior de pacientes que receberam desflurano para manutenção foram considerados candidatos "para a anestesia de via rápida" comparados ao sevoflurano e propofol (90 *vs.* 75% e 26% respectivamente).[12] Não houve diferença entre os grupos em relação ao tempo para aceitação da via oral e alta hospitalar.

Óxido nitroso (N$_2$O)

O óxido nitroso (N$_2$O) é rotineiramente utilizado como parte da anestesia geral balanceada devido às suas propriedades amnésicas e analgésicas e à sua capacidade para reduzir as necessidades de agentes anestésicos inalatórios ou intravenosos.

Existem vários estudos que sugerem que o N$_2$O aumenta a incidência de NVPO. O fato é que uma metanálise de estudos randomizados controlados encontrou que o efeito emético do N$_2$O não é significativo.[13]

O uso de N$_2$O reduz o tempo até a recuperação da ventilação espontânea após regimes de sevoflurano equivalentes a 1,3 cuidados anestésicos sob monitoração.[14] Um extenso estudo realizado com mulheres submetidas à cirurgia ginecológica ambulatorial comparou a incidência de NVPO e o tempo para receber alta hospitalar com as técnicas anestésicas usando propofol-N$_2$O e apenas propofol.[15] Os resultados indicam que o uso de N$_2$O reduziu as necessidades de propofol em 20 a 25%, sem aumentar a incidência de efeitos adversos ou do tempo para receber alta hospitalar.[16] A maioria dos estudos que avaliou a possibilidade de usar a via rápida após cirurgia ambulatorial tem usado o N$_2$O como parte da sua técnica anestésica.[15,17,18] Não parece haver razão convincente para evitar o uso ambulatorial do N$_2$O.

Propofol

Nos EUA, a maioria dos centros cirúrgicos ambulatoriais prefere o propofol como agente de escolha para indução e manutenção da anestesia nos casos em que o paciente fica internado menos de 24 horas. Por causa de seu perfil farmacocinético e farmacodinâmico favorável, é, atualmente, o agente intravenoso mais utilizado para anestesia ambulatorial e sedação. Pode ser usado como agente único ou como parte da anestesia intravenosa total, por meio de *bolus* intermitentes, ou por infusões contínuas.[3] O propofol é fácil de administrar, tem rápido início de ação, curta duração de ação, baixa incidência de NVPO e alta aceitação pelos pacientes. Além disso, está associado a uma recuperação mais rápida das funções cognitivas, reduzida sedação pós-operatória, sonolência e confusão mental. O equilíbrio da meia-vida entre o plasma e o sítio efetor é inferior a 3 minutos.[19] Sua meia-vida contexto-sensitiva, uma alta depuração plasmática (igual ou maior que o fluxo sanguíneo hepático), junto com um alto volume de distribuição, resulta em rápido despertar até mesmo após longas infusões intravenosas em que o propofol foi usado como agente anestésico único. Quando usado em dosagens sub-hipnóticas, o propofol permite níveis tituláveis de sedação, com ansiólise e sedação semelhantes às do midazolam.[20] Em doses baixas, seus efeitos respiratórios mínimos permitem ventilação espontânea durante a manutenção da sedação e anestesia.[3]

Devido ao fato de o propofol estar na subclasse química dos alcoóis, os pacientes tendem a despertar com sensação de bem-estar ou, às vezes, de "euforia". Na anestesia "via rápida", por seus efeitos antieméticos diretos,[21] a incidência de NVPO na SRPA é baixa com o propofol[22] (Tabela 9.5).

Um estudo comparou o sevoflurano-N_2O ao propofol-N_2O em anestesia via rápida ambulatorial.[7] Mais de 100 pacientes submetidos a procedimentos cirúrgicos superficiais em uma clínica cirúrgica foram aleatoriamente indicados para um de três possíveis grupos. No grupo I, propofol 2 mg por kg foi administrado na indução e seguido por propofol 75 a 150 $\mu g/kg/min$ com N_2O 67% em oxigênio para manutenção da anestesia. No grupo II, propofol 2 mg por kg foi administrado para indução seguido por sevoflurano com N_2O 67% em oxigênio para manutenção da anestesia. No grupo III, a anestesia foi induzida e mantida com sevoflurano em combinação com N_2O 67% em oxigênio. Um anestésico local foi usado no local da incisão. A comparação dos três grupos revelou que o tempo até a tolerância da ingestão de líquidos, a permanência na sala de recuperação e o tempo até a alta hospitalar foram significativamente diminuídos quando o propofol foi usado para indução e manutenção. A incidência de NVPO e a necessidade de antieméticos de resgate também foram reduzidas na anestesia com o propofol. Além disso, os custos totais e

TABELA 9.5 Efeitos adversos do propofol

Propofol	
Efeitos	**Efeitos adversos**
• Sedação[a] • Hipnose[a] • Ansiólise[a] • Relaxamento muscular[a] • ↓ PIC[a] • ↓ Taxa metabólica cerebral[a] • Antiemético[b]	• Depressão respiratória (exacerbada por opioides)[a] • Hipotensão[a] • Diminuição de contratilidade miocárdica[c] • Questões sobre a preservação[d] • Potencial para infecção[d] • Tolerância[e] • Síndrome da infusão do propofol[f] • ↑ Triglicerídeos séricos[d]

$(CH_3)_2CH$ — [fenol com OH] — $CH(CH_3)_2$

[a] Harvey MA. Am J Crit Care. 1996; 5:7-16.
[b] Apfel CC, et al. Anaesthesist. 2005;54:201-9
[c] Lerch C, et al. Br Med Bull.1999;55:76-95
[d] Diprivan [bula]. AstraZeneca Pharmaceuticals; 2004.
[e] Zapantis A, et al. Crit Care Nurs Clin N Am. 2005; 17:211-223.
[f] Riker RR, et al. Pharmacotherapy. 2005;25(5 Pt 2):8S-18S.

a satisfação do paciente foram mais favoráveis quando o propofol foi usado para indução e manutenção da anestesia.

O propofol é um sedativo hipnótico de ação bastante curta, que permite o fenômeno liga-desliga da sedação "via rápida". Inicialmente, seu uso esteve limitado aos membros da equipe de anestesiologia. Em razão da facilidade na sua administração, de seu início de ação rápido e de sua curta duração, sem deixar efeitos sedativos cumulativos, o propofol está sendo utilizado por outros médicos que não fazem parte da anestesiologia. A decisão sobre quem deve administrar propofol é um assunto controverso, visto que a segurança do paciente é prioridade. Em 2004, a ASA emitiu uma *Declaração sobre o Uso Seguro de Propofol*[23] (Apêndice 2), reconhecendo que cada paciente responde de forma distinta ao propofol, e que cada um deve receber os cuidados relacionados às suas necessidades de sedação profunda. A declaração também menciona a importância de treinamento adequado ao anestesiologista, para que este possa manejar corretamente o paciente caso a sedação passe a ser mais profunda do que o desejado (Quadro 9.5).

Os três tipos de procedimentos ambulatoriais mais realizados são endoscopias do TGI, oftalmologia e cirurgia estéticas. Por causa do perfil histórico de segurança do propofol e dos incentivos econômicos de seu uso, muitos especialistas buscam adicionar propofol ao seu protocolo de "sedação" sem a presença de um anestesiologista. Portanto, é encargo de nossa especialidade criar protocolos mais específicos para não anestesiologistas na medida em que continuam, de maneira rotineira, a utilizar propofol em suas clínicas.

Opioides

Os opioides têm sido utilizados com os anestésicos locais para diminuir a dor associada à injeção do anestésico local, assim como o desconforto de fatores não incisionais, como dor dorso-lombar secundária ao posicionamento na mesa de cirurgia e da tração de tecidos profundos não bloqueados pelos anestésicos locais. Os opioides por si só não produzem sedação efetiva. Quando combinados com outros sedativos, mesmo em quantidades pequenas, os

---

QUADRO 9.5 Monitoração e cuidados

Durante a administração de propofol, os pacientes devem ser monitorados de forma ininterrupta para que o seu nível de consciência seja avaliado e para a identificação precoce de sinais de hipotensão, bradicardia, apneia, obstrução de vias aéreas, e/ou dessaturação de oxigênio. A ventilação, a saturação de oxigênio/frequência cardíaca e a sua pressão sanguínea devem ser monitorados em intervalos regulares e frequentes. A monitoração para a presença de dióxido de carbono exalado deve ser utilizada quando possível, já que os movimentos do tórax não identificarão com segurança obstrução de vias aéreas ou apneia.

opioides podem causar depressão respiratória. Outros parefeitos dos opioides incluem náuseas, vômitos e pruridos.

O fentanil é o opioide mais utilizado na sedação intravenosa. Ele possui um início de ação rápido (3 a 5 minutos) e sua duração de ação é de 45 a 60 minutos (em doses baixas). Uma dose em *bolus* típica é de 25 a 50 μg. Em doses elevadas, os efeitos cumulativos do fentanil são observados devido à saturação dos sítios receptores periféricos, após isso ocorrer, o fentanil se comporta como um opioide de longa ação (p.ex., morfina). Nessa situação, o fentanil apresenta maior risco de sedação e depressão respiratória.

O alfentanil é um análogo mais rápido do que o fentanil. Ele pode ser administrado por meio de *bolus* intermitentes ou por infusão contínua. A dose em *bolus* está na faixa de 0,25 a 0,75 mg, e a dose de infusão está na faixa de 0,5 a 3,0 μg/kg/min. Não se observam efeitos cumulativos da medicação quando a infusão é interrompida.

O remifentanil é um analgésico opioide ativo de ação curta. É metabolizado por uma esterase plasmática e tecidual. Isso é importante porque o seu metabolismo não é dependente no fígado ou no rim; portanto, o remifentanil é o fármaco ideal para pacientes com doença renal ou hepática. Ela é rapidamente eliminada do organismo e não se acumula quando administrada por infusão contínua. Sua meia-vida é de 3 a 5 minutos e é, em grande parte, dependente do tempo de infusão. A vantagem de um fármaco de tão curta ação é a possibilidade de se oferecer analgesia transoperatória sem haver sedação ou sonolência pós-operatória. A dose em *bolus* de remifentanil é de 12,5 a 25 μg. A dose de infusão está na faixa de 0,025 a 0,20 μg/kg/min.[2] Uma desvantagem do remifentanil é a curta duração do efeito de analgesia residual após procedimentos dolorosos; portanto, anestesia local ou anti-inflamatórios não esteroides (AINEs) devem ser usados para o controle da dor.[24]

Analgésicos não opioides

Os analgésicos não opioides diminuem a dor pela redução da síntese das prostaglandinas. As prostaglandinas sensibilizam os receptores da dor a qualquer lesão (p.ex., incisão cirúrgica). Além disso, os anti-inflamatórios não esteroides diminuem a necessidade de opioides, diminuindo assim os parefeitos dos opioides. O cetorolaco é o AINE parenteral ativo mais utilizado. É associado a uma menor incidência de náuseas, vômitos e pruridos quando comparado ao fentanil. Sua dose IV padrão é de 15 a 30 mg. Devido ao fato de as prostaglandinas estarem envolvidas na manutenção do fluxo sanguíneo renal, na manutenção da mucosa gástrica e no funcionamento normal das plaquetas no processo de coagulação, os *AINEs devem ser usados com cautela em pacientes com problemas renais, gastrointestinais e discrasias sanguíneas.* O celecoxibe é outra alternativa aos AINEs tradicionais, com menor efeito na função plaquetária e na mucosa gastrointestinal. O acetaminofeno, um inibidor da síntese da prostaglandina, é outra classe de fármaco importante no tratamento multimodal da dor e analgesia cirúrgica preemptiva (Tabela 9.6).

α_2-Agonistas

Os α_2-agonistas, como a clonidina e a dexmedetomidina (DEX), fazem parte de uma classe singular de fármacos que foram inicialmente utilizadas como descongestionantes nasais e no tratamento da hipertensão. Uma forma sem conservantes foi sintetizada no início dos anos 1990. Quando administrados por via intravenosa ou peridural, descobriu-se que prolongavam os efeitos dos anestésicos locais e dos opioides. Os α_2-agonistas agem no SNC diminuindo as emissões do sistema nervoso simpático e também possuem profundos efeitos sedativos ansiolíticos e analgésicos. Estudos dessa classe singular de agentes não opioides revelam que seu uso diminui as necessidades de anestésicos (inalatórios) e outros sedativos (intravenosos e peridurais). Além desses benefícios, essa classe de fármaco mantém a estabilidade cardiovascular e respiratória, tornando-a muito atraente para uso ambulatorial.

O fármaco mais novo nessa classe é a DEX, e parece ser um excelente adjuvante em casos que requerem sedação intravenosa. De modo semelhante a todos os outros α_2-agonistas, a DEX diminui as necessidades de outros se-

TABELA 9.6 Tabela de anti-inflamatórios não esteroides e acetaminofeno (adultos)

Fármaco	Dose	Início da ação	Duração
Acetaminofeno	650-1.000 mg PO 4-6 h to max 4 g/24h	30 min	4 h
Ibuprofeno	200-400 mg q4-6 até dose máx 3,2 g/24 h	30 min a 1 hora	4-6 h
Cetorolaco	Dose única: 30-60 mg IM ou 15-30 mg IV Dose múltipla: 15-30 mg IM IV q4-6 h ou até dose máx 40 mg/dia	IM: 30 min IV: 10-20 min	IM/IV: 4-6 h
	Oral: 10 mg q4-6h até dose máx 40 mg/dia	oral: 30 min	Oral: 50-6 h
Indometacina	25-50 mg/dose 2-3 vezes/dia até dose máx 200 mg/dia	dentro de 30 min	4-6 h
Celecoxib	100-400 mg 2x/dia	45 min	6-8 h

From: Redmond M, Florence B, Class PS. Effective analgesic modalities for ambulatory patients. *Anesthesiol Clin North Am*. 2003; 21:329-346.

dativos, minimizando parefeitos potenciais, mantém a ventilação espontânea e a estabilidade cardiovascular. Em geral, a DEX é iniciada com uma dose de ataque de 1 μg por kg durante 10 minutos, a qual segue uma infusão de 0,2 a 0,7 μg/kg/h. A meia-vida de distribuição é de 9 minutos e a de eliminação é de aproximadamente 2 horas. A farmacocinética da DEX não foi muito diferente em pacientes com insuficiência renal comparados a pessoas saudáveis; no entanto, os valores de depuração foram mais baixos em pacientes com doença hepática do que em voluntários saudáveis.

A DEX é, em geral, bem tolerada, e o evento adverso mais comum relacionado ao tratamento relatado foi hipotensão, náusea, bradicardia e boca seca.[25]

Devido às suas propriedades ansiolíticas, sedativas, analgésicas, simpatolíticas e amnésicas, a DEX é bastante útil, pois parece ser segura em relação à função respiratória. Ebert e colaboradores demonstraram que o sistema respiratório permanece relativamente intocado durante infusão com DEX, mesmo em doses elevadas.[26] A infusão contínua mantém uma sedação singular (o paciente parece estar dormindo, mas é facilmente despertado), efeito poupador de analgésicos e mínima depressão do estímulo ventilatório. Experimentos têm demonstrado efeitos ansiolíticos em humanos que usam doses intramusculares de 2,4 μg por kg e potencialização dos efeitos ansiolíticos do midazolam em ratos.[27] Por fim, o DEX oferece alguma redução imediata (não retrógrada) de memória.[28] Ebert e colaboradores também demonstraram que a DEX em infusão de dose baixa (0,2 – 0,8 μg/kg/min) diminuiu a pressão arterial média em 13%.[26] Uma explicação plausível é que os níveis plasmáticos de noradrenalina foram reduzidos em 60 a 85%, dessa maneira minimizando a resposta simpática durante o período perioperatório. Além disso, a administração intramuscular ou intravenosa de DEX induziu bradicardia e causou uma diminuição do débito cardíaco de uma forma dose-dependente. O fármaco aparentemente produziu seus efeitos cardiodepressores pela ativação dos adrenorreceptores α_2 cerebrais, resultando na inibição do centro vasomotor e na consequente diminuição do estímulo simpático central, na chegada ao coração e aos vasos sanguíneos através da medula espinhal. Além disso, a capacidade da DEX de induzir diurese e aumentar a excreção de sódio pode contribuir para sua ação hipotensiva.[25] Os efeitos hemodinâmicos da DEX relacionadas a suas propriedades α_2-agonistas são de potencial benefício. Pela diminuição da FC, a DEX contribui para um aumento no suprimento sanguíneo coronariano ao ventrículo esquerdo através do prolongamento da diástole. A redução na FC seria associada a uma diminuição do consumo do oxigênio pelo miocárdio.[29] Além disso, pela diminuição da TA, a DEX pode reduzir a perda sanguínea associada ao procedimento.

Recentemente, foi realizado um estudo que avaliou 170 pacientes que haviam recebido sedação intravenosa com DEX,[30] que parece ser um anestésico seguro e efetivo para pacientes submetidos à cirurgia facial estética. O fator principal que levou ao uso da DEX é a segurança adicional oferecida aos pacientes. Os efeitos cardiorrespiratórios da DEX combinam a sedação intravenosa enquanto se permite que o paciente ventile espontaneamente ar ambiente sem a necessidade de usar oxigênio suplementar. Essa medida faz com que se evite o risco de combustão visto com a combinação de oxigênio e eletrocautério/*laser*, muito usado durante cirurgia facial.

A DEX é muito promissora em cirurgia ambulatorial na qual pacientes recebem cuidados anestésicos sob monitoração, porque propicia segurança no período transoperatório e também diminui a quantidade de analgésicos solicitados no pós-operatório. É um fármaco que se adapta perfeitamente à filosofia "via rápida". Em 2007, existiam estudos multi-institucionais da FDA em fase III, escalados para avaliar o uso da DEX em casos realizados com cuidados anestésicos sob monitoração. Baseando-se nos resultados desses estudos, espera-se oferecer evidências que apoiem o uso rotineiro da DEX em pacientes ambulatoriais.

INTERAÇÕES MEDICAMENTOSAS

As medicações mais utilizadas na anestesiologia ambulatorial estão citadas individualmente no texto anterior. Na prática clínica, o comum é utilizar uma associação de medicamentos com a finalidade de facilitar a anestesia "via rápida" e os cuidados anestésicos sob monitoração (Quadro 9.6).

Devido à segurança e à eficácia constantes que resultam da adição da DEX à anestesia intravenosa total, os benefícios cardiorrespiratórios e poupadores dos cuidados anestésicos sob monitoração fazem dessa técnica um padrão ideal para "pacientes desafiadores" em vários tipos de cenários cirúrgicos. Como exemplo, a escolha de fármacos e da técnica utilizando o paciente em cirurgia estética facial.[30]

- Midazolam, 2 a 4 mg, IV, na área de preparo pré-anestésico; adicionalmente, 2 a 4 mg, IV, podem ser administrados na sala de cirurgia.
- Todos os anestésicos ou analgésicos são diluídos a uma base de "10": 10 μg/mL (DEX, fentanil) ou 10 mg por mL (propofol, cetamina).

QUADRO 9.6 Facilitadores da anestesia "via rápida" e cuidados anestésicos sob monitoração

Exemplos:
- Técnica com dexmedetomidina
- Técnica com remifentanil/propofol
- Técnica com cetamina/midazolam

- Uma vez na sala de cirurgia, enquanto se colocam os monitores, inicia-se uma dose de ataque de DEX (1 $\mu g/kg$) e cetamina (0,25 - 0,75 mg/kg) durante 10 a 15 minutos.
- Um cateter vesical é colocado ao completar a dose de ataque; a ausência de movimentos ou de resposta verbal durante o cateterismo vesical é uma boa indicação de que um nível adequado de sedação foi alcançado para permitir a infiltração facial de anestésico local.
- Uma infusão de DEX é continuada a uma taxa de 0,2 a 0,7 $\mu g/kg/h$; uma infusão de cetamina de 10 a 50 $\mu g/kg/min$.
- Uma infusão de propofol é iniciada a uma taxa de 10 a 30 $\mu g/kg/min$ durante a degermação e colocação de campos cirúrgicos, e é titulada com base na resposta do paciente à injeção de anestésico local na área cirúrgica desejada.
- Se o paciente não puder tolerar a injeção de anestésico local, 1 a 2 mL de DEX (10 $\mu g/mL$), e 1 a 2 mL de cetamina (10 $\mu g/mL$) são administrados em *bolus*.
- Em pacientes resistentes à dor, 1 a 2 mL, IV, de fentanil (10 $\mu g/mL$) podem ser administrados e titulados à frequência respiratória do paciente.
- Midazolam, 1 a 2 mg, IV, pode ser administrado cada 1 a 2 horas para manutenção da amnésia.
- Caracteristicamente, o paciente é submetido a esse procedimento sem a administração de oxigênio suplementar. Se houver dessaturação, pede-se que o cirurgião interrompa o uso do eletrocautério e realize a manobra de projeção da mandíbula *(jaw-thrust)*. Se a dessaturação permanecer, o oxigênio suplementar é administrado através de uma máscara facial pelo anestesiologista.
- Na conclusão do procedimento, todas as infusões são interrompidas enquanto são realizados os curativos. Em geral, o paciente acorda em 5 a 10 minutos e passa sozinho à maca de transporte.

Outro exemplo é a combinação de remifentanil e propofol, o que já demonstrou diminuir o tempo médio de sala de cirurgia e os custos da sala de cirurgia mais SRPA, quando comparado à anestesia balanceada convencional.[24] Pacientes receberam uma associação que iniciou em 50 $\mu g/mL$ de remifentanil e 10 mg/mL de propofol, que resultou em uma solução final de 20 mL, contendo 25 $\mu g/mL$ de remifentanil e 5 mg/mL de propofol. O diluente foi soro glicosado 5%, sendo compatível com ambos os fármacos. A indução foi realizada lentamente, com 1,0 a 1,5 mg/kg de propofol da associação. A infusão de manutenção foi 25 a 75 $\mu g/kg/min$ de propofol usando a associação. Óxido nitroso (N_2O) e oxigênio foram usados em uma concentração de manutenção de 50/50. Rocurônio é usado quando necessário para intubação. A dor pós-operatória foi controlada com uso de um bloqueio regional ou cetorolaco 30 a 60 mg antes do fim da anestesia. O tempo cirúrgico total foi de 27 minutos comparado com os 34 no grupo convencional. O tempo de SRPA foi menor e alguns pacientes puderam evitar totalmente a SRPA. Além disso, os custos de medicamentos usados na sala de cirurgia, o tempo de sala e o tempo de SRPA também foram diminuídos.

Outra técnica usada em cirurgia ambulatorial foi cetamina em dose baixa com clonidina e midazolam.[31] Antes da indução anestésica com propofol 2 mg/kg, os pacientes receberam atropina 0,01 mg/kg, midazolam 0,03 a 0,05 mg/kg e cetamina 0,4 mg/kg. Todos os pacientes receberam N_2O 65% em oxigênio. O vecurônio foi usado para relaxamento muscular. Após a intubação, os pacientes receberam clonidina 150 μg IV. Se a profundidade da sedação fosse inadequada, os pacientes recebiam cetamina 0,4 a 0,6 mg/kg ou injeções em *bolus* de propofol 0,5 mg/kg. Cetorolaco 30 mg e dexametasona 8 mg foram administrados 30 minutos antes do fechamento da ferida cirúrgica. As vantagens dessa combinação são ausência de depressão respiratória e NVPO, rápido despertar e rápido retorno da FC e TA aos valores pré-operatórios e bom controle da dor pós-operatória sem o uso de opioides.

O propofol em combinação com N_2O tem demonstrado diminuir as necessidades de anestésicos para cirurgias ambulatoriais.[18] Em um grupo de 69 pacientes submetidos a procedimentos cirúrgicos superficiais com duração de 15 a 45 minutos, uma indução padrão com propofol foi realizada (1,5 mg/kg) seguida por manutenção com propofol (100 μg/kg/min) em combinação com ar ou N_2O 65% em oxigênio. A taxa de propofol foi então ajustada para promover um plano anestésico adequado. Para todos os pacientes, o tempo de recuperação e a incidência de NVPO foram semelhantes. No grupo do N_2O, a quantidade de propofol usada para manutenção foi diminuída em 19%. Todos os pacientes no grupo N_2O-propofol ficaram "muito satisfeitos" com sua experiência anestésica.

Para os casos de cuidados anestésicos sob monitoração, midazolam 1 a 3 mg IV seguido por uma infusão de propofol na faixa de 10 a 100 μg/kg/min oferece excelente ansiólise, amnésia e sedação. Tempos de recuperação não foram significativamente aumentados quando comparados ao uso individual de propofol.[32] A analgesia durante os cuidados anestésicos sob monitoração pode ser com fentanil 25 a 50 μg/kg, IV, ou alfentanil 250 a 500 μg, IV, administrados 3 minutos antes da injeção do anestésico local. Pequenos *bolus* de fentanil 25 μg, IV, ou alfentanil 250 μg, IV, podem ser administrados para dor que não responde a anestésico local suplementar. Para pacientes idosos, as doses devem ser reduzidas, com midazolam administrado a 0,5 a 1,0 mg, IV, fentanil 12,5 μg, IV, e alfentanil 125 μg, IV.[2]

Uma alternativa para os casos de cuidados anestésicos sob monitoração implica na pré-medicação com midazolam 2 mg, IV, seguida por uma infusão de propofol 25 a 50 μg/kg em combinação com remifentanil 12,5 a 25 μg em *bolus*, ou uma infusão de 0,025 a 0,15 kg/min. O potencial dessa combinação é utilizar os efeitos sedativos e antieméticos do propofol com os efeitos analgésicos do remifentanil para diminuir as necessidades de sedação, analgesia e parefeitos pós-operatórios.[2]

MANEJO DAS NÁUSEAS E DOS VÔMITOS PÓS-OPERATÓRIOS

As internações hospitalares não planejadas em cirurgia ambulatorial resultam primariamente de dor não controlada, náuseas e vômitos. Estudos demonstram que a satisfação do paciente depende da não ocorrência de NVPO, além de bom resultado cirúrgico. Se não tratados, 30% de todos os que se submetem à cirurgia terão NVPO. Esse é um número bastante elevado, considerando-se pacientes que são submetidos a procedimentos ambulatoriais. Os que apresentam maior risco estão destacados no Quadro 9.7.

O New England Journal of Medicine publicou um artigo em 2004 avaliando as intervenções mais seguras, mais econômicas e mais eficientes no controle de NVPO.[33] Um total de 5.199 pacientes foram avaliados comparando-se anestesia geral utilizando agentes inalatórios e intravenosos. Em termos de anestesia intravenosa total, o uso de propofol, ar ambiente e o opioide de ação ultracurta remifentanil, diminuiu a incidência de NVPO. A administração de uma pequena dose de dexametasona foi recomendada como tratamento de primeira linha, e medicamentos antagonistas serotoninérgicos, como odansetron, granisetron e dolasetron, nos EUA, são usados como opção de resgate.

SEGURANÇA NOS MEDICAMENTOS DA ANESTESIOLOGIA AMBULATORIAL

A segurança dos pacientes no ambulatório é de máxima importância, porque os sistemas de segurança dados como certos nos centros cirúrgicos hospitalares não são necessariamente regulados fora desses ambientes. O anestesiologista deve estar atento para que não ocorram erros na administração de medicamentos. O Estudo sobre Casos Encerrados avaliou 14 dos 5.480 processos provenientes de ambientes não hospitalares. O pequeno número de processos analisados deve-se a um atraso de 3 a 5 anos para que eles sejam resolvidos e apareçam no banco de dados dos Casos Encerrados.[34] Os dados

QUADRO 9.7 Pacientes com maior risco

- Mulheres
- Pacientes de meia-idade
- Não fumantes
- Pacientes com história de cinetose
- Pacientes com história de NVPO
- Uso de opioides no pós-operatório

avaliados foram referentes ao ano de 2002, o aumento no número de casos é recente (uma elevação no número de casos de 5 a 10 milhões de 1995 - 2005) e um método eficaz de relatar acidentes na administração de medicamentos ainda deverá ser criado. O que pode ser dito sobre os 14 processos é listado no Quadro 9.8.

Quando *processos sobre anestesiologia ambulatorial em clínicas foram comparados com processos do âmbito da cirurgia ambulatorial em hospital, os processos provenientes da clínica tinham uma maior proporção de óbitos (64%) em relação aos da cirurgia ambulatorial (21%). O evento mais comum na causa de lesões veio do sistema respiratório (50%)*, que incluiu broncoespasmo, obstrução das vias aéreas, oxigenação e/ou ventilação inadequada e intubação esofágica. *Incidentes graves relacionados a fármaco incluíram:*

- Administração inadequada do fármaco
- Administração da dose incorreta de fármaco
- Hipertermia maligna[34]

Devido a essas questões, a ASA emitiu uma padronização sobre a rotulação correta de fármacos usados no ambiente cirúrgico. Isso é destacado nos apêndices ao fim deste livro e também está disponível no *website* da ASA (ver Apêndice 3).

CONCLUSÃO

A satisafação do paciente é sempre prioridade e resulta, além de uma analgesia adequada e prevenção de NVPO, de um bom resultado cirúrgico. O que é observado nos questionários enviados aos pacientes, é que conforme há um aumento na ocorrência de pequenas "inconveniências", sua satisfação diminui.[35] Atualmente, a segurança e a satisfação dos pacientes, bem como, a relação custo-benefício em conjunto com um alto padrão de serviço humanizado oferecido, são componentes essenciais de um ambulatório cirúrgico de sucesso. O mercado exige isso, e os pacientes são cada vez mais capazes de discernir a qualidade e o padrão de cuidados que escolhem (Quadro 9.9).

QUADRO 9.8	Estudos sobre casos encerrados
A maioria dos casos analisados teve o envolvimento de	
Mulheres de meia-idade Pacientes ASA 1 e 2 Cirurgias eletivas Anestesia geral ou CAM (34). O procedimento mais comum fora do ambiente hospitalar foi o de cirurgia plástica (64%), seguido por procedimentos odontológicos (21%).	

QUADRO 9.9 Qualidade x padrão de cuidados

O ambiente cirúrgico na clínica:

Custo aceitável, seguro, voltado ao paciente

+

O paciente :

Adequado controle da dor, profilaxia de NVPO, atenção a detalhes, privacidade

=

SATISFAÇÃO DO PACIENTE

Assim, quais fármacos compõem o "melhor coquetel"? Esse tipo de anestesia não é tão fácil e óbvia como se pode pensar. É um equilíbrio entre criatividade, segurança e satisfação do paciente. Não existe um livro de receitas para o plano anestésico, porque ele é elaborado de maneira individual. Se vários anestesiologistas fossem perguntados sobre como realizariam a anestesia de um determinado paciente, a maioria concordaria nas questões principais e nas escolhas; no entanto, um anestesiologista poderá ter suas preferências específicas conforme a sua experiência, seu conhecimento e seu nível de conforto. Existem diversos meios para se chegar a um mesmo objetivo. O primeiro passo é a discussão entre o paciente e o anestesiologista (ou equipe). Após, o melhor plano é aquele que garante a experiência mais segura, mais agradável e mais confortável.

REFERÊNCIAS

1. Crews J. Multimodal pain management strategies for office-based and ambulatory procedures. *JAMA*. 2002;288(5):629 – 632.
2. Sa Rego MM, Watcha MF, White PF. The changing role of monitored anesthesia care in the ambulatory setting. *Anesth Anal*. 1997;85:1020 – 1036.
3. Tesniere A, Servin F. Intravenous techniques in ambulatory anesthesia. *Anesthesiol Clin North America*. 2003;21:273 – 288.
4. Suzuki M, Tsueda K, Lansing PS, et al. Midazolam attenuates ketamine-induced abnormal perception and thought process but not mood changes. *Can J Anesthesiol*. 2000;47(9):866 – 874.
5. Cillo JE. Propofol anesthesia for outpatient oral and maxillofacial surgery. *Oral Surg Oral Med Oral Pathol Oral Radiol Endod*. 1999;87:530 – 538.
6. Grupta A. Comparison of recovery profile after ambulatory anesthesia with propofol, isoflurane, sevoflurane, and desflurane: A systematic review. *Anesth Analg*. 2004;98(3):632 – 641.

7. Tang G. Recovery profile, costs and patient satisfaction with propofol and sevoflurane for fast-track office-based anesthesia. *Anesthesiology*. 1999;91(1):253 – 261.
8. Dexter F, Tinker JH. Comparison between desfluraneand isoflurane or propofol on time to following commands and time to discharge. A Meta-Analysis. *Anesthesiology*. 1995;83:77 – 82.
9. Fredman B, Nathanson MH, Smith I, et al. Sevoflurane for outpatient anesthesia: A comparison with propofol. *Anesth Analg*. 1995;81:823 – 828.
10. Reader J, et al. Recovery characteristics of sevoflurane – or propofol-based anesthesia for day-care surgery. *Acta Anaesthesiol Scand*. 1997;41:988 – 994.
11. Robinson BJ, et al. A reciew of recovery from sevoflurane anaesthesia: Comparison with isoflurane and propofol including meta-analysis. *Acta Anaesthesiol Scand*. 1999;43:185 – 190.
12. Song D, Joshi GP, With PF, et al. Fast-track eligibility after ambulatory anesthesia: A comparison of desflurane, sevoflurane, and propofol. *Anesth Analg*. 1998;86:267 – 273.
13. Tramer M, et al. Omitting nitrous oxide in general anaesthesia: Meta-analysis of intraoperative awareness and postoperative emesis in randomized controlled trials. *Br J Anaesth*. 19996;76:186 – 196.
14. Einarsson S, et al. Decreased respiratory depression during emergence from anesthesia with sevoflurane/ N_2O than with sevoflurane alone. *Can J Anaesth*. 1999;46:335 – 341.
15. ArellanoRJ, et al. Omission of nitrous oxide from a propofol-based anesthetic does not affect the recovery of women undergoing outpatient gynecological surgery. *Anesthesiology*. 2000;93:332 – 339.
16. Joshi GP. Recent developments in regional anesthesia for ambulatory surgery. *Curr Opin Anaesthesiol*. 1999;12:643 – 647.
17. Johnson GW, St John Gray H. Nitrous oxide inhalation as an adjunct to intravenous induction of general anesthesia with propofol for day surgery. *Eur J Anaesthesiol*. 1997; 14:295 – 299.
18. Tang J, et al. Use of propofol for office-based anesthesia: Effect of nitrous oxide on recovery profile. *J Clin Anesth*. 1999;11:266 – 230.
19. Schider TW, et al. The influence of age on propofol pharmacodynamics. *Anesthesiology*. 1999;90:1502 – 1516.
20. Veselis RA, et al. The comparative amnestic effects of midazolam, propofol, thiopental and fentanyl at equisedative concentrations. *Anesthesiology*. 1997;87:749 – 764.
21. Borgeat A. Subhyptonic doses of propofol posses direct antiemetic properties. *Anesth Analog*. 1992;74:539 – 541.
22. Joo HS, Perks WJ. Sevoflurane versus propofol for anesthetic induction: A meta-analysis. *Anesth Analg*. 2000;91:213 – 219.
23. American Society of Anesthesiologists. ASA statement of safe use of propofol. Approved by the ASA House of Delegates; Available at: http://www.asahq.org/publicationsAndServices/standards/37.pdf. 2004.
24. Brady W. Use of remifentanil and propofol combination in outpatients to facilitate rapid discharge home. *AANA J*. 2005;73(3):207 – 210.
25. El-Tahir kel-D. Dexmedetomidine: A sedative-analgesic drug for the 21st century. *Middle East J Anesthesiol*. 2002;16(6):577 – 585.
26. Ebert T, Hall JE, Barney JA, et al. The effects of increasing plasma concentrations of dexmedetomidine in humans. *Anesthesiology*. 2000;93:382 – 394.
27. Salonen M, et al. Dexmedetomidine synergism with midazolam in the elevated plus-maze test in rats. *Psycopharmacology*. 1992;108:229 – 243.
28. Hall JE, et al. Sedative, amnestic, and analgesic properties of small-dose dexmedetomidine infusions. *Anesth Analg*. 2000;90:699 – 705.

29. Mantz J, et al. Phase III study on dexmedetomidine used for postoperative sedation of patients requiring mechanical ventilation for less than 24 hours: The French experience. *Middle East J Anesthesiol.* 2002;16(6):597 – 606.
30. Taghinia AH, et al. Dexmedetomidine in facial aesthetic surgery: Improving anesthetic safety and efficacy. *Plast Reconstr Surg.* In press.
31. Dalsasso M. Low-dose ketamine with clonidine and midazolam for adult day care surgery. *Eur J Anaesthesiol.* 2005;22:67 – 79.
32. Taylor E. Midazolam in combination with propofol for sedation during local anesthesia. *J Clin Anesth.* 1992;4:213 – 216.
33. Apfel C. A factorial trial of six interventions for the prevention of postoperative nausea and vomiting. *N Engl J Med.* 2004;350(24):2441 – 2451.
34. Lee LA. The closed claims project. Has it influenced anesthetic practice and outcome? *Anesthesiol Clin North America.* 2002;20(3):485 – 501.
35. Coyle T, Helfrick JF, Gonzalez ML, et al. Ambulatory anesthesia: Factors that influence patient satisfaction or dissatisfaction with deep sedation or general anesthesia. *J Maxillofac Surg.* 2005;63:163 – 172.

Monitores 10

Alexander C. Gerhart

No século XXI, os anestesiologistas têm, cada vez mais, atuado em procedimentos ambulatoriais. Nos EUA, em circunstâncias ideais, os casos envolvem pacientes saudáveis da classe I da ASA,[*] realizando pequenos procedimentos cirúrgicos com baixo potencial de complicações. Embora o risco possa ser minimizado por meio de treinamento adequado, de vigilância e da seleção apropriada dos pacientes, ele não pode ser eliminado. O uso de monitores apropriados associado à experiência do anestesiologista, pode detectar eventos adversos potenciais, prevenir complicações e reduzir a morbidade. A ASA determina que todo procedimento anestésico (geral, regional ou cuidado anestésico sob monitoração) utilize os Padrões de Monitoração Anestésica (http://www.asahq.org/publicationsAndServices/standards/02.pdf) (Apêndice 4). O Padrão I determina que profissionais adequadamente treinados realizem procedimentos anestesiológicos. O Padrão II determina que, em todas as sedações, a oxigenação, a circulação, a ventilação e a temperatura do paciente sejam monitoradas continuamente (Quadro 10.1). As próximas páginas descrevem os dispositivos de monitoração disponíveis atualmente e abordam técnicas futuras de monitoração relacionadas à anestesiologia fora de hospitais.

QUADRO 10.1 Padrões de monitoração anestésica de acordo com a ASA

- Oxigenação
- Circulação
- Ventilação
- Temperatura

---

[*] N. de T.: Sistema de classificação da ASA para avaliar o estado físico de pacientes de acordo com o risco anestésico dos procedimentos: Classe I – Paciente saudável; Classe II – Paciente com doença sistêmica moderada; Classe III – Paciente com doença sistêmica severa; Classe IV – Paciente com doença sistêmica severa que traz risco constante à vida; Classe V – Paciente gravemente enfermo e que não sobreviverá sem uma cirurgia; VI – Paciente com morte cerebral e que terá seus órgãos removidos para doação. Retirado de: http://www.asahq.org/clinical/physicalstatus.htm

OXIGENAÇÃO

1. Ao se administrar anestesia geral usando máquina para anestesia, a concentração de oxigênio no sistema respiratório deve ser mensurada por um analisador de oxigênio com alarme para limite baixo de concentração de oxigênio em uso (Quadro 10.2).

QUADRO 10.2 Oxigenação

A concentração de oxigênio inspirado é mensurada com analisador de oxigênio.
A oxigenação é medida por oximetria de pulso.

Durante toda a sedação, deve ser empregado um método quantitativo para avaliar a oxigenação, como a oximetria de pulso (Figura 10.1).

Existem vários tipos de analisadores de oxigênio em uso nas máquinas para anestesia modernas. O mais comum é a célula galvânica, composta de um ânodo de chumbo e um cátodo de ouro, banhados em cloreto de potássio. O ânodo de chumbo é consumido pelos íons hidroxila formados no cátodo de ouro, gerando óxido de chumbo e produzindo uma corrente. Esta pode ser medida, e o conteúdo de oxigênio inspirado pode ser calculado com base na corrente gerada. O ânodo de chumbo das células galvânicas (combustível) está constantemente sendo degradado, e a vida da célula combustível pode ser prolongada, expondo-a ao ar ambiente quando não está em uso. Outras técnicas menos comuns de medir o conteúdo de oxigênio inspirado incluem a análise paramagnética e os eletrodos polarográficos.

O uso da oximetria de pulso é obrigatória para todos os pacientes submetidos à anestesia. Não há contraindicações ao seu uso. A oximetria de pul-

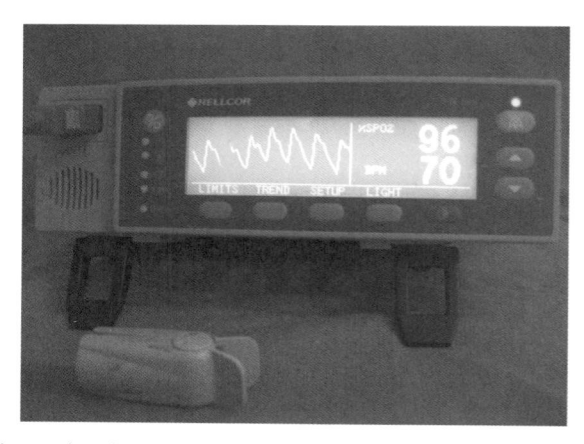

FIGURA 10.1 Oxímetro de pulso portátil.

so baseia-se em um sensor contendo duas ou três fontes de luz (díodos que emitem luz) e um detector de luz (fotodíodo). A saturação de hemoglobina é calculada com base no conhecimento de que a oxiemoglobina (960 nm) e a desoxiemoglobina (660 nm) absorvem a luz em comprimentos de onda diferentes. A proporção de luz absorvida em cada comprimento de onda fornece a medida da saturação de hemoglobina. Muitos fatores podem confundir as leituras do oxímetro de pulso (Quadro 10.3). A carboxiemoglobina, comum em casos de envenenamento por monóxido de carbono (CO), absorve a luz no mesmo comprimento de onda que a oxiemoglobina, produzindo leituras equivocadamente elevadas. A metemoglobinemia absorve luz em 660 e 990 nm e produz uma leitura de 85% no oxímetro de pulso. Outras causas comuns de leituras alteradas no oxímetro de pulso incluem interferência da luz ambiente, perfusão reduzida, débito cardíaco reduzido, resistência vascular sistêmica aumentada, doença vascular periférica e movimento causado por contato físico. Com frequência, as pacientes apresentam-se para anestesia ambulatorial com esmalte para unhas ou unhas artificiais, fatores estéticos que afetam a qualidade dos registros da oximetria de pulso. Como solução, o esmalte para unhas é facilmente removido com acetona, ou o oxímetro pode ser colocado em um artelho ou na orelha. Outra opção seria usar um sensor de oxímetro descartável, que pode ser colocado no nariz ou na testa.

O uso da oximetria de pulso e dos analisadores de oxigênio é indiscutível, mas deve ser considerado na etapa inicial da monitoração da oxigenação. O anestesiologista também deve notar indicações subjetivas de oxigenação inadequada no paciente vígil, incluindo alterações na consciência e dispneia (Quadro 10.4). Além disso, a iluminação e a exposição adequadas do paciente são requeridas para permitir a inspeção e a avaliação da cor e tonalidade

QUADRO 10.3 Fatores comuns de valores anormais na oximetria de pulso

- Carboxiemoglobina
- Metemoglobina
- Interferência da luz ambiente
- Perfusão reduzida (resistência vascular sistêmica aumentada, CO reduzido, doença vascular periférica)
- Movimento causado por contato físico
- Unhas artificiais
- Esmalte para unhas

QUADRO 10.4 Avaliação subjetiva da oxigenação

- Alterações na consciência
- Queixas de dispneia
- Palidez
- Cianose

da pele. Ao discutir a monitoração da oxigenação, deve-se mencionar a necessidade de assegurar a adequação do suprimento de oxigênio e a presença de suprimento reserva. É importante assegurar oxigenação adequada. Diversos óbitos por insuficiência respiratória, são relatados durante a administração de anestesia em clínicas ambulatoriais, causados pela falta de oxigênio suplementar.

VENTILAÇÃO

1. Todo paciente, durante a anestesia geral, deve ter a ventilação avaliada continuamente (Quadro 10.5).
2. Quando se insere o tubo endotraqueal ou a máscara laríngea para as vias aéreas, a posição correta deve ser verificada pela presença de CO_2 expirado. Sua presença continuada será medida quantitativamente do momento da inserção do tubo endotraqueal ou da máscara laríngea até sua remoção ou a transferência do paciente para uma sala de pós-operatório.
3. Quando a ventilação é controlada por ventilador mecânico, deve haver um dispositivo em uso contínuo capaz de detectar a desconexão de componentes do sistema ventilatório.
4. Durante anestesia regional e cuidado anestésico sob monitoração, a ventilação deve ser avaliada, no mínimo, por observação contínua de sinais clínicos qualitativos.

As técnicas mais simples para monitorar a ventilação incluem inspeção, ausculta e palpação. Para anestesia regional ou cuidado anestésico sob monitoração, monitorar a ventilação pode simplesmente incluir auscultar o padrão e a frequência respiratórios, bem como observar a expansão torácica. A adição de uma linha de amostragem de capnografia a uma cânula nasal ou máscara facial fornece indicações qualitativas da frequência e da efetividade respiratória em forma de onda. Um estetoscópio precordial também pode ser utilizado, embora os pacientes vígis possam se queixar de seu peso e muitos anestesiologistas tenham objeções ao fato de ficarem fisicamente presos a um paciente.

QUADRO 10.5	Avaliação da ventilação adequada
• Monitor de CO_2 expirado • Traçado de capnografia • Desconectar o alarme do circuito • Exame físico e observação do movimento da parede torácica • Presença de condensação na máscara facial ou dentro de um tubo endotraqueal • Ausculta dos ruídos respiratórios (estetoscópio precordial)	

Para o paciente sob efeito de anestesia geral, é importante que o CO_2 expirado seja monitorado continuamente, e que o anestesiologista tenha acesso a traçados de capnografia. Os registros de capnografia e a monitoração do CO_2 expirado fornecem indicações de muitas condições clínicas importantes (Figuras 10.2 e 10.3, e Quadro 10.6). A intubação esofágica, a desconexão do circuito, a falha das válvulas inspiratória ou expiratória, a exaustão do absorvente de CO_2, a obstrução do tubo endotraqueal, a doença pulmonar obstrutiva, a doença pulmonar restritiva, o movimento espontâneo do diafragma, a embolia pulmonar e a hipertermia maligna podem resultar em alterações no traçado capnográfico. Para pacientes que venham a realizar procedimentos na face,

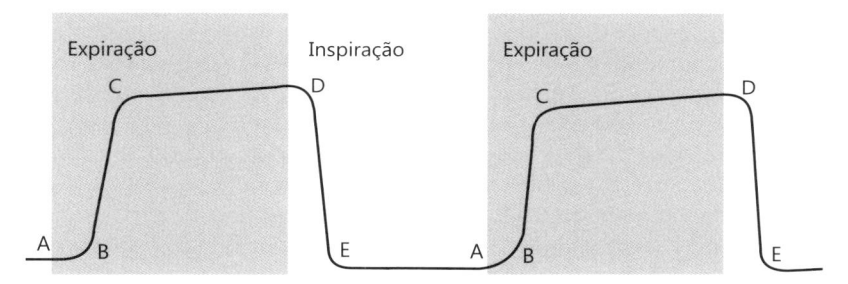

FIGURA 10.2 Capnograma normal. A-B: Expiração do CO_2 livre contido no espaço morto no início da expiração. B-C: Pico respiratório, representando o esvaziamento das vias aéreas conectadas e o início do esvaziamento dos alvéolos. C-D: Platô expiratório (ou alveolar), representando o esvaziamento dos alvéolos – devido ao esvaziamento desigual dos alvéolos, a curva continua a subir gradualmente durante a pausa expiratória. D: Nível de CO_2 expirado – a melhor aproximação do nível de CO_2 alveolar. D-E: Nadir da onda expiatória à medida que o paciente começa a inalar gás fresco. E-A: Pausa inspiratória, em que o CO_2 permanece em 0.

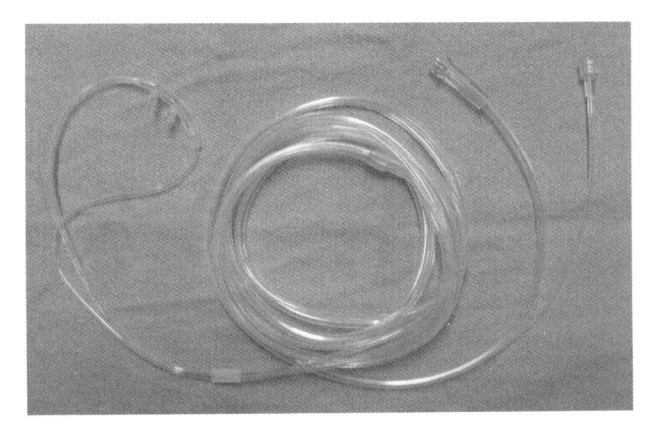

FIGURA 10.3 Cânula nasal com canal de monitoração de CO_2.

| QUADRO 10.6 | Indicações diagnósticas fornecidas pela capnografia |

- Doença pulmonar restritiva
- Doença pulmonar obstrutiva
- Intubação esofágica
- Desconexão do circuito
- Falha das válvulas inspiratória ou expiratória
- Hipertermia maligna
- Infarto do miocárdio
- Embolia pulmonar

nos quais uma cânula de oxigênio ou máscara estão contraindicados, existem monitores transcutâneos de CO_2.

Muitos monitores de ventilação podem fazer parte de um aparelho de anestesia. Fora do ambiente hospitalar, é importante que o anestesiologista esteja familiarizado com o funcionamento da máquina disponível e seja capaz de verificar se a manutenção foi realizada corretamente e em intervalos adequados. Além disso, o anestesiologista deve assegurar que os equipamentos de anestesia e de emergência estejam em perfeito estado de funcionamento (Quadro 10.7 e Figura 10.4). No ambiente médico-jurídico atual, é essencial manter um registro escrito que detalhe todas as manutenções realizadas e permita ao profissional verificar se foram realizadas as recomendações dos fabricantes. É necessário avaliar minuciosamente a máquina antes de cada uso, e um modo alternativo de fornecer ventilação com pressão positiva deve estar prontamente disponível. Além disso, uma fonte reserva de energia, quer em forma de gerador ou de bateria, também deve estar disponível (Apêndice 5).

CIRCULAÇÃO

1. Todo paciente que estiver sob efeito de anestesia deve ter seu eletrocardiograma à mostra desde o início do procedimento até quando deixar a sala de anestesia.
2. Da mesma forma, todo paciente deve ter a pressão arterial e a frequência cardíaca determinadas e avaliadas no mínimo a cada 5 minutos.
3. Todo paciente deve ter, além dos detalhes mencionados, a função circulatória monitorada continuamente por, no mínimo, um dos seguintes meios: palpação do pulso, ausculta das bulhas cardíacas,

| QUADRO 10.7 | Avaliação das máquinas para anestesia segundo a ASA |

A ASA fornece um instrumento excelente para avaliar a adequação dos aparelhos de anestesia. http://www.asahq.org/publicationsAndServices/machineobsolescense.pdf

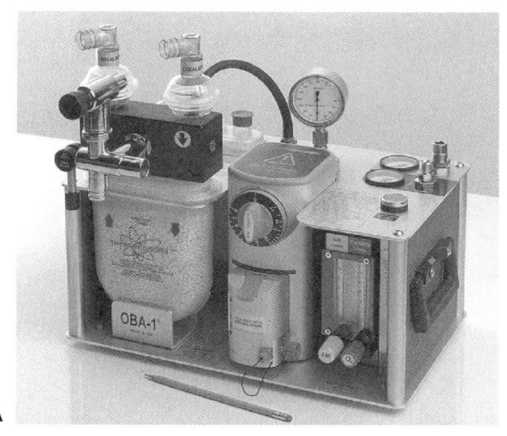

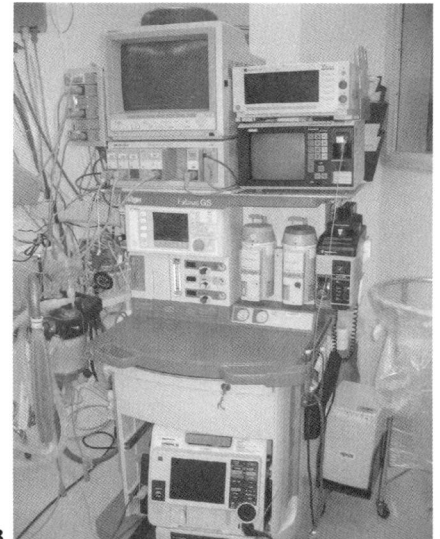

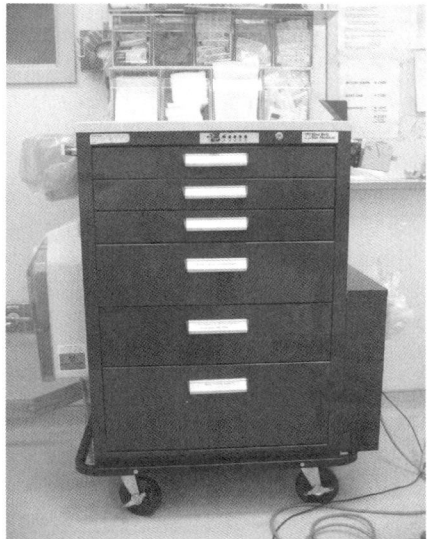

FIGURA 10.4 A: Aparelho portátil de anestesia. B: Aparelho tradicional de anestesia. C: Carrinho de suprimentos com trava, para assegurar que todos os suprimentos necessários estejam à mão e sejam localizados facilmente em uma emergência.

monitoração de um traçado de pressão intra-arterial, monitoração periférica de pulso por ultrassom, pletismografia ou oximetria de pulso (Quadro 10.8).

A eletrocardiografia contínua permite a monitoração da função de marca-passo, isquemia e detecção de arritmias, e pode fornecer indicações ao diagnóstico de anormalidades eletrolíticas (Quadro 10.9). A colocação apro-

QUADRO 10.8 Avaliação da circulação

- Eletrocardiografia
- Pressão sanguínea
- Exame físico
  - Características do pulso
  - Tonalidade e cor da pele
  - Enchimento capilar
  - Sons cardíacos (galope, sopro)
- Resposta ao desafio volêmico

QUADRO 10.9 Indicações diagnósticas fornecidas pelo eletrocardiograma

- Anormalidades eletrolíticas
- Isquemia
  - Inferior II, III, aVF (artéria coronária direita)
  - Lateral I, aVL, V_5, V_6 (circunflexa esquerda)
  - Anterior V_1, V_2 (ramo septal da artéria descendente anterior esquerda [DAE])
  - Anterior V_3-V_6 (ramo diagonal da DAE)
- Arritmia
- Função de marca-passo

priada das derivações é essencial para uma boa interpretação. Mais comumente, são usados três ou cinco eletrodos. Três eletrodos fornecem as derivações I, II e III; e cinco eletrodos acrescentam a capacidade de monitorar uma derivação precordial. Em máquinas capazes de monitorar duas derivações de forma simultânea, a derivação II, que segue mais aproximadamente o eixo da despolarização miocárdica, é monitorada com mais frequência para a detecção de arritmias, enquanto, em geral, a derivação V_5 é monitorada para detectar isquemia. A derivação V_5 é selecionada por sua localização sobre o ventrículo esquerdo; porém, as derivações podem ser colocadas em diferentes localizações em pacientes com doença arterial coronária conhecida ou suspeita.

Aliado à capacidade de monitorar continuamente o eletrocardiograma, o anestesiologista que atua fora do ambiente hospitalar deve ser capaz de reconhecer e responder à arritmia. Nos EUA, isso requer, no mínimo, um certificado atualizado de suporte avançado à vida em cardiologia (ACLS, de *Advanced Cardiac Life Support*), um conjunto adequado de medicamentos e um desfibrilador funcionando. Em 2005, diversas alterações foram realizadas nos algoritmos do ACLS. Embora esteja além do objetivo dessa discussão sobre os dispositivos de monitoração, as referências de *Circulation* e do *website* da American Heart Association, que fornece versões de textos livres *online*, podem ser encontradas no final deste capítulo (Apêndice 6). Nos procedimentos ambulatoriais, o anestesiologista pode ter que realizar uma ressuscitação. Os desfibriladores externos automáticos são simples e podem ser encontrados em muitos locais, ou o ambulatório pode ser equipado com um desfibrilador tradicional. Em qualquer caso, o anestesiologista deve ser treinado no uso do equipamento disponível e capaz de orientar os demais sobre seu uso (Figura 10.5).

A monitoração do eletrocardiograma fornece informações sobre a atividade elétrica do coração, mas não assegura uma circulação adequada. Nos casos mais graves, em que não há atividade elétrica no pulso, o eletrocardiograma pode estar normal, mas o paciente está sem pulso e circulação. As formas mais simples para mensurar a função circulatória são a inspeção e a palpação.

O exame breve do enchimento capilar, da cor e da temperatura das extremidades também ajuda a determinar o estado circulatório de um paciente. Além do exame físico, a medida mais simples e mais importante do estado circulatório é a pressão arterial. O método mais simples de mensurar a pressão arterial envolve colocar um manguito em uma extremidade, inflá-lo até uma pressão maior que a sistólica para ocluir o fluxo arterial e palpar um pulso distal enquanto se desinfla lentamente o manguito. A pressão em que o pulso retorna é a sistólica. Uma sonda Doppler pode substituir a palpação em pacientes com grande quantidade de tecido subcutâneo, vasoconstrição marcada ou pulso fraco. Usar um estetoscópio para auscultar os ruídos de Korotkoff, que resultam do fluxo turbulento dentro de um vaso sob um manguito de pressão arterial, permite a determinação de ambas as pressões, sistólica e diastólica. Além dessas técnicas manuais, muitos dispositivos foram desenvolvidos para monitorar automaticamente a pressão arterial.

O método usado com maior frequência envolve a detecção das oscilações nos vasos sanguíneos com um manguito de pressão arterial inflado automaticamente. A intensidade das oscilações causadas pelo fluxo pulsátil nas alterações da árvore arterial muda com a insuflação do manguito. A intensidade é menor

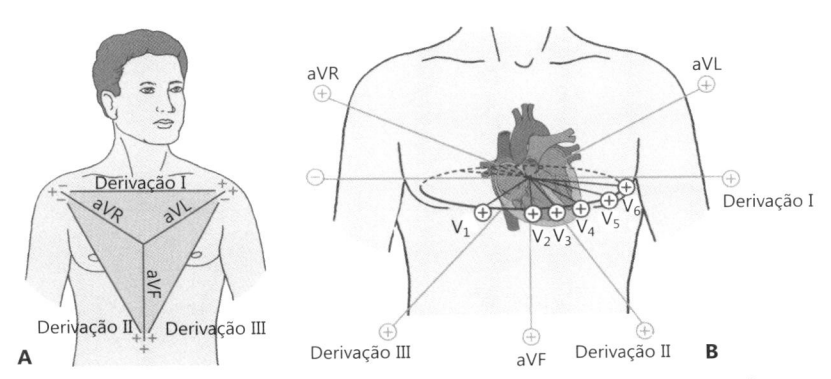

FIGURA 10.5 A: Colocação das derivações eletrocardiográficas. B: Vetores das derivações eletrocardiográficas. Em aVR, aVL e aVF, *a* significa aumentada; V, voltagem; R, braço direito (*right*); L, braço esquerdo (*left*); e F, pé (*foot*).

quando o manguito é inflado além da pressão arterial sistólica, e é maior na pressão arterial média. Os dados coletados do manguito são processados, e o monitor automatizado de pressão arterial fornece as pressões sistólica e diastólica calculadas a partir de uma pressão arterial média mensurada. As técnicas oscilométricas frequentemente falham quando o pulso é irregular ou a pressão sistólica está muito baixa, devido à irregularidade ou amplitude reduzida da oscilação dentro de um vaso. Em qualquer técnica que utilize um manguito, a seleção e colocação de um manguito de tamanho apropriado é essencial. A largura do manguito deve ser 120 a 150% do diâmetro da extremidade onde ele é inserido. A colocação deve levar em conta a localização das linhas intravenosas, das fístulas, dos defeitos linfáticos e dos nervos periféricos, em um esforço para minimizar a lesão relacionada ao manguito. Também é importante reconhecer o efeito da gravidade sobre a medida da pressão arterial e considerar possíveis condições patológicas, como a coarctação da aorta ou doença vascular periférica, que podem resultar em medidas não corretas da pressão arterial.

Há diversas técnicas para a contínua mensuração da pressão arterial (Quadro 10.10). A monitoração intra-arterial é o padrão-ouro e permite a medida da pressão arterial a cada batimento. Embora acurados e confiáveis, os cateteres intra-arteriais podem ser mal tolerados e causar problemas em situações ambulatoriais (Quadro 10.11).

Outras opções, embora possam ser limitadas pelo movimento do paciente, por arritmia e por doença vascular periférica, incluem tonometria e medida em manguito nos dedos. Esses dispositivos, mesmo com possíveis limitações, podem ser ideais para o procedimento ambulatorial, desde que o paciente não possua arritmia e doença vascular periférica. Em especial, quando os valores podem ser confirmados com a mensuração tradicional, essas tecnologias alternativas permitem a monitoração contínua não invasiva da pressão arterial (Figura 10.6).

TEMPERATURA

Todo paciente que receber anestesia deve ser monitorado quando alterações clinicamente significativas na temperatura corporal forem pretendidas ou previstas (ver Quadro 10.12).

QUADRO 10.10	Técnicas oscilométricas não invasivas para medida de pressão arterial
Baseiam-se em algoritmos para calcular a pressão arterial sistólica e diastólica a partir da pressão arterial média medida	
São propensas a falhar nas seguintes circunstâncias: • Manguito grande ou pequeno demais • A largura ideal do manguito é 120-150% do diâmetro do membro ao qual ele é aplicado • Obesidade mórbida • Batimentos cardíacos irregulares (fibrilação atrial)	

QUADRO 10.11	Monitoração invasiva da pressão arterial

Vantagens da monitoração invasiva da pressão arterial
Medida contínua das pressões em "tempo real" (permitindo a titulação segura de agentes vasoativos)
Acesso fácil para coletas de amostras laboratoriais (gasometrias arteriais repetidas, hematócrito seriado)

Desvantagens da monitoração invasiva da pressão arterial
Pode ser mal tolerado por pacientes vígis não sedados
Potencial para complicações
   Hematoma
   Sangramento
   Infecção
   Trombose
   Embolia gasosa
   Lesão da pele ou tecidos moles no local do cateter ou do transdutor
   Lesão nos nervos
   Perda da perfusão distal

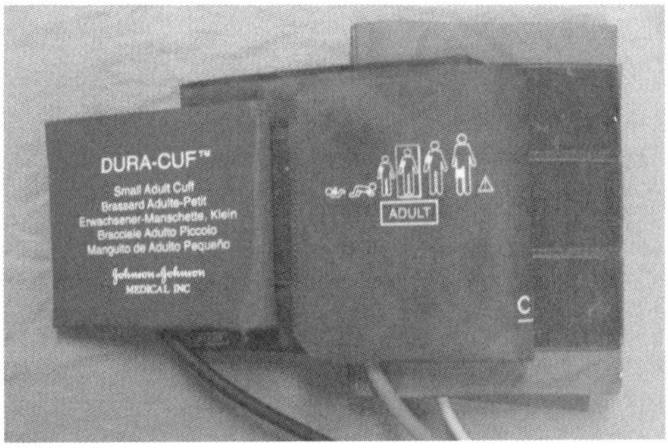

FIGURA 10.6 Manguito de pressão arterial.

O acompanhamento permanente da temperatura deve ser empregado para todos os anestésicos gerais. A prevenção da hipotermia e a detecção da rara, porém catastrófica, hipertermia maligna são as indicações mais importantes para a monitoração da temperatura. Os anestésicos gerais e neuraxiais promovem vasodilatação, acelerando a perda de calor. A temperatura fria do ar ambiente, as perdas por evaporação, a instilação de líquidos frios e a exposição cirúrgica contribuem ainda mais para a perda de calor. A hipotermia está associada com uma taxa metabólica reduzida; porém, os calafrios no período pós-operatório elevam a taxa metabólica e a demanda de oxigênio, sendo associados a isquemia e infarto do miocárdio pós-operatórios. O acompanhamento da temperatura permite ao anestesiologista ajustar o microclima do paciente, aquecendo os líquidos, usando aquecedores passivos ou ativos e controlando a temperatura da sala, para manter um estado de normotermia (Quadro 10.14).

| QUADRO 10.12 | Avaliação da temperatura |

Hipotermia
- Mais frequentemente deve-se à perda de calor para o ambiente.
- Os pacientes idosos podem ter uma temperatura basal menor.
- Os líquidos administrados em grandes volumes devem ser aquecidos.
- Considerar a temperatura e o volume das soluções de irrigação cirúrgica e soluções tumescentes.
- Os estabilizadores de humor, como o lítio, podem interagir com as benzodiazepinas, causando hipotermia.
- Hipotireoidismo

Hipertermia
- Rara na sala de cirurgia, mas pode indicar processo grave.
- Infecção.
- Taxa metabólica aumentada.
- Feocromocitoma.
- Hipertireoidismo.
- Síndrome neuroléptica maligna.
- Hipertermia maligna (Quadro 10.13).

| QUADRO 10.13 | Hipertermia maligna |

Apesar de estar fora do assunto deste livro, a hipertermia maligna deve ser considerada no diagnóstico diferencial imediato sempre que um paciente receber succinilcolina ou um anestésico volátil.
Os pontos-chave no tratamento incluem os seguintes:

- Interrupção do agente desencadeante
- Hiperventilação com FiO_2 a 100%
- Resfriamento do paciente
- Fornecimento de tratamento de suporte
- Expansão volêmica
- Terapia com dantroleno sódico

(MHAUS, Nos EUA, a Malignant Hyperthermia Association of the United States possui uma linha telefônica de apoio aberto 24 horas/dia para consultoria no número (800) MHHYPER.)

| QUADRO 10.14 | Técnicas para manter a normotermia |

- Ajustar a temperatura ambiente.
- Minimizar a exposição, usando cobertores aquecidos, se possível.
- Umidificar os gases inalados.
- Aquecer as infusões, soluções de irrigação e de tumescência.
- Empregar dispositivos de aquecimento ativo.

A localização do sensor de temperatura deve se aproximar da temperatura corporal central. No paciente anestesiado, sensores esofágicos, nasais, retais ou vesicais são facilmente colocados. No vígil, a melhor alternativa pode ser um medidor transcutâneo ou axilar.

Além de monitorar a temperatura, o anestesiologista também deve ser capaz de mantê-la. Em procedimentos de curta duração com exposição cirúrgica limitada, manter o paciente coberto pode ser suficiente. Para os casos de duração maior, um aquecedor de líquidos ou de ar quente forçado pode ser utilizado.

A hipertermia maligna, uma rara doença hereditária de metabolismo muscular esquelético aumentado, pode ser induzida pela succinilcolina ou anestésicos voláteis. Ela caracteriza-se por temperatura aumentada, aumento do CO_2 expirado, musculatura esquelética rígida e taquicardia. O tratamento envolve remoção do agente desencadeante, resfriamento e dantroleno sódico (Quadro 10.15). Devido a seu custo relativamente alto e prazo de validade curto (3 anos a contar da data de fabricação), muitas instituições podem relutar em adquirir o medicamento (nos EUA, custa cerca de U$ 2.700 para a quantidade recomendada de 36 frascos) associado à manutenção de um suprimento adequado.

QUADRO 10.15 Dose de dantroleno sódico

Fornecido em pó estéril, o dantroleno deve ser reconstituído em água estéril (frasco de 60 mL). A dose inicial em *bolus* é 2,5 mg/kg, IV. A dose pode ser repetida a cada 5 minutos, até um total de 10 mg/kg.

TECNOLOGIA

Questionamentos sobre os níveis de consciência dos pacientes anestesiados e a profundidade de cada tipo de anestesia ocorrem com frequência em publicações acadêmicas e leigas. Casos nos quais o paciente encontra-se consciente, mesmo com anestesia, são incomuns, ocorrendo em 0,1 a 0,2% dos procedimentos. Embora rara, os efeitos psicológicos da consciência intraoperatória podem ser devastadores, levando a transtorno de estresse pós-traumático e morbidade prolongada. Diversas situações clínicas predispõem um paciente à consciência, incluindo trauma, cirurgia cardíaca e emergência obstétrica. Nessas situações, a monitoração da consciência é questionável, pois faz-se um planejamento anestésico superficial, em geral, devido a preocupações com a incapacidade de o paciente tolerar os efeitos hemodinâmicos de um plano anestésico mais profundo.

Na atualidade, os dispositivos acessíveis tentam verificar a profundidade da anestesia monitorando e processando o eletroencefalograma. Existem diversas marcas de dispositivos no mercado, os quais estão sendo estudados em um esforço para determinar sua eficácia. A profundidade da sedação e a monitoração da consciência podem fornecer diversos benefícios ao anestesiologista que trabalha fora do ambiente hospitalar. A capacidade de monitorar com exatidão a profundidade anestésica pode permitir a menor utilização de agentes anestésicos, possibilitar uma recuperação mais rápida, prevenir o excesso de medicação, minimizar efeitos indesejáveis, aumentar o *turnover* e a eficiência. Hoje em dia, esses dispositivos devem ser considerados ferramenta útil e, quando em conjunto a outras informações disponíveis, podem ajudar a adequar a profundidade da anestesia às necessidades individuais do paciente.

Os sistemas de registros automatizados liberam o anestesiologista de registrar os sinais vitais em gráficos, possibilitando a ele mais tempo para o cuidado do paciente. Esses sistemas podem ser ligados ao aparelho de anestesia e têm a capacidade de registrar o agente inspirado e expirado, as concentrações de oxigênio e de CO_2. O *software* pode ser customizado, permitindo indicar e marcar o gráfico, reduzir tempo. Embora tais dispositivos possam poupar tempo e melhorar a exatidão dos registros, eles são dispendiosos.

Atualmente, as bombas de infusão disponíveis permitem a administração precisa de medicamentos endovenosos e permitem a titulação rápida e o ajuste de dose. É provável que a próxima geração de máquinas permita a programação de doses em *bolus* e velocidades de infusão variáveis (Figura 10.7).

CONCLUSÃO

O ambiente de uma clínica ambulatorial fornece maior conforto, satisfação e conveniência ao paciente. A avaliação e a triagem pré-operatórias são essenciais para assegurar que os pacientes estejam preparados para os procedimentos planejados e para que se conheçam as comorbidades. Embora a maioria dos procedimentos ambulatoriais envolva pacientes saudáveis realizando cirurgias relativamente de pequenas, o anestesiologista deve per-

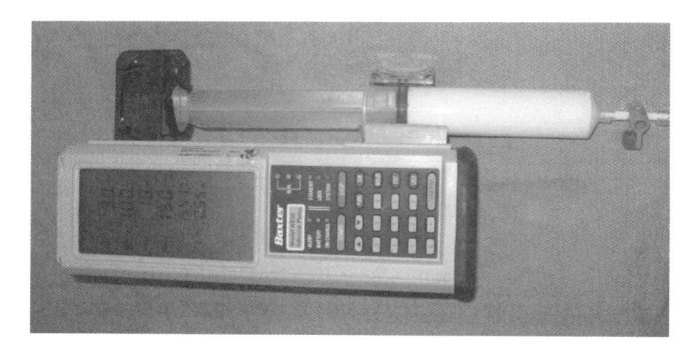

FIGURA 10.7 Bomba de infusão programável ajustada para administrar propofol.

| QUADRO 10.16 | Técnicas para manter a normotermia |

- O melhor monitor é um anestesiologista vigilante.
- O objetivo primário do anestesiologista é uma anestesia segura.
- Um suprimento de oxigênio reserva, um meio de ventilação com pressão positiva, um desfibrilador e uma farmácia de emergência adequada devem estar disponíveis.
- Um plano formal para transferência dos pacientes que requerem um nível maior de cuidado deve estar disponível.

manecer vigilante, preparado e capaz de responder a possíveis complicações (Quadro 10.16). A responsabilidade por assegurar que as instalações físicas estejam adequadamente equipadas e conservadas recai sobre o anestesiologista. Responsabilidades adicionais incluem o desenvolvimento de planos de contingência e políticas de transferência, caso um paciente requeira mais cuidados do que pode ser oferecido em nível ambulatorial. O estabelecimento de procedimentos e protocolos para assistir os pacientes, bem como a supervisão de uma sala de recuperação e o desenvolvimento de uma equipe também podem recair sobre o anestesiologista. A anestesiologia ambulatorial traz muitos desafios a este profissional. No ambiente ambulatorial, nem sempre irá encontrar os sistemas de suporte encontrados no hospital, assim, terá que confiar em si mesmo para fornecer todos os cuidados pré-operatório, perioperatório, pós-operatório e de emergência. É crucial lembrar que, embora o ambiente de um ambulatório possa elevar o conforto, a satisfação, a conveniência e a privacidade dos pacientes, a segurança sempre deve estar em primeiro lugar.

REFERÊNCIAS

1. American Heart Association. 2005 American Heart Association guidelines for cardiopulmonary resuscitation and emergency cardiovascular care. *Circulation.* 2005;112(suppl): IV1–IV205. http://circ.ahajournals.org/content/vol112/24 – suppl/. Last accessed November 2006.
2. American Heart Association. Highlights of the 2005 American Heart Association guidelines for cardiopulmonary resuscitation and emergency cardiovascular care. *Curr Emerg Cardiovasc Care.* 2005;16: 1–22.
3. American Society of Anesthesiologists. *Standards for basic anesthetic monitoring.* October 25, 2005. http://www.asahq.org/publicationsAndServices/standards/ 02.pdf. Last accessed November 2006.
4. MHAUS. *What is malignant hypothermia?* Last updated 8/31/04. http://www.mhaus.org/index.cfm/fuseaction/OnlineBrochures.Display/BrochurePK/8AABF3FB-13B0-430F-BE-20FB32516B02D6.cfm. Last accessed November 2006.

11 Procedimentos ambulatorias

D. Jonathan Bernardini e Fred E. Shapiro

Com os avanços recentes na medicina moderna e na tecnologia médica, cada vez mais, os profissionais da área são capazes de realizar procedimentos cirúrgicos avançados e complexos em suas clínicas. Embora a lista desses procedimentos continue a crescer, a maioria envolve alguma forma de sedação e analgesia, com o objetivo de reduzir a dor e a ansiedade do paciente. Independentemente de ser remoção de um nevo, aumento ou redução dos seios, lipoaspiração, reparo de hérnia ou artroscopia do joelho, um número cada vez maior de pacientes prefere realizar essas e outras cirurgias fora do ambiente hospitalar. Como visto no Capítulo 2, os pacientes e os médicos fazem suas escolhas com base no custo, na conveniência e nos horários.

Quando se examinam as estatísticas, parece que, nos próximos anos, os procedimentos complexos provavelmente se tornarão corriqueiros. De fato, alguns procedimentos ambulatoriais apresentam grau de complexidade que envolvem anestesia geral para que haja a perda total de consciência do paciente cirúrgico.[1] Isso se torna uma carga adicional a todos os profissionais da saúde envolvidos; o desejo de acompanhar as tendências e os avanços, porém manter o padrão tradicional de fornecer uma experiência segura, agradável e confortável para o paciente.

De acordo com os protocolos da ASA para anestesia em procedimentos ambulatoriais, em 2005, nos EUA, cerca de 10 milhões de procedimentos ambulatoriais foram realizados – o dobro do número de 1995. Além disso, enquanto que 80% das cirurgias são atualmente realizadas em hospitais ou centros cirúrgicos, percebe-se a mesma tendência vista há 20 anos, com a mudança das cirurgias que necessitam internação hospitalar para as realizadas em clínicas ambulatoriais. Atualmente, cerca de uma em cada dez cirurgias é realizada fora do ambiente hospitalar.

Embora seja quase impossível listar a quantidade de procedimentos ambulatoriais realizados, este capítulo abordará alguns dos mais comuns. Muitos dos procedimentos ambulatoriais se beneficiaram igualmente dos métodos de anestesia disponíveis (i.e., local, regional, cuidado anestésico sob monitoração, anestesia geral – Capítulo 7) e de um paciente para outro, dependendo de uma série de situações irão variar.

Assim como em hospitais ou em centros cirúrgicos, os pacientes necessitam realizar uma anamnese e um exame físico detalhados antes de qualquer procedimento cirúrgico. Todas as comorbidades, medicações, incluindo os de venda livre e fitoterápicos, alergias, problemas prévios com anestesias e detalhes psicossociais devem ser registrados no plano anestésico. Por fim, o anesthesiologista pode decidir se as comorbidades e outros fatores impedem o paciente de realizar um procedimento ambulatorial.

Quando se optar pela realização do procedimento ambulatorial, é crucial assegurar que todos os monitores necessários, os adjuvantes das vias aéreas, o equipamento anestésico e outros dispositivos estejam presentes e em boas condições antes de iniciar um procedimento, independentemente do tipo de sedação ou anestesia que será administrado.

O Quadro 11.1 e a Tabela 11.1 fornecem informações essenciais para procedimentos ambulatoriais. Os itens irão variar de acordo com o procedimento específico, as instalações e o tipo de anestesia planejado.

PROCEDIMENTOS ESTÉTICOS

A seguir são discutidos os sete procedimentos estéticos mais realizados, incluindo suas considerações sobre anestesia e complicações (Quadro 11.2).

Lipoaspiração

A lipoaspiração é a cirurgia estética mais realizada nos Estados Unidos.[*] Trata-se da remoção cirúrgica da gordura subcutânea por meio de cânulas de

QUADRO 11.1	Equipamento padrão para realização de procedimento cirúrgico na clínica
Equipamento de monitoração não invasiva	
• Dispositivo de medida da pressão arterial e manguito	
• Eletrocardiograma (ECG)	
• Oxigênio e analisador de gases	
• Capnografia	
• Oxímetro de pulso	
• Sonda de temperatura	
• Estimulador nervoso	
Equipamento anestésico padrão	
• Equipamento para as vias aéreas	
• Sucção	
• Medicamentos de emergência e carrinho de parada	
• Aparelho de anestesia	

[*] N. de T. No Brasil, a cirurgia estética mais realizada é o aumento de mama. (www.cirurgiaplastica.org.br)

TABELA 11.1 Doses recomendadas de fármacos comumente usados na sala de cirurgia

Fármacos	Dose em *bolus*	Taxa de infusão
Ansiolíticos ou hipnóticos/sedativos		
Lorazepam	0,02-0,08 mg/kg IV 0,05 mg/kg VO	
Midazolam	0,02-0,1 mg/kg IV 0,5-0,75 mg/kg VO	
Dexmedetomidina (agonista α2)	1 µg/kg IV em 10-15 min	0,2-0,7 µg/kg/h
Anestésicos		
Propofol	2-2,5 mg/kg IV	25-200 µg/kg/min
Etomidato	0,2-0,6 mg/kg IV	
Metoexital*	1-1,5 mg/kg IV (indução) 0,2-0,4 mg/kg IV (sedação)	20-60 µg/kg/min
Tiopental	3-5 mg/kg IV (indução) 0,5-1,5 mg/kg IV (sedação)	30-200 µg/kg/min
Cetamina	1-4 mg/kg IV (indução) 0,2-1 mg/kg IV (sedação)	10-75 µg/kg/min
Analgésicos opioides		
Fentanil	0,25-1 µg/kg IV (25-100 µg/dose IV CN)	
Remifentanil	0,5-1 µg/kg IV	0,025-2 µg/kg/min
Sufentanil	0,5-30 µg/kg IV (10-50 µg IV CN)	0,3-1,5 µg/kg/h
Morfina	0,05-0,1 mg/kg IV	
Analgésicos		
Cetorolaco	15-30 mg IV	
Anestésicos		
Óxido nitroso (concentração inspirada)	30-70%	
Desflurano (CAM)	6,0	
Sevoflurano (CAM)	2,05	
Relaxantes musculares		
Succinilcolina	1-1,5 mg/kg IV (intubação)	
Cisatracúrio	0,15-0,2 mg/kg IV (intubação) 0,03 mg/kg IV (manutenção)	
Rocurônio	0,6-1,2 mg/kg IV (ISR)	
Vecurônio	0,1 mg/kg IV (intubação) 0,01-0,02 mg/kg IV (manutenção)	
Agentes para reversão		
Edrofônio (com atropina)*	0,5-1,0 mg/kg IV	
Neostigmina (com glicopirrolato)**	0,07 mg/kg IV, 5 mg máx.	

(*Continua*)

---

* N. de T. Medicamento não comercializado no Brasil.
** N. de T. No Brasil, a combinação mais comum é neostigmina com atropina.

TABELA 11.1 (Continuação)

Fármaco	Dose em *bolus*	Taxa de infusão
Antiarrítmicos		
Atropina	10-15 µg/kg	
Glicopirrolato	7-10 µg/kg	
Antieméticos		
Dolasetron	12,5 mg IV	
Ondansetron	0,1 mg/kg IV, 4 mg máx	

CAM, cuidado anestésico sob monitoração; CN, conforme necessário; ISR, indução em sequência rápida.
Modificada de Sa Rego MM, Mehernoor FW, White PF. The changing role of monitored anesthesia care in the ambulatory setting. *Anesth Analg.* 1997;85:1020-1036, (2).

QUADRO 11.2 Sete procedimentos cirúrgicos estéticos mais realizados nos EUA

- Lipoaspiração
- Mamoplastia de aumento
- Mamoplastia de redução
- Blefaroplastia
- Rinoplastia
- Ritidectomia
- Transplante de cabelos

aspiração, introduzidas através de pequenas incisões na pele, assistidas por sucção. Ela também é referida como lipossucção, lipectomia assistida, lipoplastia, aspiração de gordura, lipectomia por aspiração e lipoescultura.[3]

Procedimento

A técnica original, desenvolvida na década de 1970, foi modificada e, nos últimos 10 anos, reforçada pela infusão subcutânea de líquido cristaloide contendo anestésico local e adrenalina. A mistura, resultante de gordura e solução de irrigação infundida, é aspirada através de cânulas. As soluções de irrigação em geral consistem em 1 L (=1.000 mL) de ringer lactato contendo 0,25 a 1 mg de adrenalina e 200 a 1.000 mg de lidocaína.[4,5] A concentração de adrenalina de 1 por 1.000.000 (1 mg/L) fornece excelente vasoconstrição após 10 a 20 minutos, antes da aspiração do tecido adiposo. A quantidade de lidocaína usada depende primariamente do tipo de anestesia. Concentrações menores de lidocaína fornecerão analgesia pós-operatória adequada e podem ser usadas para pacientes que recebem anestesia geral ou anestesia regional. Concentrações maiores de lidocaína são usadas para pacientes que recebem anestesia local ou cuidado anestésico sob monitoração. A escolha do anestésico depende da região cirúrgica, da extensão da ressecção adiposa, da duração do procedimento e da preferência do paciente.[5]

Normalmente, 1 mL de solução de irrigação é usado para cada 1 mL de ressecção adiposa. Resultados mais significativos podem ser obtidos com lipoaspirações de grandes volumes (>5.000 mL) enquanto resultados mais sutis são obtidos com lipoaspirações de volumes pequenos (< 5.000 mL).[5] A lipoaspiração tumescente envolve uma infusão de líquido de duas a três vezes o volume da ressecção adiposa. Este método requer *anestesia local*, impedindo o uso de medicações anestésicas adicionais em doses que possam causar a perda dos reflexos das vias aéreas ou a supressão do estímulo respiratório.[3]

Os desenvolvimentos mais recentes envolvem o uso da lipoaspiração assistida por ultrassom (LAU), na qual ondas de ultrassom são dirigidas à área a ser tratada, rompendo as células de gordura para que seja possível então removê-las de modo similar à técnica de Illouz. Essa é a técnica que será usada com mais frequência no futuro, junto com a lipoaspiração convencional.

O procedimento pode levar de 2 a 7 horas, dependendo da extensão da ressecção cirúrgica. Os procedimentos de grande volume podem requerer hospitalização pós-operatória para monitoração do paciente e controle da dor, que é manejada imediatamente após a cirurgia, com a administração de analgésicos opioides via intravenosa, seguido por analgésicos via oral após sua alta. A área tratada deve ser envolvida com ataduras compressivas, para minimizar o edema e a formação de hematomas, embora não seja incomum a formação de hematomas moderados a graves, em especial, nos primeiros dias do pós-operatório. Os pacientes são encorajados a deambular no dia seguinte à cirurgia, aumentando progressivamente para caminhadas regulares após 2 semanas, com a retomada completa das atividades após um mínimo de 4 semanas.

Considerações anestésicas

É importante reconhecer que a lipoaspiração não é um procedimento simples; levantamento minucioso da história médica do paciente e exame físico claros e detalhados são requeridos para assegurar um tratamento seguro e uma evolução. Certos sinais físicos irão orientar o cirurgião plástico e o anestesiologista na avaliação e na adequação da cirurgia. Determinadas áreas do corpo devem ser tratadas com cautela, em especial, em torno da parte inferior das nádegas e as faces interna, externa e posterior da coxa, devido ao risco de complicações e deformidades do contorno.

O ideal é que os pacientes que desejam realizar uma lipoaspiração estejam na categoria I ou II da ASA, sejam fisicamente ativos e mantenham um peso estável por 6 meses a 1 ano. As técnicas de procedimento recém-descritas foram desenvolvidas para reduzir as perdas sanguíneas e fornecer uma analgesia adequada no pós-operatório. Os fluidos intravenosos devem ser limitados quando se realizam procedimentos de grande extensão, devido aos grandes volumes de solução de irrigação utilizados. Em média, dois terços da solução de irrigação injetada subcutaneamente serão absorvidos no espaço intravascular. Ao contrário, maior quantidade de fluidos intravenosos são requeridos para a lipoaspiração de pequeno volume, para aumentar os volumes baixos da solução de irrigação.[5]

Técnica anestésica

Na lipoaspiração de pequeno volume, um alívio adequado da dor pode ser proporcionado pelas soluções anestésicas infiltradas isoladas ou com uma combinação de anestésico local e graus variáveis de sedação. Os casos de lipoaspiração de grandes volumes normalmente requerem anestesia regional (espinal, epidural) ou anestesia geral. A anestesia regional tem gerado algumas preocupações sobre a vasodilatação associada, além do potencial resultante para perda sanguínea aumentada e embolização gordurosa. A anestesia geral permite ressecções adiposas maiores e a realização do procedimento em todas as regiões do corpo, enquanto fornece um grau maior de conforto ao paciente.[5]

A Tabela 11.2 inclui exemplos de anestésicos gerais e cuidado anestésico sob monitoração típicos para este e outros procedimentos cirúrgicos.[5]

Para pacientes que recebem anestesia geral, um tubo endotraqueal (TET) ou uma máscara laríngea para as vias aéreas (MLA) podem ser usados. Fatores como o refluxo gastresofágico (RGE) e posicionamento inadequado do paciente podem impedir o uso de uma MLA. Todos os pacientes devem receber um acesso intravenoso adequado, com base nas necessidades de líquidos, perda sanguínea prevista e potencial para receber hemoderivados durante o procedimento. Para a maioria das cirurgias estéticas, um cateter vascular de calibre 18 ou 20G em uma das extremidades superiores deve ser suficiente, embora cada paciente deva ser avaliado e manejado de maneira independente.

Complicações

A lipoaspiração pode gerar complicações com uma série de etiologias diferentes (Quadro 11.3). A toxicidade anestésica local pela solução de irrigação é preocupante; arritmias cardíacas e óbitos relacionados foram relatados.[6] Doses de lidocaína na solução de irrigação de 35 a 55 mg/kg em geral são aceitas como seguras e rotineiramente empregadas.[3,4] A bupivacaína não foi estudada para uso nas soluções de irrigação da lipoaspiração.[5] As doses de adrenalina não devem exceder 0,07 mg/kg, embora doses de até 0,10 mg/kg tenham sido usadas com segurança. Seu uso deve ser evitado em pacientes com feocromocitoma, hipertireoidismo, hipertensão grave, doença cardíaca e doença vascular periférica.[5]

TABELA 11.2 Exemplos de anestésicos gerais e para cuidados anestésicos sob monitoração

Anestesia geral	Cuidados anestésicos sob monitoração
Pré-medicação 　Midazolam 2 mg IV (na sala de preparo pré-operatório) Indução 　Propofol 2,0-2,5 mg/kg IV *ou* 　Tiopental 3-5 mg/kg IV *ou* 　± Fentanil 1 µg/kg IV Relaxamento muscular 　Succinilcolina 1 mg/kg IV (para intubação) 　Vecurônio 0,1 mg/kg IV *ou* 　Cisatracúrio 0,2 mg/kg IV *ou* 　Rocurônio 0,6-1,2 mg/kg IV *ou* Manutenção da anestesia 　O_2 30-100% 　± N_2O 0-70% *mais* 　Desflurano ou sevoflurano Reversão do relaxamento muscular 　Neostigmina 0,07 mg/kg IV *mais* 　Glicopirrolato 0,01 mg/kg IV Analgesia 　Fentanil 25 µg IV titulado até o efeito, até 100 µg total 　Morfina 1-4 mg IV titulado até o efeito até 8 mg total 　(Monitorar para depressão respiratória) Profilaxia da náusea 　Dolasetron 12,5 mg IV 　± Metoclopramida 10 mg IV 　Considerar colocação de tubo OG e sucção para pacientes em risco de náuseas e vômitos pós-operatórios (NVPo) O_2 100% Aspiração da orofaringe Extubação (baseado nos critérios padrões de extubação)	Midazolam 2 mg IV (na sala de preparo pré-operatório) *e* 0,25-1 mg IV durante o procedimento titulado até o efeito O_2 3-4 L/min por cânula nasal *ou* 6-8 L/min por máscara facial com capnógrafo Propofol 1-1,5 mg/kg IV então 50-100 µg/kg/min ou Dexmedetomidina 1 µg/kg por 15-20 min então 0,2-0,7 µg/kg/h *ou* Remifentanil 0,25-0,75 µg/kg/min Fentanil 12,5-25 µg IV pode ser titulado até o efeito e monitorar para depressão respiratória

OG, orogástrico
Modificada de Jaffe RA, Samuels SI. *Anesthesiologist's manual of surgical procedures*, 3rd ed. Filadélfia: Lippincott Williams & Wilkins; 2004:114-137,892-894, B1-B4.

QUADRO 11.3 Complicações da lipoaspiração

- Hipervolemia
- Hipovolemia
- Toxicidade por lidocaína
- Embolia pulmonar
- Hipotermia

Devido aos grandes volumes de fluidos utilizados durante esse procedimento, há um potencial para sobrecarga, que pode levar à insuficiência cardíaca e edema pulmonar cardiogênico. Por exemplo, a "técnica tumescente", em que 2 a 3 mL de solução de irrigação são infiltrados para cada mL de lipoaspirado previsto, deixa para trás 50 a 70% do volume infiltrado.[5] Inversamente, a lipoaspiração de grandes volumes, na ausência de reposição líquida adequada, pode resultar em hipovolemia moderada a severa, com possibilidade de choque. Embora antes do uso da tumescência a perda sanguínea excessiva tenha sido mais comum nos primeiros dias da lipoaspiração, ela ainda é preocupante. Relacionado a todas essas preocupações há o risco da hipotermia, considerando os grandes volumes de soluções de irrigação não são tipicamente aquecidas. A infusão rápida de grande volume de fluido relativamente frio pode rapidamente baixar a temperatura corporal a níveis perigosos. Deve-se ter muito cuidado para manter a temperatura corporal do paciente, valendo-se de sistemas de ar quente e aquecedores de líquido intravenoso. Outras complicações incluem embolia pulmonar, embolia gordurosa, lesão de nervos periféricos e perfuração da cavidade abdominal.[5]

Os riscos a longo prazo estão relacionados à mobilidade reduzida, particularmente se a cirurgia envolver as pernas ou o abdome inferior. O paciente apresenta risco aumentado de desenvolver trombose venosa profunda (TVP), de modo que o tratamento profilático dessa condição pode ser necessário.

Por fim, como é o caso de todos os procedimentos cirúrgicos, pode haver inflamação ou infecção pós-operatória resultante do trauma tecidual. Os antibióticos profiláticos pré-incisionais são rotineiramente usados e reduzem bastante esses riscos.

Mamoplastia de aumento

A primeira tentativa de aumento mamário foi realizada no final do século XIX, quando um cirurgião transplantou um lipoma do dorso de uma mulher para suas mamas. Vários materiais têm sido usados com o passar dos anos, de injeções de parafina líquida a implantes com gel, até expansores permanentes de tecido, ainda em uso.

Embora os implantes sejam usados na prática cirúrgica desde a década de 1960, os problemas associados aos implantes com gel de silicone resultaram em uma moratória sobre sua utilização, emitida pelo Food and Drug Administration (FDA) em 1991, para procedimentos estéticos de rotina, resultando na procura de um material alternativo. Embora os implantes de solução salina provaram ser uma alternativa mais segura, os problemas com vazamentos reduziram seu uso. Muitos cirurgiões preferiam a durabilidade e o aspecto do implante de gel de silicone. Em abril de 2005, o órgão consultivo do FDA fez uma recomendação para permitir que um dos dois fabricantes de implantes mamários de silicone comercializasse o produto nos EUA, após uma proibição de 13 anos.

A experiência mostra que esses tipos de implantes têm melhor efeito quando colocados entre as camadas musculares da parede torácica. A cirurgia moderna envolve a colocação de um implante que pode ser expandido periodicamente por injeções sequenciais de solução salina, de um reservatório interno, até obter o efeito desejado.

Procedimento

Os implantes mamários são colocados através de incisões na pele, cujo acesso pode ser feito em diferentes locais. A incisão inframamária é o local mais comum, envolvendo uma incisão de 3 a 4 cm na prega inframamária. As localizações alternativas incluem as regiões periareolar, transaxilar ou periumbilical.

Colocar o implante atrás da mama, mas acima do peitoral ou atrás do músculo peitoral, sob a mama, é uma decisão tomada pelo cirurgião com base em sua experiência e na preferência da paciente. As desvantagens da colocação submuscular incluem dor pós-operatória aumentada, limitação no tamanho do implante e potencial para que o implante se movimente lateralmente. As vantagens incluem menos alterações sensoriais em torno do mamilo, menor sangramento, contratura capsular reduzida e facilidade de interpretar os exames mamográficos no futuro.

Em geral, o procedimento leva de 1 a 3 horas, e as mamas costumam ser envolvidas em ataduras compressivas para ajudar a reduzir a inflamação e a formação de hematomas. A analgesia pós-operatória com frequência é realizada com opioides intravenosos e analgesia controlada pela paciente, se hospitalizada, com transição para analgésicos opioides via oral. A maioria das pacientes recebe alta no dia da cirurgia, a menos que existam condições clínicas preexistentes ou aspectos de dor pós-operatória que requeiram maior atenção; neste caso, ela pode ser internada.

Técnica anestésica

O aumento das mamas costuma ser realizado sob anestesia geral. Esse procedimento também pode ser realizado usando-se anestesia local, em combinação com sedação ou uma anestesia do tipo cuidado anestésico sob monitoração, embora não seja comum (Tabela 11.2).

Complicações

O problema mais comum associado aos implantes mamários é a contratura capsular, resultante da fibrose e da contratura dos tecidos em torno do implante. Isso pressiona o implante e pode distorcê-lo, causando dor.

Devido às frequentes alterações de posição de supino para ortostatismo e as mudanças subsequentes nas pressões pulmonares, bem como a proximidade do procedimento cirúrgico à parede torácica, o pneumotórax é um risco potencial da cirurgia mamária. Assim como em todos os procedimentos cirúrgicos, há risco de sangramento e infecção. O sangramento excessivo pode requerer reoperação. Já em caso de infecção, talvez seja necessário remover o implante e, uma vez que tenha sido tratada, reinseri-lo.

Mamoplastia redutora

Muitas mulheres são geneticamente predispostas à macromastia, condição que pode ser agravada pelo ganho de peso ou pelas influências hormonais como a gestação. As técnicas de redução mamária se desenvolveram nos últimos 100 anos tanto para fins estéticos quanto funcionais. Um ciclo de aumento de peso, colocando estresse crescente sobre os ligamentos suspensórios da mama, resulta na sua descida progressiva.

Procedimento

Numerosas técnicas são conhecidas para a redução das mamas; a grosso modo, elas podem ser divididas na remoção do tecido mamário com formação de pedículo ou, menos comumente, na lipoaspiração isolada. Quando a mama se torna muito grande, é típico remover grandes quantidades de tecido, deixando um pedículo que fornece um suprimento sanguíneo adequado. Se a mama não é extremamente pendular ou grande e a pele reteve sua elasticidade, uma lipoaspiração pode ser utilizada. Esta técnica permite cicatrizes mínimas, mas pode resultar em lesão nervosa sensorial.

A paciente será marcada para definir o novo local do mamilo após o tecido mamário ter sido removido. O tecido em excesso é removido, e ocorre o processo de reformatar a mama existente. É vital manter um bom suprimento sanguíneo para a pele e o tecido mamário restantes. Esse procedimento pode levar de 1 a 2 horas por mama, dependendo da extensão da redução. As pacientes podem receber alta no dia da cirurgia ou permanecer no hospital de um dia para o outro, em especial, se a analgesia pós-operatória é uma preocupação.

Após a operação, as mamas são envolvidas em ataduras compressivas para minimizar a inflamação e a formação de hematomas. O controle da dor será administrado conforme necessário. Drenos podem ser colocados no momento da operação para coletar qualquer acúmulo de sangue ou líquido inflamatório. Sua remoção, em geral, ocorre após 1 dia. O acompanhamento da paciente ocorre cerca de 2 semanas após a cirurgia, novamente em 3 meses e, por fim, aos 6 meses, quando o edema deve ter desaparecido. Pode levar um ano ou mais para o aspecto final ser evidente.

Técnica anestésica

A mamoplastia redutora é, na maioria das vezes, realizada com anestesia geral, precedida por sedação leve e/ou um ansiolítico (Tabela 11.2).

Complicações

Uma importante complicação desse procedimento é a lesão ao mamilo e o comprometimento de seu suprimento sanguíneo. Outras complicações incluem sangramento, acúmulo de líquidos inflamatórios levando a um seroma e à infecção. A reoperação é rara, e a maioria das pacientes é capaz de retomar as atividades normais dentro de 1 mês após a cirurgia.

Blefaroplastia

A cirurgia de pálpebras tem sido realizada há mais de 100 anos, mas apenas nas duas últimas décadas foram feitas melhoras significativas tanto em termos da compreensão das condições subjacentes quanto do seu tratamento bem-sucedido. Planejar o procedimento envolve decidir quanta pele e gordura necessitam ser removidas e determinar o local da glândula lacrimal, que pode necessitar ser reposicionada.

Procedimento

O procedimento dura de 1 a 3 horas, dependendo das características. Se todas as quatro pálpebras serão operadas, o cirurgião provavelmente irá trabalhar primeiro nas superiores e então nas inferiores.

Em geral, o cirurgião fará incisões seguindo as linhas naturais das pálpebras: nas pregas das pálpebras superiores, e logo abaixo dos cílios nas inferiores. As incisões podem se estender até os cantos externos dos olhos. O cirurgião separa a pele do tecido adiposo e do músculo subjacentes, remove a gordura em excesso e, na maioria das vezes, retira parte da pele flácida e do músculo. As incisões são então fechadas com suturas muito finas.

Se há um bolsão de gordura atrás da pálpebra inferior, sem necessitar de remoção de pele, o cirurgião pode realizar uma blefaroplastia transconjuntival. Nesse procedimento, a incisão é feita dentro da pálpebra inferior, sem deixar cicatriz visível. Em geral, isso é realizado em pacientes mais jovens, com pele mais grossa e mais elástica.

Após a cirurgia, os olhos serão lubrificados e cobertos com curativo. O paciente pode apresentar edema e hematomas nas primeiras 24 horas; bolsas de gelo costumam ser aplicadas na face para minimizar a inflamação. O paciente, na maioria das vezes, recebe alta no dia da cirurgia.

Técnica anestésica

A blefaroplastia costuma ser realizada sob anestesia local junto com cuidados anestésicos sob monitoração (Tabela 11.2). Recomenda-se consultar o assunto na seção de Ritidectomia (*lifting* facial) sobre o uso de dexmedetomidina durante a anestesia intravenosa total na cirurgia facial estética.

Complicações

A complicação mais grave é a cegueira, embora muito rara, com uma incidência de 0,04%.[8] Isso pode ocorrer devido ao sangramento dentro e atrás do olho, causando pressão sobre o nervo óptico e seu suprimento sanguíneo. Caso isso ocorra, requer atenção imediata e cirurgia subsequente. Pode ocorrer ectrópio pós-operatório se houver uma grande excisão de pele da pálpebra inferior.[5] Abrasões corneanas também podem surgir, requerendo uma consulta com oftalmologista. O tratamento, em geral, corresponde à utilização de pomadas e cicatrização. Outras complicações incluem infecção da ferida operatória, formação de abscesso em torno das suturas, edema excessivo ou sangramento. Além disso, os olhos podem ficar muito secos, a pálpebra inferior pode se retrair para baixo ou é possível um ectrópio se desenvolver.

Rinoplastia

Este é um dos mais antigos e conhecidos procedimentos de cirurgia plástica, com registros históricos datando dos tempos egípcios, quando pessoas com deformidades nasais já realizavam tratamento corretivo.

A rinoplastia moderna abrange uma ampla gama de procedimentos cirúrgicos no nariz, realizados para melhorar tanto a função quanto o aspecto. Há duas abordagens principais: rinoplastia aberta e fechada. A do tipo aberto envolve incisões internas e externas, enquanto as técnicas fechadas baseiam-se somente em incisões internas. Foi sugerido que as técnicas fechadas envolvem tempos operatórios mais curtos, menos dissecção, minimizam a cicatriz e a inflamação, além de ajudar o paciente a se recuperar mais rapidamente.

Procedimento

A cirurgia, na maioria das vezes, leva de 1 a 2 horas, e o cirurgião decide o melhor modo de remodelar o nariz, de trabalhar no septo a esculpir a ponta. Caso um trabalho extensivo seja requerido, o que quase sempre ocorre, pode ser realizada uma osteotomia, envolvendo uma fratura controlada através de certos componentes ósseos nasais.

Após a cirurgia, provavelmente ocorrerão edema e hematoma significativos. Uma tala será aplicada para ajudar o nariz a manter sua nova forma. Bolsas de gelo ou talas plásticas moldáveis também podem ser colocadas nas narinas para estabilizar o septo.

No começo, o paciente pode notar que o edema e os hematomas em torno dos olhos aumentam, atingindo um pico após 2 ou 3 dias. Aplicar compressas frias reduz esse quadro. A maior parte do edema e dos hematomas deve melhorar dentro de 2 semanas. Os pacientes recebem alta no dia da cirurgia.

Técnica anestésica

A rinoplastia pode ser realizada sob anestesia local ou geral, dependendo da extensão do procedimento. Com a anestesia geral, tamponamento orofaríngeo é geralmente colocado após a intubação do paciente para impedir o sangue de escorrer para o esôfago. Além disso, um tubo orogástrico deve ser colocado para aspirar qualquer sangue ou líquidos do estômago, em uma tentativa de evitar os vômitos pós-operatórios; o tubo orogástrico deve ser removido antes da alta do paciente. Com anestesia local e sedação/cuidados anestésicos sob monitoração, como o reflexo nauseoso está intacto, o tamponamento orofaríngeo não é colocado (Tabela 11.2).

Complicações

As principais complicações da rinoplastia relacionam-se ao sangramento, que pode obstruir o nariz, ou ao edema facial significativo. Deve-se fornecer orientação pré-operatória sobre atividades específicas que o paciente deve tentar evitar, como tosse, espirro ou qualquer manobra que eleve a pressão arterial, pois podem provocar sangramento e inflamação. Pode ser necessário ter apoio emocional, visto que esse tipo de cirurgia tem um impacto visual profundo e em geral requer algumas semanas para a recuperação. Em alguns casos, uma nova cirurgia pode ser necessária. Outras complicações incluem infecções, abscessos nos pontos e dor pós-operatória prolongada.

Ritidectomia (*lifting* facial)

Esse tipo de procedimento data do início do século XX; porém, assim como a maioria dos procedimentos de cirurgia plástica, nos últimos 20 ou 30 anos, houve grandes avanços em uma variedade de técnicas. Um *lifting* facial pode fornecer um dos efeitos mais consideráveis na cirurgia plástica estética.

Procedimento

Embora os cirurgiões planejem e realizem o procedimento a seu modo, na maioria dos casos, inicia-se com a administração de lidocaína em combinação com adrenalina, as quais são injetadas subcutaneamente para anestesiar a área da cirurgia, reduzir a quantidade de sangramento e ajudar a elevar a pele sobre a camada muscular subjacente. O procedimento também pode ser realizado sob sedação intravenosa, dependendo da preferência do paciente, do cirurgião e do anestesiologista. As incisões em geral são feitas contornando a linha dos cabelos, na têmpora, e continuando em torno da parte superior da orelha, estendendo-se até o lobo da orelha ou abaixo, em certos casos.

O cirurgião necessitará separar a pele da gordura e da camada muscular subjacentes. O músculo subjacente será estendido, e o excesso de gordura pode ser removido. Uma vez que o cirurgião estiver satisfeito com o resultado desejado, as várias camadas de tecido serão suturadas. A incisão cutânea pode ser fechada com suturas ou pequenos grampos de metal. Um dreno pequeno pode ser colocado para prevenir o acúmulo de líquido, e um pomada antibiótica pode ser aplicada à pele suturada, seguida por ataduras compressivas para minimizar o edema.

A maioria dos pacientes recebe alta no dia da cirurgia ou, se necessário, no dia seguinte. É possível alguma dor, hematomas e inflamação. Algumas semanas são necessárias para finalmente ocorrer. Neste meio tempo, compressas de gelo nas primeiras 48 horas podem ajudar a reduzir os hematomas e o edema. A maioria dos pacientes irá solicitar analgésicos orais para a dor. O edema pós-operatório, em especial em torno dos olhos, é comum.

Técnica anestésica

No passado, realizar a ritidectomia sob anestesia geral era padrão. Porém, com os avanços nos agentes anestésicos de ação curta e a orientação ao paciente, combinados com um maior número de procedimentos ambulatoriais, muitos pacientes solicitam:

- sedação;
- alívio da ansiedade;
- não ter consciência do que está acontecendo (durante o procedimento);
- ficar livre de dor;
- não ter náuseas e vômitos pós-operatórios;
- não receber um tubo endotraqueal ou anestesia geral.

No Beth Israel Deaconess Medical Center, usou-se uma técnica de anestesia intravenosa total, usando dexmedetomidina (DEX) em combinação com propofol, cetamina e midazolam. Essa técnica utiliza uma combinação de sedação, ansiólise e analgesia não opioide.

A DEX situa-se no grupo farmacológico dos α_2-agonistas. Possui propriedades sedativas, analgésicas e ansiolíticas, além de reduzir a necessidade de outros sedativos e analgésicos nos períodos intraoperatório e pós-operatório.

O que levou a DEX a ser utilizada na cirurgia facial estética é a segurança adicional aos pacientes. Os efeitos cardiorrespiratórios da DEX combinam a sedação intravenosa, enquanto permitem ao paciente respirar de forma espontânea, sem a necessidade de oxigênio suplementar. Isso evita o risco de combustão na combinação de oxigênio e eletrocautério/*laser*, comumente usados nos procedimentos ambulatoriais.

Recentemente, realizou-se um estudo retrospectivo avaliando 170 pacientes que receberam sedação intravenosa com DEX, o que parece ser um anestésico seguro e efetivo para os pacientes que realizam cirurgia facial estética.

Conforme os estudos em andamento, pretende-se aqui fornecer evidências para orientar o uso da DEX, nos EUA, nos procedimentos ambulatoriais. Eis um resumo da técnica:

- Midazolam 2 a 4 mg, IV, na sala de preparo; 2 a 4 mg, IV, adicionais podem ser dados no bloco cirúrgico.
- Todos os anestésicos e analgésicos IV são diluídos até uma base "10": 10 μg/mL (DEX, fentanil) ou 10 mg/mL (propofol, cetamina).
- Uma vez no bloco cirúrgico, enquanto os monitores-padrão da ASA estão sendo colocados, doses de ataque de DEX (1 μg/kg) e cetamina (0,25-0,75 mg/kg) infusão em 10 a 15 minutos são iniciadas.
- Um cateter urinário é inserido no término da dose de ataque; a falta de movimento ou resposta verbal durante a inserção do cateter urinário é uma boa indicação de que um nível adequado de sedação foi obtido para a injeção facial de anestésico local.
- Uma infusão de DEX é continuada em 0,2 a 0,7 μg/kg/h e uma infusão de cetamina é continuada em 10 a 50 μg/kg/min.
- Uma infusão de propofol de 10 a 30 μg/kg/min é iniciada durante a assepsia e colocação de campos, e titulada com base na resposta do paciente à injeção de anestésico local na área cirúrgica desejada.
- Se o paciente é incapaz de tolerar a injeção de anestésico local, 1 a 2 mL de DEX (10 μg/mL) e 1 a 2 mL de cetamina (10 mg/mL) são injetados em *bolus*.
- Em pacientes refratários, 1 a 2 mL de fentanil (10 μg/mL) podem ser dados e titulados pela frequência respiratória do paciente.

- Midazolam 1 a 2 mg, IV, a cada 1 a 2 horas pode ser dado para manter o paciente inconsciente.
- O paciente geralmente realiza esse procedimento sem oxigênio suplementar. No caso de dessaturação, o cirurgião deve interromper o uso do eletrocautério e realizar uma manobra de extensão da mandíbula. Se a dessaturação persistir, o oxigênio suplementar é então administrado pela equipe de anestesia através de uma máscara facial.
- No término do caso, todas as infusões são interrompidas quando as ataduras cirúrgicas forem colocadas. Em geral, o paciente está alerta dentro de 5 a 10 minutos e é capaz de se movimentar sozinho até a maca de transporte.

Consulte o assunto no texto sobre o uso de DEX durante técnica de anestesia intravenosa total para a cirurgia facial estética.[7]

Complicações

Do ponto de vista cirúrgico, esse procedimento não está associado a muitas complicações. Devido ao extenso suprimento vascular da face, o sangramento com formação de hematoma subsequente raras vezes ocorre. Pode haver dormência da face (que em geral melhora), sangramento precoce que costuma cessar de forma espontânea e, por fim, edema e hematomas no pós-operatório. Embora o paciente possa retornar às atividades laborais dentro de uma semana após o procedimento, não é recomendado que se realize, pelo menos por algumas semanas, atividades extenuantes.

Para o anestesiologista, a toxicidade sistêmica pelo anestésico local pode ser minimizada mantendo-se a dose de lidocaína em/ou abaixo de 5 mg/kg (7 mg/kg com adrenalina). Uma captação maior do anestésico local pode ocorrer devido à vascularização da face.

Transplante capilar

O transplante capilar iniciou na década de 1960 com o trabalho de Orentreich, um dermatologista. Com uma ampla variedade de soluções existentes no mercado, todas alegando restaurar o crescimento capilar ou prevenir sua queda, o tratamento definitivo permanece sendo a implantação cirúrgica. Embora muitos acreditem que a perda de cabelos (alopecia) seja um fenômeno masculino, aproximadamente 15 milhões de mulheres nos Estados Unidos sofrem dessa doença junto com 40 milhões de homens.

Um fator significativo na alopecia é a conversão de testosterona em diidrotestosterona. Alguns indivíduos têm doenças autoimunes que resultam em vasta perda dos cabelos.

Ao planejar o tratamento, determina-se a extensão da perda capilar e avalia-se o paciente pelo padrão Hamilton. Aqueles com a maior área de perda de cabelos não são os melhores candidatos, pois o resultado mais natural é obtido naqueles com perda limitada. O tratamento clínico envolve o uso de soluções tópicas de minoxidil e comprimidos de finasterida.

Procedimento

O transplante capilar envolve a seleção de uma área doadora no couro cabeludo do paciente, da qual os cabelos podem ser coletados, conhecida como *minienxertos* e *microenxertos*. Os enxertos capilares variam de uma tira contendo até 50 fios aos menores microenxertos, que podem consistir em fios individuais. A diferença entre os tipos é o resultado final. O resultado de aspecto mais natural deriva da coleta de fios individuais e do seu implante um a um.

Uma vez que o local doador no corpo é identificado, o cabelo é cortado para permitir facilidade de acesso ao fio e a seu folículo. Um enxerto em "saca-bocado", envolvendo uma porção circular do couro cabeludo e dos fios, ou uma tira de cabelos podem ser coletados. O local doador pode requerer uma pequena sutura, para que a pele cicatrize rapidamente. Assim que estiverem prontos para o transplante, os enxertos são introduzidos de modo progressivo na área a ser tratada. Como o transplante capilar leva tempo, esse processo em geral requer múltiplos tratamentos ao longo de semanas ou meses, dependendo do tamanho da área que está sendo tratada. Os enxertos são colocados a aproximadamente 3 mm um do outro, de modo a preservar o suprimento sanguíneo do couro cabeludo. O conhecimento da distribuição dos nervos sensoriais cutâneos do couro cabeludo auxilia o cirurgião a anestesiar de maneira adequada a área a ser tratada.

Um procedimento de maior extensão envolve levantar um retalho de uma área do couro cabeludo que seja bem recoberta por cabelos. Uma vez que o local doador é identificado, sem lesar seu suprimento sanguíneo, o retalho pode ser rotado para recobrir a área calva. Como alternativa, uma área de calvície pode ser tratada por excisão daquela região do couro cabeludo. Esses dois métodos não são indicados para todos os pacientes, mas têm a vantagem de atingir seus resultados com rapidez.

Complicações

O transplante capilar é um procedimento cirúrgico de baixo risco, desde que o paciente não tenha diátese hemorrágica subjacente ou reação conhecida à anestesia local. O uso excessivo de anestésico local durante um procedimento longo pode evoluir para toxicidade anestésica local e causar complicações neurológicas e cardíacas sérias. A dor pode ser tratada com medicação oral, conforme necessário.

Técnica anestésica

A técnica anestésica mais comum para os procedimentos de transplante capilar é o uso de anestésicos locais. A ansiólise pode ser obtida com midazolam 0,5 a 2 mg, IV, alguns minutos antes do início do procedimento, ou lorazepam 1 a 2 mg, VO, 1 hora antes.

PROCEDIMENTOS ESTÉTICOS NÃO CIRÚRGICOS

Em 2005, a ASAPS estimou que 12,5 milhões de procedimentos estéticos cirúrgicos e não cirúrgicos foram realizados nos Estados Unidos; 75% deles foram não cirúrgicos. Os procedimentos estéticos não cirúrgicos mais comuns são listados no Quadro 11.4. Para garantir a segurança do paciente, independentemente de onde o procedimento é realizado, caso seja utilizada qualquer anestesia, recomenda-se a adesão estrita aos padrões da ASA para o preparo anestésico, a monitoração do paciente e a técnica, conforme indicado nas Tabelas 11.1 e 11.2 e nos Quadros 11.1 e 11.2 (ver também Capítulo 5).

QUADRO 11.4 Procedimentos cosméticos não cirúrgicos mais comuns

- Dermoabrasão
  - Dermoabrasão mecânica
  - Dermoabrasão a *laser*
  - Microdermoabrasão
- *Peelings* químicos

Uma equipe familiarizada e habilitada em relação à administração de sedativos, ansiolíticos, analgésicos intravenosos, bem como ao manejo das vias aéreas, deve estar presente durante todo o procedimento cirúrgico. Em muitos casos, somente doses pequenas de sedativos e ansiolíticos são usadas, de modo que, nos EUA, a presença de um anestesiologista pode ser desnecessária e seu custo, proibitivo. Enfermeiros anestesistas certificados registrados (CRNAs) e enfermeiros registrados (RNs) habilitados em "técnicas de sedação consciente" são requeridos em muitos casos para a administração dessas medicações e monitoração do paciente durante os procedimentos.[*] Na maior parte dos Estados Unidos, os CRNAs devem trabalhar sob a supervisão de um anestesiologista, mas, em alguns estados ou em áreas rurais, podem ficar sob a supervisão de um médico ou do cirurgião que irá realizar o procedimento. Não importa quais sejam os regulamentos específicos, se doses maiores de

---

[*] N. de T.: No Brasil, o ato anestésico é reconhecido como um ato médico, portanto vedado aos profissionais que não possuem graduação em medicina.

sedativos e ansiolíticos forem requeridas, um anestesiologista deve estar presente durante todo o procedimento cirúrgico.

Procedimentos

Dermoabrasão

Esta técnica, desenvolvida em Nova York, na década de 1950, por Abner Kurtin, é indicada para uma variedade de condições dermatológicas. Ela é usada especialmente na face por uma área visível e alta concentração de glândulas pilossebáceas, as quais apresentam impacto no processo de cricatrização. É usada no tratamento de cicatrizes de acne e de lesões traumáticas e procedimentos cirúrgicos. Também pode ser usada para suavizar áreas de pele que estão grossas. A dermoabrasão não é um tratamento perfeito da pele, porém, em especial no paciente com rugas leves a moderadas e cicatrizes, ocorre uma melhora significativa. O desenvolvimento da dermoabrasão a *laser* ocorreu na década de 1980 e se tornou mais popular recentemente.

É importante, a princípio, identificar, com acurácia, o tipo de pele do paciente. As classificações mais usadas são a de Fitzpatrick, do tipo I (sempre se queima do sol, pele clara) ao tipo VI (nunca se queima, pele negra), ou a de Obagi, que leva em conta outros fatores, incluindo espessura, firmeza, fragilidade e oleosidade. Com base no tipo de pele, um plano de tratamento é proposto no contexto de resultados atingíveis e complicações potenciais. A pele escura pigmentada, em particular, é propensa a desenvolver cicatrizes hipertróficas. O risco de desenvolver essa complicação pode superar os benefícios desejados.

A dermoabrasão é contraindicada em certas condições, em especial, as colagenoses, a esclerodermia e a cútis flácida, que podem resultar em fibrose subsequente. O uso recente ou corrente de isotretinoína, que lesa as glândulas pilossebáceas, auxiliares no processo de cicatrização, também é uma contraindicação. A radioterapia prévia ao local também é uma contraindicação relativa.

Técnicas mais novas e avançadas com riscos potencialmente menores de complicações têm sido desenvolvidas. A microdermoabrasão usa minúsculas partículas de óxido de alumínio (comparável à areia fina), que são propelidas na superfície da pele e aspiradas, levando com elas as células mortas da pele.

A luz intensa pulsada (LIP), conhecida como *fotorrejuvenescimento, lifting da hora do almoço,* usa pulsos rápidos de luz que causam lesão térmica limitada às camadas inferiores da pele, sem romper a superfície. Visa à redução permanente de pelos, melhora de capilares rompidos e aranhas vasculares, além de redução da flacidez da pele.

Os díodos emissores de luz (LED), também conhecidos como *fototerapia*, correspondem a uma luz aplicada à pele, emitindo um fluxo específico de onda de luz que passa através das camadas superficiais até os vasos sanguíneos e o colágeno. São usados para reduzir as linhas finas e rugas, lesão solar, acne rosácea, eczema e psoríase. Os tratamentos com LED são bons em combinação com os *peelings* químicos, a microdermoabrasão e os tratamentos faciais.

A microcorrente é uma tecnologia de corrente elétrica de baixo nível usada para manipular os músculos faciais, melhorando o tônus muscular subjacente. A microcorrente estimula a circulação, auxiliando a produção de colágeno, elastina e trifosfato de adenosina (ATP). Pode constituir um tratamento individual ou ser usada em combinação com a microdermoabrasão ou LIP.

Dermoabrasão mecânica

A área que vai sofrer dermoabrasão é identificada e marcada com clareza. Um anestésico é infiltrado na área e deixado permear.

O cirurgião, então, aplica o dispositivo manual através da pele, variando a profundidade e a velocidade do processo. Inicialmente haverá pouco ou nenhum sangramento; porém, à medida que mais camadas de pele são atingidas e removidas, mais pontos de sangramento se tornarão evidentes. Em geral, não é necessário continuar além desse ponto – também há um risco maior de formação de cicatrizes. Esponjas com solução salina embebidas em adrenalina podem ser aplicadas para reduzir as áreas de sangramento.

No final do procedimento, uma pomada tópica usualmente é aplicada à pele que sofreu abrasão. A preparação específica varia, mas sua base é a vaselina; os antibióticos tópicos costumam ser evitados devido à tendência de provocar inflamação. É importante evitar a exposição direta ao sol por uma semana – esse é o período requerido para ocorrer a reepitelização da pele. Pode levar alguns meses antes que seja visto um aspecto normal da pele.

Dermoabrasão a laser

Uma alternativa à dermoabrasão mecânica envolve o uso de *laser*. Embora os primeiros *lasers* na década de 1980 usassem uma onda contínua de energia, as pesquisas levaram aos *lasers* pulsados, que possuem menos efeitos colaterais, notadamente uma área menor de dano circundante. Mais uma vez, um exame formal e a avaliação do tipo de pele são feitos. Uma história de infecções de pele pode requerer tratamento antes do procedimento. As infecções ativas são uma contraindicação para esse procedimento. A dermoabrasão a *laser* é um procedimento que requer mais envolvimento, iniciando 4 a 6 semanas antes com aplicações diárias de cremes, que podem incluir ácido retinoico, hidroquinona e α-hidroxiácido.

Após o procedimento, a face é recoberta com um curativo semioclusivo que permanece até a pele ter cicatrizado ou com a aplicação de uma pomada diretamente na pele. Antibióticos orais, antivirais, anti-inflamatórios e analgésicos em geral são prescritos. A pele deve ser tratada como uma queimadura de segundo grau, de modo que se deve ter cuidado ao lavar e ter contato com a luz solar. Dependendo da profundidade do tratamento, a recuperação pode levar algumas semanas. Os pacientes podem apresentar alguma secreção líquida e formação de crostas sobre os locais de abrasão. Os curativos são usados até as camadas superficiais da pele terem se reepitelizado. Os efeitos finais do procedimento podem levar até um ano para serem observados.

Peelings químicos

Este procedimento envolve a aplicação de substâncias químicas à pele, fenol ou ácido tricloroacético, para produzir uma queimadura superficial. Uma vez que a cicatrização dos tecidos e o processo de reepitelização estejam completos, a pele fica mais lisa e firme. Histologicamente, há quantidades aumentadas de colágeno e fibras elásticas na derme subjacente.[8]

Complicações

Um dos maiores riscos potenciais desses procedimentos é o desenvolvimento de uma infecção. Se houver, deve ser tratada rapidamente para evitar cicatrizes. Como mencionado, também há um risco de desenvolver cicatrizes hipertróficas. Se estas se desenvolverem, é realizado tratamento com esteroides tópicos, curativos compressivos ou de silicone. A hiperpigmentação também pode ser um problema e deve ser tratada com hidroquinonas e agentes branqueadores. Além disso, o paciente pode desenvolver uma pele sensível, propensa à inflamação quando em contato com outros agentes tópicos. As áreas tratadas também podem se tornar hipopigmentadas, particularmente em indivíduos com pele mais escura. As complicações menos comuns, porém sérias, incluem a lesão corneana devido à proteção ocular insuficiente durante o procedimento e o desenvolvimento de ectrópio, em especial, após a dermoabrasão a *laser* repetida da pálpebra inferior.

Técnica anestésica

Um anestésico tópico simples com infiltração local pode ser suficiente para alguns pacientes. A técnica mais utilizada é um bloqueio regional na região da face e do colo, junto com alguma sedação intravenosa. Se necessário, um paciente pode requerer anestesia geral, embora esta não seja a prática comum.

PROCEDIMENTOS DENTÁRIOS

De acordo com a Society of Dental Anesthesiologists, nos EUA, a maioria dos procedimentos dentários realizados no consultório dentário não requer os serviços de um anestesiologista (Quadro 11.5). Os dentistas são treinados no uso de ansiolíticos, sedativos, óxido nitroso e manejo das vias aéreas. Porém, dependendo das necessidades específicas do paciente ou da complexidade do procedimento, um estado mais profundo de sedação pode ser necessário. Alguns pacientes simplesmente preferem um nível maior do que outros. Crianças, portadores de necessidades especiais e pacientes com fobia dentária podem requerer um nível maior de sedação. A anestesia local é a forma mais usada no consultório dentário.

A sedação profunda e a anestesia geral são usadas para procedimentos complexos e para pacientes que apresentam dificuldades em controlar os seus movimentos ou que sentem que necessitam de um nível mais profundo de anestesia durante o tratamento.[9] Para garantir a segurança do paciente, independentemente de onde o procedimento é realizado, se qualquer anestésico for utilizado, recomenda-se a adesão estrita aos padrões da ASA para o preparo anestésico, a monitoração do paciente e a técnica, como mostrado nas Tabelas 11.1 e 11.2 e nos Quadros 11.1 e 11.2.

Procedimentos

Os dentistas podem recomendar um procedimento por diversas razões, incluindo a prevenção da doença dentária e gengival, a restauração de dentes danificados ou perdidos e os cuidados estéticos para melhorar o aspecto dos dentes. Alguns são simples, enquanto outros são mais demorados, portanto a complexidade do procedimento e da anestesiologia necessária irá variar.[10]

QUADRO 11.5 Procedimentos dentários mais realizados nos EUA

- Obturações
- Restauração e reposição de dentes
- Extração de dentes sisos
- Tratamento de canal

Obturações

Os dentes afetados por deterioração (cáries ou cavidades) requerem obturação. Há muitos tipos diferentes de obturações, incluindo ligas metálicas ou amálgamas (que contém uma combinação de prata, estanho, cobre e mercúrio e resinas compostas). Estes são conhecidos como restaurações diretas e são colocados diretamente na cavidade após a remoção da cárie. As alternativas para restaurar os dentes danificados ou ausentes incluem facetas de porcelana, coroas e restaurações com ouro, sendo conhecidas como restaurações indiretas. O amálgama dentário é o material mais conhecido. A liga de ouro é o material mais durável. Porém, as cerâmicas estão ganhando popularidade, devido a sua longevidade em relação a outros materiais da cor dos dentes.[5,11]

A anestesia é geralmente administrada pelo dentista e inclui uma combinação de anestésicos tópicos e locais. Sedativos orais leves ou ansiolíticos também podem ser utilizados.

Restauração e substituição de dentes

Quando um ou mais dentes estão muito danificados ou perdidos, podem ser restaurados ou substituídos em uma variedade de formas, incluindo coroas, pontes, dentaduras e implantes dentários. A decisão sobre o método depende do estado de saúde do paciente, da sua situação financeira ou da cobertura de seguros.

A anestesia é administrada pelo dentista e inclui uma combinação de anestésicos tópicos e locais. Sedativos orais leves ou ansiolíticos também podem ser utilizados.

Extração de dentes sisos

Também chamado de *terceiro molar*, o dente siso geralmente desenvolvem-se em jovens entre 15 e 25 anos. Como a maioria das mandíbulas é muito pequena para estes quatro molares adicionais, um procedimento de extração, algumas vezes imediatamente após irrompimento, é necessário. A maioria dos especialistas em saúde oral recomenda a sua remoção imediata, pois a extração precoce ajuda a eliminar problemas, como um dente impactado, que destrói o segundo molar. De acordo com a American Academy of General Dentistry, a impactação do terceiro molar é o distúrbio médico mais prevalente no desenvolvimento. A cirurgia de extração do siso envolve remover o tecido gengival sobre o dente, descolar delicadamente o tecido conjuntivo entre o dente e o osso, remover o dente e suturar a abertura na linha das gengivas.[5]

A anestesia é administrada pelo dentista e inclui uma combinação de anestésicos tópicos e locais junto com sedação intravenosa e, possivelmente, óxido nitroso inalatório. Alguns pacientes podem requerer anestesia geral, dependendo da extensão e da complexidade da cirurgia e das suas necessidades particulares (i.e., crianças menores, pacientes mentalmente retardados e psiquiátricos).

Tratamento de canal

O tratamento de canal destina-se a corrigir problemas da polpa dentária, o tecido mole em torno do dente que contém nervos, vasos sanguíneos e tecido conjuntivo. Antigamente, os dentes com nervos abscedados eram removidos com terapia corretiva. Agora, porém, em 95% dos casos de infecção da polpa, o dente natural pode ser salvo por meio de procedimentos endodônticos modernos. Sem tratamento, a infecção da polpa dentária se disseminará no osso em torno do dente, tornando-o incapaz de fixar o dente.

O tratamento começa com a remoção inicial da coroa do dente, para permitir acesso ao tecido da polpa. Uma vez que o tecido da polpa é exposto, a área afetada é removida. A área circundando e contendo o tecido pulpal é cuidadosamente limpa, aumentada e moldada para fornecer uma superfície limpa e passível de obturação com um preenchimento permanente, a fim de impedir qualquer infecção e desconforto subsequentes. Após a obturação, uma coroa é fabricada para completar o resgate e a restauração do dente natural. O procedimento geralmente dura várias consultas para assegurar que a polpa infectada e as bactérias associadas tenham sido removidas.[5]

A anestesia é administrada pelo dentista e inclui uma combinação de anestésicos tópicos e locais. Sedativos orais leves ou ansiolíticos também podem ser utilizados. Novamente, com base na extensão do procedimento e em diversos fatores, a escolha da técnica anestésica pode variar.

PROCEDIMENTOS ORTOPÉDICOS

A cirurgia ortopédica pode ser realizada em bloco cirúrgico hospitalar ou clínica ambulatorial, dependendo das comorbidades concomitantes do paciente. Por exemplo, pacientes saudáveis podem facilmente realizar sua cirurgia em clínica ambulatorial, enquanto pacientes muito doentes, muitos dos quais já estão hospitalizados, realizarão seu procedimento no bloco cirúrgico. Para garantir a segurança do paciente, independentemente de onde o procedimento é realizado, se qualquer anestesia for utilizada, recomenda-se a adesão estrita aos padrões da ASA para o preparo anestésico, a monitoração do paciente e a técnica, como visto nas Tabelas 11.1 e 11.2 e nos Quadros 11.1 e 11.2.

Procedimentos

Há muitas cirurgias diferentes que podem ser oferecidas aos pacientes. Os procedimentos mais realizados nos EUA são listados no Quadro 11.6.

Artrodese

Trata-se da fixação cirúrgica e da fusão de uma articulação para aliviar a dor e fornecer suporte à articulação doente. Também é conhecida como *anquilose artificial* ou *sindese*.

Artrorrise

É definida como a limitação ou restrição do movimento excessivo ou anormal de uma articulação. É utilizada para o tratamento do pé plano-valgo sintomático envolvendo uma subluxação peritalar. Nesse procedimento, um implante é colocado para bloquear o movimento talar anormal, sem lesar a articulação subtalar ou sua função.[12]

Artroplastia

Trata-se da restauração cirúrgica da integridade e do aspecto funcional de uma articulação, tipicamente usada no reparo do "dedo em martelo" sintomático.

Remoção de esporão ósseo

Trata-se do crescimento ósseo excessivo, causando dor ou limitação de movimento. Os esporões podem se desenvolver nos bordos das articulações,

QUADRO 11.6 Procedimentos ortopédicos mais realizados nos EUA
• Artrodese
• Artrorrise
• Artroplastia
• Remoção de esporão ósseo
• Remoção de gânglio
• Hálux limitado/rígido
• Hálux valgo
• Deformidade de Haglund
• Cirurgia de neuroma
• Fasciíte plantar
• Reparo de tendões

dos tendões e dos ligamentos. Em geral, sua remoção é realizada com anestesia local.[13]

Remoção de gânglio

Os gânglios são tumores benignos de tecidos moles das articulaçãos e dos tendões. Os gânglios sintomáticos são removidos por excisão cirúrgica.

Hálux limitado/rígido

Uma condição artrítica do primeiro pododáctilo que pode causar dor e perda do movimento, limitando ou impedindo a dorsiflexão do hálux ao deambular. A condição pode ser tratada com uma variedade de técnicas cirúrgicas, algumas vezes utilizando articulações artificiais para tratar a condição se a articulação está muito danificada. Estas podem ser feitas de borracha de silastic, titânio ou mesmo cerâmica.[5]

Hálux valgo (cirurgia de joanetes)

Caracteriza-se pelo aumento doloroso da articulação situada na base do hálux. Um joanete refere-se à proeminência óssea ou exostose na lateral do hálux. Um grande saco de líquido, conhecido como bursa, pode se formar sobre a articulação aumentada, podendo, então, se tornar inflamado e doloroso. A cirurgia envolve a remoção da proeminência óssea.[5]

Deformidade de Haglund

Consiste em um aumento do osso na parte posterior do calcanhar, que pode estimular o desenvolvimento de uma bursite. Várias operações são utilizadas, variando da remoção óssea à inclinação dos ossos em uma posição melhor, para aliviar o problema.[5]

Cirurgia de neuroma

Um neuroma é um nervo aumentado, em geral entre o terceiro e quarto pododáctilos, causado pela irritação nervosa e pelo pinçamento entre os ossos. Na maioria das vezes, o cirurgião remove neuromas sob o efeito de anestesia local.[5] Alguns cirurgiões utilizam fasciotomia plantar endoscópica, empregando técnicas pouco invasivas, para tratar essa condição.

Fasciíte plantar

Trata-se de uma inflamação do tecido conjuntivo encontrado na planta do pé. A maioria dos pacientes responde ao tratamento não cirúrgico, como a prescrição de ortoses, mas, por vezes, uma cirurgia é requerida. Técnicas pouco invasivas são usadas para tratar a condição.[5]

Reparo de tendões

Qualquer tendão do pé pode ser lesado, causando inflamação e dor e alterando a função normal. Um tendão comumente lesado é calcâneo (tendão de Aquiles). A maioria dos pacientes responde ao tratamento conservador. Por vezes, o tendão é dissecado de seu tecido espessado e inflamado. O alongamento do tendão algumas vezes é requerido para tratar a condição.[5]

Técnica anestésica

Os cirurgiões em geral administram um anestésico, como a lidocaína ou bupivacaína, de modo local e regional, comumente realizando bloqueio digital ou maleolar (Figuras 11.1 e 11.2). Ao decidir que anestésico, dose e medicações adjuvantes serão usados, a toxicidade sistêmica deve ser considerada. Com frequência, o anestésico local ou regional é usado junto com cuidados anestésicos sob monitoração ou anestesia local. Nesta, o uso ou não de MLA ou TET para assegurar as vias aéreas (Tabela 11.2) depende da condição clínica do paciente e da sua posição em relação à equipe de anestesiologia.

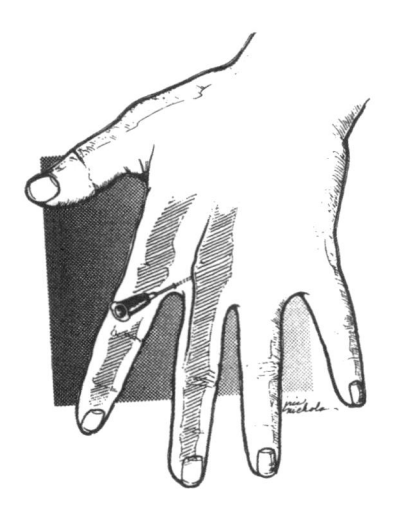

FIGURA 11.1 Bloqueio digital. Reproduzido com permissão de Mulroy MF. (Regional anesthesia: An illustrated procedural guide. 3rd ed. Filadélfia: Lippincott Williams & Wilkins; 2002:196.)

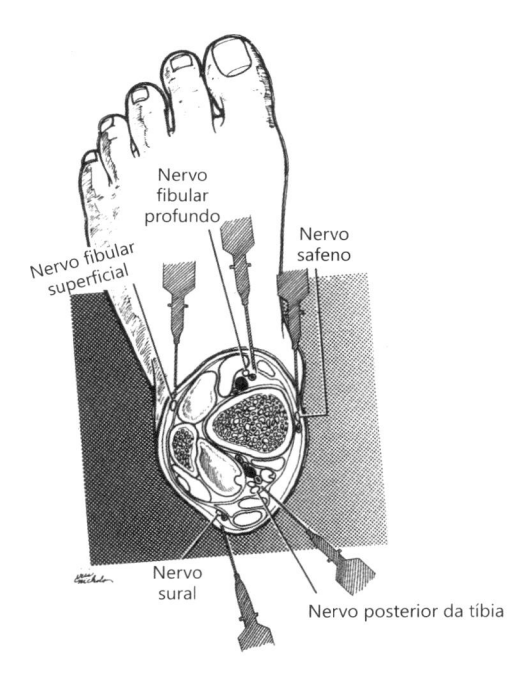

FIGURA 11.2 Bloqueio maleolar. Reproduzida com permissão de Mulroy MF. (Regional anesthesia: An illustrated procedural guide. 3rd ed. Filadélfia: Lippincott Williams & Wilkins;2002:222.)

Complicações

Assim como em outros procedimentos ortopédicos, as complicações incluem infecção (celulite, osteomielite), sinovite, tenossinovite, não união óssea e contraturas articulares.

PROCEDIMENTOS CARDIOPULMONARES

Dependendo do estado físico, segundo a ASA, do paciente e da precariedade da condição, nos EUA, os seguintes procedimentos podem ser realizados ambulatorialmente, mas muitas vezes são realizados no hospital (Quadro 11.7).

QUADRO 11.7 Procedimentos cardiopulmonares

- Ecocardiografia transesofágica
- Eletrocardioversão
- Broncoscopia

Ecocardiografia transesofágica

Um ecocardiograma transesofágico é um ultrassom que fornece uma visão melhor do coração, visto por um endoscópio passado por meio do esôfago, tipicamente usado para diagnosticar doença cardíaca e ajudar a determinar a estrutura, o tamanho e a força do coração, além de detectar quaisquer anormalidades e a avaliar a função geral.

Eletrocardioversão

Os pacientes com arritmias cardíacas sem risco de vida, como a fibrilação atrial, que apresentam sinais vitais estáveis podem realizar eletrocardioversão em uma tentativa de revertê-los a um ritmo sinusal. Isso pode ser realizado em consultório, mas, na maioria das vezes, ocorre em uma clínica ambulatorial de cardiologia localizada dentro de um hospital, devido à possibilidade dos pacientes se tornarem instáveis.

Broncoscopia

Uma broncoscopia é um procedimento diagnóstico que fornece uma visão da árvore traqueobrônquica (brônquios). Tais procedimentos incluem a broncoscopia flexível e rígida, bem como a nova broncoscopia pela técnica Super Dimension (Super D). Nesta, um campo eletromagnético é criado em torno do tórax do paciente, permitindo a análise tridimensional e que os instrumentos de broncoscopia obtenham uma amostra de tecido.[14] Em geral, esse procedimento é realizado para investigar radiografias de tórax anormais, coletar biópsias brônquicas ou secreções pulmonares ou para ajudar a diagnosticar e avaliar problemas respiratórios das vias aéreas superiores.

Dependendo, podem ser solicitadas desde uma simples sedação até uma técnica de anestesia intravenosa total ou anestesia geral (Tabela 11.2). Para segurança do paciente, independentemente de onde o procedimento é realizado, se qualquer anestésico for utilizado, recomenda-se a adesão estrita aos padrões da ASA para o preparo anestésico, a monitoração do paciente e a técnica (ver Capítulo 5).

REFERÊNCIAS

1. American Society of anesthesiologists, Committee on Communications and the Committee on Ambulatory Surgical Care. *Guidelines for office-based anesthesia*. Approved October 1999 and reaffirmed October 2004.
2. Sa Rego MM, Mehernoor FW, White PF. The changing role of monitored anesthesia care in the ambulatory setting. *Anesth Anal.* 1997;85:1020–1036.
3. Coleman WP, Glogau RG, Klein JA, et al. Guidelines of care for liposuction. *J Am Acad Dermatol.* 2001;45:438–447.

4. Iverson RE, Lynch DJ. Practice advisory on liposuction. *Plast Reconstr Surg.* 2004;113(5):1478 – 1490.
5. Inverson RE. Patient Safety in office based surgical facilities: I. Procedures in the office-based setting. *Plast Reconstr Surg.* 2002;110:1337; discussion 1343 – 1346.
6. Jaffe RA, Samuels SI. *Anesthesiologist's manual of surgical procedures,* 3rd ed. Philadelphia: Lippincott Williams & Wilkins; 2004:114 – 137, 892 – 894, B1 – B4.
7. Taghinia AH, Shapiro FE, Slavin SA. Dexmedetomidine in facial aethetic surgery: Improving anesthesic safety and efficacy. *Plast Reconstr Surg.* In Press.
8. Rao RB, Ely SF, Hoffman RS. Deaths related to liposuction. *N Engl J Med.* 1999;340:1471 – 1475.
9. Sabiston DC Jr. *Textboox of surgery: the biological basis of modern surgical practice,* 5th ed. Philadelphia: WB Saunders; 1997:1327.
10. The Academy of General Dentistry (website). 2005. www.agd.org.
11. The Canadian Dental Association (website). 2005. Cda-adc.ca.
12. The University of Maryland Medical Center. *On line resources.* 2004. www.umm.edu.
13. Dockery GL, Crawford ME. The Maxwell-brancheau arthroereisis (MBA) implant in pediatric and adult flexible flatfoot conditions. *Foot Ankle* Q. 1999;12(4):107 – 120.
14. Morgan GE Jr, Mikhail MS, Murray MJ. *Clinical anesthesiology,* 3rd ed. New York: McGraw-Hill; 2002:761 – 770.
15. Schwartz SI, Shires GT, Spencer FC, et al. *Principles of surgery,* 7th ed. New York: McGraw-Hill; 1999:1337.
16. Barash PG, Cullen BF, Stoelting RK. *Clinical anesthesia,* 4th ed. Philadelphia: Lippincott Williams & Wilkins; 2001:969 – 988.
17. Southern Ocean Country Hospital (website). 2005. www.soch.com.
18. Gildea TR, Mazzone PJ, Karnak D, et al. Electromagnectic navigation diagnostic bronchoscopy: A prospective study. *Am J Respir Crit Care Med.* 2006;174:982 -989.
19. Chung F. European Society of Anaesthesiologists. Refresher courses. *Office-based anesthesia: can it be done safely*? April 6, 2002.
20. The Society of Chiropodists and Podiatrists (website). 2005. www.feetforlife.org

12 Oftalmologia

M. Jacob Kaczmarski

Em 2005, dos 10 milhões de procedimentos ambulatoriais realizados nos Estados Unidos, cerca de 2,5 milhões foram oftalmológicos. A cirurgia de catarata é uma das mais realizadas todos os anos nos EUA.

As práticas anestésicas podem diferir de acordo com os tipos específicos de cirurgias oftálmicas. Atualmente, diferentes opções para anestesia regional e intravenosa estão disponíveis. Os pacientes que requerem cirurgia oftalmológica variam de pediátricos a idosos, saudáveis ou com algumas comorbidades clínicas. Compreender a prática anestésica para procedimentos oftálmicos é essencial para fornecer cuidado ambulatorial seguro. Visando à segurança do paciente, se qualquer sedação for utilizada, recomenda-se seguir os padrões da ASA para o preparo anestésico e a monitoração do paciente.

CONSIDERAÇÕES GERAIS EM ANESTESIOLOGIA OFTÁLMICA

Embora a maioria das cirurgias e anestesias oftálmicas não apresente complexidade, o anestesiologista deve julgar com cuidado quais pacientes são candidatos apropriados para procedimentos ambulatoriais.

A sedação e a ansiólise de profundidade variável, junto com anestesia regional, como bloqueio retrobulbar ou bloqueio do nervo facial, em geral administradas pelo oftalmologista, são as técnicas anestésicas mais utilizadas. Assim como qualquer procedimento ambulatorial, o uso da anestesia geral pode ser necessário e baseia-se em diversos aspectos relativos aos pacientes ou às considerações cirúrgicas.

A cirurgia intraocular com anestesia regional/cuidado anestésico sob monitoração (CAM) requer cooperação do paciente; o movimento durante o procedimento ou durante a realização do bloqueio pode resultar em complicações, como cegueira, perfuração do globo e hemorragia retrobulbar.

Assim, os pacientes com tosse crônica, ortopneia, ansiedade excessiva, barreira de linguagem ou agitação podem ser melhor manejados com anestesia geral, em um hospital ou clínica ambulatorial (Quadro 12.1).

QUADRO 12.1	**Contraindicações relativas à anestesia regional/CAM em oftalmologia**

- Agitação
- Tremor
- Incapacidade de cooperar
- Tosse crônica
- Barreira de linguagem
- Disfunção cognitiva
- Ortopneia
- Ansiedade excessiva

Os casos oftálmicos ambulatoriais atualmente são realizados com maior frequência, usando anestesia local/regional com ou sem CAM. Em geral, os pacientes são tratados com um sedativo leve, ansiolítico ou medicação opioide de ação curta, que pode ser administrada durante o procedimento, ou logo antes da realização da técnica regional, a qual é frequentemente a parte com a maior estimulação do paciente.

O propofol, o remifentanil e o midazolam são medicações intravenosas muito usadas, de modo individual ou em combinação, durante a cirurgia oftálmica. Um único *bolus* de propofol antes da técnica regional mostrou ser seguro em reduzir a lembrança do paciente[1], e pode continuar a ser administrado durante o procedimento, através de infusão ou *bolus*, sem sedação residual substancial. O remifentanil é popular em procedimentos oftalmológicos ambulatoriais, pois é um analgésico potente de ação ultracurta, cujos efeitos cessam com rapidez após sua suspensão. O propofol e o remifentanil têm sido usados em conjunto com excelentes resultados.[2] O midazolam é notável por suas propriedades ansiolíticas e amnésicas, possuindo uma meia-vida relativamente curta. A dexmedetomidina, um agonista dos receptores α_2, tem sido usada mais recentemente em procedimentos ambulatoriais; seus benefícios derivam de seus efeitos poupadores cardiorrespiratórios e sua capacidade de reduzir a necessidade de outros sedativos. Um ponto importante sobre a sedação é que ela deve ser titulada até um nível em que o paciente esteja alerta o suficiente para cooperar com as solicitações do oftalmologista.

A monitoração padrão (Capítulo 5) fornece vigilância adequada durante as cirurgias oftálmicas. A cabeceira da mesa em geral é rotada a 90 ou 180 graus para longe do anestesiologista. Oxigênio suplementar deve ser administrado durante o procedimento, preferencialmente com monitoração do CO_2 expirado. Uma cânula nasal é suficiente na maioria dos casos e não atrapalha o campo cirúrgico. A linha intravenosa deve ser colocada de modo que seja facilmente acessada durante a operação, e deve ser mantida uma linha direta de visão para observar a face do paciente.

ANESTESIA REGIONAL

As três principais técnicas regionais realizadas nos procedimentos oftalmológicos são os bloqueios retrobulbar, peribulbar e abaixo da cápsula de Tenon (Tabela 12.1). Todos são usados amplamente na prática clínica, e os dois primeiros podem ser realizados por anestesiologistas e oftalmologistas. Os termos *retrobulbar e peribulbar* são usados para diferenciar se a injeção de anestésico local é feita dentro ou fora do cone formado pelos músculos extraoculares. A cápsula de Tenon é uma camada de tecido fibroso semiopaco em que a solução anestésica local pode ser injetada. Ela é encontrada abaixo da conjuntiva, e se insere circunferencialmente 1 mm posterior ao limbo. Uma pequena dissecção cirúrgica é necessária para acessar esse espaço. Quando realizadas de maneira adequada, as técnicas regionais podem fornecer a anestesiologia, a acinesia e a hipotonia requeridas para a cirurgia ocular. Essas condições são importantes nas cirurgias oculares mais complicadas. Fatores como a experiência do médico, o conhecimento da anatomia e da fisiologia orbital, a composição da solução anestésica, o posicionamento do paciente e o tipo de equipamento usado, desempenham papel importante em determinar a segurança e eficácia da anestesia regional na cirurgia oftálmica.

Os pesquisadores da Johns Hopkins University realizaram uma revisão da literatura e uma análise de dados para comparar a efetividade das técnicas regionais para a cirurgia de catarata.[3] Duas das conclusões do estudo foram que os bloqueios peribulbar e retrobulbar fornecem acinesia e controle intraoperatório da dor equivalentes. Porém, ainda há variação na escolha da técnica regional e nas opiniões sobre a sua eficácia.

Anestesia peribulbar

A injeção peribulbar de anestésico local fora do cone muscular pode ser considerada alternativa mais segura e igualmente efetiva às injeções retrobul-

TABELA 12.1 Comparação das técnicas regionais em cirurgia oftálmica

Bloqueio retrobulbar	Bloqueio peribulbar	Bloqueio abaixo da cápsula de Tenon
Inserção de agulha	Inserção de agulha	Sonda/cânula de ponta romba
Início rápido	Início mais lento	Início rápido
Uma ou duas injeções	Até quatro injeções	Uma só dissecção cirúrgica
Volume menor	Volume maior	Volume menor
Dentro do cone muscular	Fora do cone muscular	Espaço abaixo da cápsula de Tenon
Risco maior	Risco menor	Risco menor

bares[4], pois há uma distância maior entre a ponta da agulha e o globo. Devido à localização da injeção, o bloqueio requer maior quantidade de anestésico local (6-8 mL) e maior tempo para fazer efeito. Além disso, a compressão orbital deve ser aplicada após as injeções, para minimizar o aumento na pressão extraocular e facilitar a disseminação do anestésico local. Em geral, a substância injetada leva alguns minutos para atingir os locais de inserção dos nervos oculomotores nos músculos extraoculares por difusão.

Em geral, a anestesia regional peribulbar é realizada com uma série de até quatro injeções, mas, recentemente, uma técnica com uma só injeção obteve resultados satisfatórios e equivalentes.[5] As abordagens comuns envolvem duas injeções usando agulha de ponta roma, de calibre 25 a 27, com aproximadamente 3,17 cm. As injeções são feitas nas regiões ínfero-temporal e súpero-nasal, logo adiante do equador do globo. A agulha não deve ser avançada a uma distância >25 mm, e deve ser sempre aspirada antes da injeção, para evitar acidente intravascular.

Alguns profissionais inicialmente realizam uma das injeções, observam sua eficácia, para então decidir se realizarão a segunda em local diferente, caso necessário. Assim, variações da técnica tradicional de injeção peribulbar são utilizadas com frequência, dependendo da experiência e da preferência do anestesiologista.

Anestesia retrobulbar

A injeção retrobulbar de anestésico local é a forma mais popular de administrar anestesia atrás e em torno do globo. O bloqueio retrobulbar é considerado procedimento confiável para produzir anestesia e acinesia com um volume menor de anestésico (~4 mL), embora com um risco maior de complicações. O bloqueio retrobulbar é realizado usando uma agulha biselada de calibre pequeno (calibre 25-27), e apenas uma injeção. Com frequência a agulha é um pouco maior do que aquela utilizada para o bloqueio peribulbar. A injeção é feita no quadrante infratemporal, novamente com aspiração cuidadosa para verificar sangue ou liquor (LCR). Os bloqueios retrobulbares não fornecem acinesia da pálpebra acompanhante, sendo aplicada outra injeção para obter o bloqueio do nervo facial.

Bloqueio abaixo da cápsula de Tenon

Esta técnica surgiu como alternativa recente às injeções retrobulbar e peribulbar, bem como à anestesia tópica, na cirurgia oftalmológica. Um estudo publicado no British Journal of Ophthalmology concluiu que esta é uma alternativa segura e efetiva aos bloqueios peribulbares na cirurgia oftálmica, tanto do segmento anterior quanto posterior.[6] Além disso, os dados também sugerem que o bloqueio abaixo da cápsula de Tenon é superior à anestesia tópica para a cirurgia de catarata, com um número similar de complicações.[7] O bloqueio abaixo da cápsula de Tenon é diferente, pois uma pequena dissecção da conjuntiva é realizada antes da injeção de anestésico através de uma cânula de ponta romba. Uma solução anestésica injetada na face posterior do espaço abaixo da cápsula de Tenon atingirá o conteúdo da área retrobulbar através de difusão. O volume de solução injetada e o início de ação são similares aos do bloqueio retrobulbar.

POSIÇÃO DO PACIENTE

A posição de "Atkinson" antes da técnica regional foi substituída pela posição de "olhar primário". Na primeira, o paciente era instruído a olhar em direção súpero-medial. Isso mostrou deslocar o nervo óptico de modo que o colocava em proximidade maior com o trajeto da agulha retrobulbar. Agora, os pacientes são instruídos a olhar diretamente para a frente durante a realização do bloqueio.[8,9]

É preciso assegurar que o paciente esteja com a cabeça em posição apropriada antes de iniciar a cirurgia. Os bordos infraorbital e supraorbital devem ser paralelos ao chão. Desse modo, o cirurgião é capaz de rotar o globo a uma distância igual, superior e inferiormente, durante a cirurgia. Em pacientes com olhos em órbitas profundas, o cirurgião consegue acessar melhor o globo sem trabalhar sobre o supercílio proeminente.

SOLUÇÃO ANESTÉSICA

Os constituintes dos bloqueios retrobulbar e peribulbar em geral incluem um anestésico de ação curta e outro de ação longa (Tabela 12.2). Uma mistura 50/50 de lidocaína a 2% com bupivacaína a 0,75% é usada de forma regular. A adrenalina (diluição de 1:400.000) é frequentemente adicionada à mistura, para reduzir o sangramento e prolongar o efeito anestésico local. Por fim, a hialuronidase, que catalisa a hidrólise do ácido hialurônico aumentando a permeabilidade tecidual, algumas vezes é adicionada para auxiliar na infiltração orbital da medicação.

TABELA 12.2 Soluções anestésicas regionais em oftalmologia

Fármacos de ação curta	Fármacos de ação longa
Ação curta: Lidocaína 2% Adrenalina 1/400.000	Ação longa: Bupivacaína 0,5 ou 0,75% Hialuronidase 3 U/mL

COMPLICAÇÕES DA ANESTESIA REGIONAL

A *hemorragia retrobulbar* é uma complicação grave das injeções peribulbar e retrobulbar (Quadro 12.2). A origem do sangramento pode ser arterial ou venosa. O sangramento arterial é caracterizado por uma elevação rápida na pressão intraocular e proptose proeminente. Este aumento é perigoso, pois a perfusão da retina pode ser comprometida pela compressão da artéria retiniana. O tratamento da hemorragia retrobulbar inclui a compressão manual imediata da órbita. Tratamento farmacológico para reduzir a pressão intraocular pode ser necessário, assim como uma cantotomia lateral ou paracentese da câmara anterior, nos casos mais graves.[10] A hemorragia superficial e a formação de hematoma são outras complicações relacionadas a sangramentos. Um ponto importante é que um número significativo de pacientes em procedimentos oftalmológicos utiliza algum tipo de anticoagulante oral. Um estudo prospectivo examinando aproximadamente 20.000 cirurgias de catarata realizadas em pacientes que fazem uso de anticoagulantes orais e/ou medicações antiplaquetárias demonstrou que as taxas de complicações clínicas ou cirúrgicas foram muito baixas, e diferenças absolutas na relação risco-benefício de continuar ou suspender essas medicações não puderam ser estabelecidas.[11]

Outra complicação potencial da anestesia regional é a *penetração* ou *perfuração do globo*. O globo pode ser penetrado pela agulha uma ou duas vezes, nos pontos de entrada e saída, respectivamente. Foram determinados diversos fatores que aumentam o risco para o paciente, como diâmetro axial >26 mm, paciente que requer múltiplas injeções para obter anestesia satisfatória ou paciente não cooperativo. Alguns médicos acreditam que a presença de uma prega escleral também aumenta o risco. A maioria das lesões por perfuração do globo melhora sem intervenção; porém, por vezes, a vitrectomia é indicada. O trauma direto ao nervo óptico é uma complicação rara, mas em casos graves, pode resultar em perda permanente da visão.

QUADRO 12.2 Complicações da anestesia regional em oftalmologia

- Hemorragia retrobulbar
- Anestesia do tronco cerebral
- Lesão de músculo extraocular
- Perfuração do globo ocular
- Toxicidade do anestésico local
- Formação de hematoma
- Reflexo oculocardíaco (ROC)
- Lesão ao nervo óptico

O *reflexo oculocardíaco* (ROC) é uma resposta vagal mediada através do nervo trigêmeo, que se manifesta principalmente como bradicardia e hipotensão (Quadro 12.3). Pode ser desencadeado pela manipulação e estimulação do globo ocular, como ocorre durante a realização de bloqueio nervoso ou manobras cirúrgicas. Acontece com maior frequência durante a cirurgia para correção de estrabismo em pacientes pediátricos. Os sintomas em geral melhoram após a suspensão do estímulo. A atropina pode ser usada se a bradicardia persistir. A monitoração do eletrocardiograma (ECG) durante todos os procedimentos oftalmológicos é indispensável.

O uso de medicações anticolinérgicas intravenosas, como a atropina ou o glicopirrolato, aproximadamente 30 minutos antes da cirurgia, com frequência é útil em prevenir este reflexo: a pré-medicação intramuscular não é tão eficaz (Quadro 12.4).[12,13]

A *anestesia do tronco cerebral* resulta da entrada de anestésico local no sistema nervoso central (SNC) através da bainha do nervo óptico, e pode se apresentar como o desenvolvimento gradual de amaurose contralateral e deterioração das funções pulmonar, cardiovascular e neurológica. A injeção intra-arterial acidental do conteúdo de um bloqueio regional é indicada pelo desenvolvimento imediato de convulsões. Assim, o equipamento e os fármacos necessários para a ressuscitação cardiopulmonar avançada devem estar sempre disponíveis.

A *diplopia*, o *estrabismo* ou *aptose pós-operatórios* podem ser sinal de lesão nos músculos extraoculares. As etiologias incluem trauma, miotoxicidade induzida por anestésico local, lesão por pressão dos dispositivos cirúrgicos ou volume de medicação injetada.

QUADRO 12.3 Reflexo oculocardíaco

- Deve-se à pressão externa ou tração nos músculos extraoculares, desencadeando um arco reflexo trigeminovagal.
- Pode se manifestar como sonolência (pacientes acordados), bradicardia, ectopia ventricular, parada sinusal e fibrilação ventricular; a monitoração eletrocardiográfica é essencial.
- É prevenido pelo bloqueio retrobulbar, pelos anticolinérgicos, pelo aprofundamento da anestesia.
- O tratamento envolve cessar o estímulo causal, avaliar a profundidade da anestesia e usar atropina para a bradicardia.

QUADRO 12.4 Administração do reflexo oculocardíaco

- Notificação imediata do cirurgião e cessação temporária da estimulação cirúrgica.
- Confirmação de ventilação adequada, oxigenação e profundidade anestésica.
- Administração de atropina (10 μg/kg, IV) se a condição persistir.
- Infiltração de anestésico local durante episódios recalcitrantes.

MEDICAMENTOS OFTÁLMICOS E EFEITOS SISTÊMICOS

Os medicamentos oftálmicos administrados no local podem ser facilmente absorvidos na circulação sistêmica (Quadro 12.5). Embora realizados topicamente em pequenas quantidades, elas são muito concentradas e podem ter efeitos sistêmicos notáveis.

A fenilefrina é empregada para criar midríase e vasoconstrição durante a cirurgia. Sua absorção pode causar cefaleia, arritmias e hipertensão grave, podendo ocasionar isquemia miocárdica.

O ecotiofato é um inibidor irreversível da colinesterase, usado no tratamento do glaucoma. Sua absorção sistêmica pode levar a uma redução na atividade da pseudocolinesterase plasmática por até 4 a 6 semanas após sua suspensão. A paralisia prolongada e a apneia são um risco que deve ser previsto quando administrada a dose usual de succinilcolina. A paralisia em geral não excede 20 a 30 minutos.

O timolol é um β-bloqueador não seletivo usado para reduzir a produção de humor aquoso. Ele pode causar bradicardia, insuficiência cardíaca congestiva (CHF), hipotensão e agravar a asma. O betaxolol é um agente mais novo, β_1-seletivo, que pode ter menor potencial para produzir efeitos sistêmicos.

As gotas de ciclopentolato são usadas para causar midríase. Confusão, disartria e convulsões devido à toxicidade do SNC são possíveis.

A acetazolamida é um inibidor da anidrase carbônica e um diurético. Reduz a pressão intraocular e pode causar uma acidose metabólica hipocalêmica.

A adrenalina pode causar hipertensão, taquicardia e arritmias.

CIRURGIAS OFTALMOLÓGICAS

Procedimentos

As cirurgias oftalmológicas podem ser divididas, de modo geral, em intra ou extraoculares. As duas formas de cirurgia extraocular mais realizadas são as cirurgias de estrabismo e de descolamento de retina, podendo nesta haver envolvimento intraocular se o cirurgião decidir perfurar e drenar o lí-

QUADRO 12.5 Medicamentos mais utilizados em cirurgia oftalmológica	
• Fenilefrina	• Ciclopentolato
• Ecotiofato	• Acetazolamida
• Timolol/Betaxolol	• Adrenalina

quido sub-retiniano. A seguir, há uma lista dos procedimentos oftalmológicos mais realizados (Quadro 12.6).[13,14]

Extração de catarata

A catarata é a principal causa de cegueira tratável no mundo, sendo definida como a opacificação do cristalino. A remoção da catarata é um procedimento frequente, associado a excelentes resultados. A cirurgia de catarata é realizada por meio da técnica extracapsular, ou remoção do conteúdo da catarata através de uma capsulectomia do cristalino anterior e incisão corneana. A facoemulsificação, ou fragmentação por ultrassom do núcleo da catarata, requer somente uma incisão corneana de aproximadamente 3 mm, através da qual o conteúdo é aspirado. Uma lente intraocular sintética, de silicone ou acrílico, é implantada através da mesma abertura. A incisão pode ser fechada com suturas; porém, costuma fechar por si própria. A perda sanguínea, a dor e o tempo cirúrgico são mínimos. Muitas vezes, antibióticos tópicos são administrados pelo cirurgião. A solicitação de exames médicos pré-operatórios não demonstrou aumentar a segurança do paciente.[15]

Reparo de laceração corneana

A laceração da córnea pode fechar de forma espontânea ou, conforme a profundidade, pode requerer fechamento primário.

Transplante de córnea (ceratoplastia penetrante)

O transplante de córnea, ou ceratoplastia penetrante, é usado para substituir córneas com cicatrizes, edemaciadas ou com outras lesões, que resultam em disfunção visual. A córnea do paciente é substituída pelo tecido de um doador. Um pequeno fragmento é removido da córnea do paciente utilizando um instrumento para trepanação, e um fragmento levemente maior de tecido do doador é então suturado em posição. O tempo cirúrgico, em geral, é de aproximadamente 1 hora.

QUADRO 12.6 Procedimentos oftalmológicos mais realizados

- Extração de catarata
- Laceração corneana
- Remoção de corpo estranho
- Cirurgia de retina
- Reparo de ruptura de globo
- Trabeculectomia
- Vitrectomia

Remoção de corpo estranho

Ver sobre ruptura de globo.

Cirurgia da retina

A cirurgia da retina em geral envolve o reparo de uma laceração retiniana ou descolamento, resultante de uma série de condições, incluindo trauma, extração pós-catarata e retinopatia diabética, entre outros. Ela também pode envolver a correção cirúrgica da doença macular. Uma série de procedimentos diferentes pode ser empregada visando à obtenção dos resultados desejados. Embora a maioria desses procedimentos possa ser realizada no ambulatório sob anestesia local, dependendo da duração do procedimento (<2 horas), uma anestesia geral pode ser usada. A hospitalização pode ser requerida, dependendo da causa da condição ocular e de quaisquer comorbidades do paciente.

Ruptura de globo ocular

Esta condição envolve a ruptura da córnea ou esclera, tipicamente resulta de lesão traumática. O reparo cirúrgico envolve a reposição do conteúdo intraocular, o fechamento de defeitos e a remoção de corpos estranhos. Tal procedimento em geral é realizado sob anestesia geral.

Trabeculectomia e outros procedimentos de filtragem

Trata-se do procedimento cirúrgico mais realizado para tratar o glaucoma e reduzir a pressão intraocular. O glaucoma, ou lesão do nervo óptico devido à pressão intraocular elevada, é a segunda principal causa de cegueira no mundo. A trabeculectomia envolve a criação de uma passagem entre a câmara anterior e o espaço subconjuntival, permitindo a drenagem do humor aquoso e o alívio da pressão excessiva. A complicação mais comum da trabeculectomia envolve a proliferação de tecido fibroso e a ruptura do canal de filtração. A mitomicina-C ou o 5-fluorouracil podem ser aplicados topicamente pelo cirurgião, na esperança de prevenir a proliferação dos fibroblastos.

Vitrectomia (anterior e posterior)

A vitrectomia, remoção do humor vítreo do olho, é o procedimento cirúrgico indicado para o tratamento de diversos tipos de patologia ocular, como retinopatia diabética proliferativa, descolamento de retina, remoção de corpo estranho e endoftalmite. O gel vítreo é removido usando-se instrumentos microcirúrgicos para obter acesso à porção posterior do olho e da retina. Assim que o acesso é obtido, são realizados outros procedimentos. A membranectomia remove da retina as camadas de tecido doentes. A fotocoagulação a *laser* é usada para selar orifícios na retina e encolher vasos sanguíneos. Uma prega escleral pode ser adicionada como uma estrutura de suporte, para assegurar que a retina permaneça no lugar. Os gases intraoculares (perfluoropropano, C_3F_8 e hexafluoreto de enxofre, SF_6) ou o óleo de silicone também são, frequentemente, usados para servir como substitutos para o gel vítreo removido e ajudar a segurar a retina após a cirurgia. O paciente deve ser capaz de tolerar a posição de "face para baixo" por 2 a 3 semanas no pós-operatório depois da injeção de um gás intraocular. O paciente também apresentará visão distorcida até que a maior parte do gás seja substituída por novo líquido ocular.

Os pacientes que recebem óleo de silicone podem se manter em posição normal, e conseguem ver normalmente. Porém, o silicone não é reabsorvido pelo corpo, podendo ser requerida outra cirurgia para removê-lo do olho.

Complicações

As complicações oculares pós-operatórias incluem abrasão corneana (mais comum), lesão química, fotolesão (resultante do uso do *laser*), distúrbios visuais leves (i.e., fotofobia e diplopia), retinopatia hemorrágica, isquemia da retina e neuropatia óptica isquêmica.

CONCLUSÃO

A tendência para a realização de outros procedimentos oftalmológicos ambulatoriais provavelmente continuará a crescer. Equipes anestésicas treinadas e bem-informadas, bem como a adequada segurança dos pacientes, são elementos importantes para manter esse sucesso.

REFERÊNCIAS

1. Habib NE, Balmer HG, Hocking G. Efficacy and safety of sedation with propofol in peribulbar anaesthesia. *Eye.* 2002;16(1):60–62.
2. Rewari V, Madan R, Kaul HL, et al. Remifentanil and propofol sedation for retrobulbar nerve block. *Anaesth Intensive Care.* 2002;30(4):433–437.
3. Friedman DS, Bass EB, Lubomski LH. Synthesis of the literature on the effectiveness of regional anesthesia for cataract surgery. *Ophthalmology.* 2001;108(3):519–529.
4. Davis DB II, Mandel MR. Efficacy and complication rate of 16,224 consecutive peribulbar blocks. A prospective multicenter study. *J Cataract Refract Surg.* 1994;20(3):327–337.
5. Rizzo L, Marini M, Rosati C, et al. Peribulbar anesthesia: A percutaneous single injection technique with a small volume of anesthetic. *Anesth Analg.* 2005;100(1):94–96.
6. Roman SJ, Chong Sit DA, Boureau CM, et al. Sub-Tenon's anaesthesia: An efficient and safe technique. *Br J Ophthalmol.* 1997;81(8):673–676.

7. Srinivasan S, Fern AI, Selvaraj S, et al. Randomized double-blind clinical trial comparing topical and sub-Tenon's anaesthesia in routine cataract surgery. *Br J Anaesth*. 2004;93(5):683–686.
8. Liu C, Youl B, Moseley I. Magnetic resonance imaging of the optic nerve in extremes of gaze. Implications for the positioning of the globe for retrobulbar anaesthesia. *Br J Ophthalmol*. 1992;76(12):728–733.
9. Unsold R, Stanley JA, DeGroot J. The CT-topography of retrobulbar anesthesia. Anatomic-clinical correlation of complications and suggestion of a modified technique. *Albrecht Von Graefes Arch Klin Exp Ophthalmol*. 1981;217(2):125–136.
10. Duker JS, Belmont JB, Benson WE, et al. Inadvertent globe perforation during retrobulbar and peribulbar anesthesia. Patient characteristics, surgical management, and visual outcome. *Ophthalmology*. 1991;98(4):519–526.
11. Katz J, Feldman MA, Bass EB, et al. Study of Medical Testing for Cataract Surgery Team. Risks and benefits of anticoagulant and antiplatelet medication use before cataract surgery. Ophthalmology. 2003;110(9):1784–1788; Erratum in: *Ophthalmology*. 2003;110(12):2309.
12. Schwartz SI, Shires GT, Spencer FC, et al. *Principles of surgery,* 7th ed. New York: McGraw-Hill; 1999:1337.
13. Barash PG, Cullen BF, Stoelting RK. *Clinical anesthesia,* 4th ed. Philadelphia: Lippincott Williams & Wilkins; 2001:969–988.
14. Iverson RE. Patient safety in office-based surgical facilities: I. Procedures in the office-based setting. *Plast Reconstr Surg*. 2002;110:1337–1342; discussion 1343–1346.
15. Schein OD, Katz J, Bass EB, et al. Study of Medical Testing for Cataract Surgery Study Team. The value of routine preoperative medical testing before cataract surgery. *N Engl J Med*. 2000;342:168–175.

13 Endoscopia gastrointestinal

Kai Matthes

Nos EUA, os procedimentos endoscópicos em geral são realizados em uma clínica ou em um centro cirúrgico ambulatorial, e raras vezes em um bloco cirúrgico hospitalar. Um total de 2,8 milhões de sigmoidoscopias e 14,2 milhões de colonoscopias foram realizadas nos Estados Unidos em 2002.[1] Este número tem crescido de forma exponencial, junto com o aumento no número de procedimentos diagnósticos e intervencionistas realizados.

Uma parte importante da prática da endoscopia gastrointestinal (GI) é a sedação e a analgesia adequada. O nível de sedação requerido depende do tipo de procedimento endoscópico que será realizado. A maioria das endoscopias é feita com os pacientes sob "sedação consciente". Nesse nível de consciência, o paciente é capaz de ter uma resposta ao estímulo verbal ou tátil, e as funções ventilatória e cardiovascular são mantidas. Há casos que requerem profundidade maior de sedação, necessitando de anestesia geral.

Para esclarecer este ponto, a ASA classificou quatro "níveis" de sedação (Tabela 13.1). Para comparação, a responsividade do paciente durante a sedação profunda envolve respostas somente a estímulos dolorosos. O suporte das vias aéreas algumas vezes é requerido para manter oxigenação suficiente.[2] No nível da AG, o paciente não pode ser despertado, mesmo com estímulos dolorosos. O suporte das vias aéreas é frequentemente requerido e a função cardiovascular pode ser reduzida.[2-4]

A sedação para a endoscopia GI superior é considerada segura, oferecendo risco mínimo ao paciente. Porém, complicações cardiopulmonares podem ser responsáveis por mais de 50% de todas as complicações relatadas. A maioria desses incidentes baseia-se em:

- episódios vasovagais
- sedação excessiva
- hipoventilação
- aspiração
- obstrução das vias aéreas[5,6]

Um estudo prospectivo, realizado nos EUA, com 14.149 endoscopias altas indicou que a taxa de incidentes cardiopulmonares imediatos foi de 2 por

TABELA 13.1 Continuum de profundidade da sedação – definição de anestesia geral e níveis de sedação/analgesia[a]

	Sedação mínima (ansiólise)	Sedação/analgesia moderada (sedação consciente)	Sedação/analgesia profunda	Anestesia geral
Responsividade	Resposta normal ao estímulo verbal	Resposta com propósito ao estímulo verbal ou tátil	Resposta com propósito após estímulo repetido ou doloroso	Não desperta mesmo com estímulo doloroso
Vias aéreas	Não afetadas	Nenhuma intervenção é requerida	Intervenção pode ser requerida	Intervenção requerida com frequencia
Ventilação espontânea	Não afetada	Adequada	Pode ser inadequada	Na maioria das vezes, inadequada
Função cardiovascular	Não afetada	Em geral, mantida	Em geral, mantida	Pode ser reduzida

[a] http://www.asahq.org/publicationsAndServices/standards/20.pdf

1.000 casos, com uma taxa de mortalidade em 30 dias de 1 por 2.000 casos.[7] Uma revisão retrospectiva de 21.011 procedimentos encontrou que a taxa de complicações cardiovasculares foi de 5,4 por 1.000 procedimentos.[8] As complicações relatadas variaram de hipoxemia transitória leve a comprometimento cardiorrespiratório grave e óbito.

Para garantir a segurança do paciente, se qualquer anestesia for utilizada independente de onde o procedimento é realizado, recomenda-se a adesão estrita aos padrões da ASA para o preparo anestésico, a monitoração do paciente e a técnica (Capítulo 5). Além disso, a American Gastroenterological Association (AGA) também estabeleceu um padrão de que a classe de risco anestésico deve ser documentada para cada paciente que receber sedação intravenosa, usando o escore da ASA[30]:

- Os pacientes com um escore ASA III devem ser avaliados para sua adequação à realização de endoscopia em ambiente ambulatorial.
- Os pacientes com um escore ASA IV não devem realizar endoscopia em ambiente ambulatorial.

ESCOLHA DO REGIME ANESTÉSICO

Técnica anestésica

Nos EUA, a sedação e a ansiólise eram administradas pelo endoscopista; porém, se tornou cada vez mais comum ter um anestesiologista presente durante esses procedimentos.

A sedação para a endoscopia GI é desafiadora, devido à variabilidade em longos períodos sem estimulação, com picos de eventos estimuladores intermitentes. Alguns procedimentos endoscópicos podem ser realizados sem sedação. A maioria dos casos é realizada sob cuidados anestésicos sob monitoração, mas, por vezes, uma anestesia geral é requerida para os pacientes incapazes de tolerar estes procedimentos somente sob sedação.

Uma série de estudos apresenta o perfil dos pacientes tolerantes à realização da endoscopia superior ou colonoscopia, com pouca ou nenhuma sedação:

- Idosos
- Pacientes ansiosos
- Sexo masculino
- Sem histórico de dor abdominal

Menos estudados são os fatores que preveem quais pacientes serão propensos a intolerar a sedação. As características desses pacientes podem ser vistas no Quadro 13.1.

Cuidados anestésicos sob monitoração

Os cuidados anestésicos sob monitoração requerem monitoração intensiva por profissionais treinados. Os fatores de risco relacionados, a profundidade da sedação e a urgência do procedimento endoscópico são fatores importantes em determinar se um anestesiologista será ou não consultado. A escolha da medicação para sedação profunda durante a colangiopancreatografia endoscópica retrógrada (CPER) é, em grande parte, dependente do anestesiologista, mas em geral consiste em sedativos como o propofol ou benzodiazepínicos, usados isoladamente ou em combinação com um opioide. Os benzodiazepínicos mais usados são o midazolam e o diazepam, sendo o primeiro mais vantajoso devido a seu início rápido, duração breve e altas propriedades amnésicas. As doses são tituladas conforme a tolerância do paciente dependendo da idade, de outras doenças, do uso de medicações adicionais e das necessidades de sedação para o procedimento. Para procedimentos terapêuticos prolongados, como a CPER, o propofol é vantajoso quando comparado com a sedação padrão com benzodiazepínicos/narcóticos, em termos de ação mais rápida, sedação mais profunda e recuperação mais rápida.[2,9-20] A sedação profunda requer monitoração intensiva por profissionais treinados em ressuscitação de emergência e manejo das vias aéreas (Capítulo 5).

Sedativos/ansiolíticos

Os pacientes recebendo cuidados anestésicos sob monitoração para endoscopia GI podem ser pré-medicados com um benzodiazepínico, de preferência midazolam, devido ao seu início rápido e propriedades de ação curta. O propofol é preferível aos outros anestésicos devido a seu início rápido e meia-vida curta, tempo-independente e adaptável à situação. A dexmedetomidina é um α_2 agonista com propriedades sedativas, analgésicas, ansiolíticas e poupadoras de cuidados anestésicos sob monitoração, além da estabilidade hemodinâmica e respiratória. Tais características tornam esse fármaco indicado para níveis de sedação consciente ou mais profunda. Na atualidade, ele é indicado para sedação na unidade de terapia intensiva (UTI) por 24 horas. Porém, em 2007, nos EUA foi agendada a realização de estudos clínicos de fase III para uma indicação aprovada pelo Food and Drug Administration (FDA) para seu uso perioperatório em casos de cuidados anestésicos sob mo-

QUADRO 13.1 Características dos pacientes com dificuldades em tolerar sedução

- Histórico de dificuldade prévia com sedação consciente
- Uso prescrito ou ilícito de benzodiazepinas ou opioides
- Uso intenso de álcool

nitoração (Tabelas 13.2 e 13.3). A Tabela 13.2 inclui a dexmedetomidina com a dose recomendada.

O fentanil pode ser dado em *bolus* pequenos como adjuvante ao regime anestésico. O remifentanil fornece um potente efeito analgésico e oferece a vantagem de uma meia-vida tempo-independente ajustável ao caso. Os efeitos depressores ventilatórios dos narcóticos devem ser notados, especialmente quando usados em combinação com outros sedativos.

Anestesia faríngea

Os anestésicos tópicos mais usados incluem a benzocaína, a tetracaína e a lidocaína, que são administradas por *spray* aerossol ou gargarejo. A benzocaína tópica é efetiva em prevenir as náuseas durante a inserção do endoscópio. A aplicação deve ser limitada a um só jato, com no máximo 1 segundo de duração, para evitar a metemoglobinemia, um efeito colateral sistêmico. A metemoglobinemia é uma condição na qual a hemoglobina se torna oxidada e é convertida do estado ferroso (Fe^{2+}) ao férrico (Fe^{3+} = metemoglobina). A metemoglobina não possui o elétron necessário para formar uma ligação

TABELA 13.2 Anestésicos

Fármaco	Dose em *bolus* (IV)	Taxa de infusão (IV)
Diazepam	5-10 mg	–
Midazolam	0,5-7,5 mg[a]	1-2 µg/kg/min
Propofol	20-100 mg	25-75 µg/kg/min
Tiopental	50-150 mg	–
Metoexital	10-20 mg	20-60 µg/kg/min
Cetamina	20-40 mg	5-20 µg/kg/min
Dexmedetomidina	1 µg/kg em 10 min	0,1-0,7 µg/kg/h

[a] Baixa dosagem em idosos ou em combinação com um segundo sedativo, dosagem mais alta se usada como medicamento único sem sedação adicional.

TABELA 13.3 Analgésicos

Fármaco	Dose em *bolus*	Taxa de infusão
Fentanil	25-50 µg	
Alfentanil	0,25-0,75 mg	
Remifentanil	12,5-25 µg	0,025 - 0,15 µg/kg/min
Nalbufina	5-15 mg	
Cetorolaco	15-30 mg	

com o oxigênio; assim, o transporte de oxigênio é impedido, resultando em hipoxia.

Anestesia geral

Alguns pacientes podem requerer anestesia geral, somente se a sedação for insuficiente para o paciente tolerar o procedimento (Tabela 13.4).

Manutenção da anestesia geral

A manutenção da anestesia geral durante a endoscopia pode ser obtida com anestésicos inalatórios. Caso os pacientes necessitem ficar absolutamente imóveis durante a CPER, o relaxamento muscular pode ser requerido.

MONITORAÇÃO DO PACIENTE PARA ENDOSCOPIA GASTROINTESTINAL

De acordo com as orientações da ASA (Capítulo 5) e da American Society for Gastrointestinal Endoscopy (ASGE) para a sedação consciente e a monitoração durante a endoscopia GI, os pacientes que realizam procedimentos endoscópicos com sedação moderada ou profunda devem receber monitoração contínua antes, durante e após a administração de sedativos (Quadros 13.2 e 13.3).[4]

TABELA 13.4 Indução

Fármaco	Dose de indução (IV)
Propofol	2,0-2,5 mg/kg
Tiopental	3-5 mg/kg
Cetamina	1-1,5 mg/kg
Fentanil	1 µg/kg

QUADRO 13.2 Monitoração não invasiva padrão

- Pressão arterial[a]
- Eletrocardiograma (ECG)[a]
- Oxigênio e analisador de gases
- Oximetria de pulso (SaO_2)[a]
- Capnografia
- Estímulo nervoso elétrico transcutâneo
- Temperatura corporal

[a] Necessidade de monitoração mínima durante o cuidado anestésico monitorado para endoscopia GI.

QUADRO 13.3	Equipamento anestésico padrão

- Aparelho de anestesia
- Fonte de aspiração a vacuo
- Medicamentos de emergência (atropina, fenilefrina, succinilcolina)
- Equipamento para vias aéreas (laringoscópio, tubos endotraqueais, ambu)

Oxigênio suplementar

A administração suplementar de oxigênio demonstrou, de forma conclusiva em estudos controlados, reduzir a incidência de dessaturação, que pode ocorrer em até 47% dos pacientes realizando CPER sem oxigênio.[21,22] Porém, o oxigênio suplementar pode mascarar a hipoventilação.[23,24] A oximetria de pulso é um "sinal tardio" de obstrução das vias aéreas; a hipercarbia ocorre antes de a hipoxia se tornar evidente, com uma redução nos valores da SaO_2. Durante a hipoventilação, uma quantidade significativa de CO_2 pode acumular no paciente, o que pode levar à narcose por CO_2, antes de a hipoxia se tornar evidente na dessaturação. Assim, a capnografia é a monitoração mais confiável da ventilação.

Capnografia

Particularmente em procedimentos terapêuticos prolongados, como a CPER, em que níveis mais profundos de sedação são atingidos, a capnografia (monitoração do CO_2 expirado) pode ser superior para a avaliação da ventilação, comparada com a oximetria de pulso isolada (Figura 13.1).[25,26] Porém, a

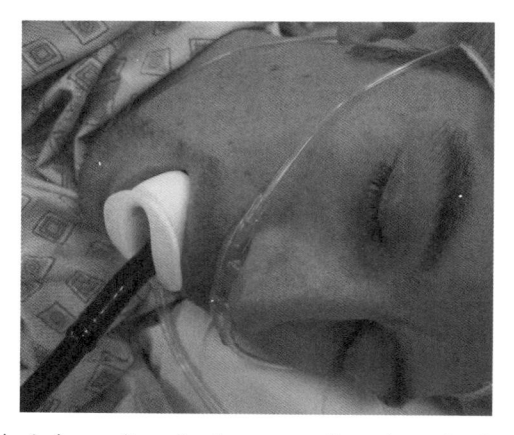

FIGURA 13.1 Método A de monitoração da capnografia – ajuste da cânula nasal do monitor Salter de CO_2. A cânula contém duas luzes, uma para insuflar oxigênio para o paciente e a outra com a linha de aspiração de CO_2.

medida de rotina do CO_2 ainda não foi associada a quaisquer benefícios objetivos na evolução clínica. A insuflação de oxigênio usando óculos nasais, combinada com uma linha nasal extra de capnografia, está atualmente disponível (Figura 13.2). Como alternativa, pode-se fixar uma agulha de seringa plástica a uma linha de capnografia padrão. Esta pode, então, ser fixada nos orifícios laterais da máscara facial de oxigênio, junto à boca, bem próximo do fluxo de ar exalado (Figura 13.3). Os dispositivos de capnografia percutânea estão

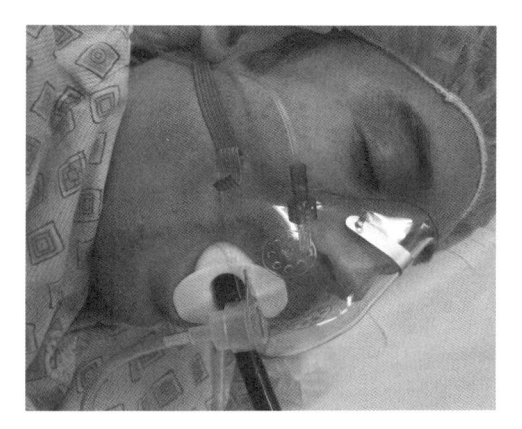

FIGURA 13.2 Método B de monitoração da capnografia – ajuste de uma máscara facial de oxigênio padrão, adaptada pela remoção da parte inferior da máscara com tesoura, para facilitar a introdução do endoscópio na boca do paciente. Uma linha regular de capnografia é conectada a uma agulha plástica Luer Lock, que é fixada na abertura lateral da máscara facial para detectar o CO_2 exalado.

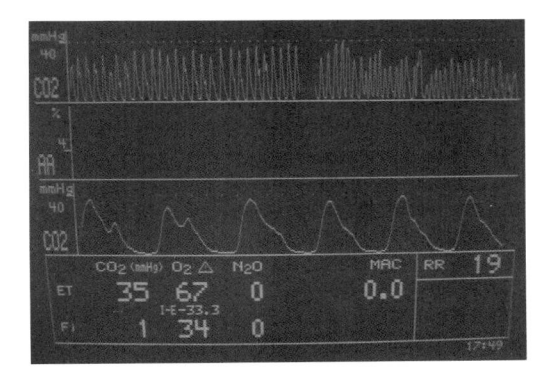

FIGURA 13.3 Traçado de capnografia dos métodos de monitoração A e B.

cada vez mais disponíveis e podem fornecer dados mais confiáveis do que as técnicas de detecção do CO_2 expirado durante a ventilação espontânea.

Monitoração do índice bispectral

A monitoração do índice bispectral (BIS) aumenta a avaliação do nível de consciência e pode atuar como um adjuvante para determinar a etiologia de eventos intraoperatórios, como hipotensão, hipertensão, taquicardia ou bradicardia. Através de um sensor colocado na testa do paciente, o BIS (Aspect Medical Systems Inc., Newton, MA) traduz a informação do eletroencefalograma (EEG) em um só número, que representa o nível de consciência de cada paciente. O valor BIS varia de 100 (indicando um paciente vígil) a zero (indicando a ausência de atividade cerebral). Embora, atualmente, não existam recomendações padronizadas sobre os valores-alvo do BIS para a endoscopia GI, uma faixa de 70 a 80 pode corresponder a um nível apropriado de sedação para a endoscopia GI com um escore da Observer's Assessment of Alertness/Sedation (OAA/S) de 3.[27] Ao utilizar o valor de BIS como um guia intraoperatório, os anestesiologistas ficam melhor preparados para tomar as decisões necessárias e adequar a prática anestésica às necessidades específicas do paciente. Essa tecnologia previne a sedação excessiva ou a consciência intraoperatória. Porém, atualmente, não é usada como dispositivo de monitoração padrão em endoscopias de rotina.[28]

AVALIAÇÃO DA SEDAÇÃO

Avaliação do grau de sedação do paciente pode ser realizada usando uma escala OAA/S (Tabela 13.5).[29]

PROCEDIMENTOS COMUNS EM ENDOSCOPIA GASTROINTESTINAL

Esofagogastroduodenoscopia

A esofagogastroduodenoscopia (EGD) é o exame diagnóstico e/ou terapêutico do trato GI superior, que utiliza um endoscópio flexível (Quadro 13.4). Esse exame fornece visão da boca até o início do intestino delgado.

O procedimento é tipicamente realizado em pacientes com dificuldade de deglutição, que podem ter úlceras, pirose, sangramento GI superior, ou para encontrar a causa de dor abdominal. Também é usado para investigar tumores ou anormalidades no trato GI superior e para obter amostras de tecido realizando biópsia de mucosa ou coloração das camadas GI. A EGD diagnóstica pode ser realizada com pouca ou nenhuma sedação, no entanto em procedimentos potencialmente dolorosos, como, por exemplo, a dilatação esofágica, é preciso sedação adequada.

TABELA 13.5 Escore da Observer's Assessment and Alertness/Sedation (OAA/S)

Escore OAA/S	Resposta do paciente	Fala	Expressão facial	Olhos
5	Responde prontamente ao nome falado em tom normal	Normal	Normal	Abertura ocular normal, sem ptose
4	Resposta letárgica ao nome falado em tom normal	Leve lentificação ou fala enrolada	Relaxamento leve	Olhar vago ou ptose leve (menos da metade do olho)
3	Responde somente após o nome ser dito em voz alta e/ou repetidamente	Fala enrolada ou lentificação proeminente	Relaxamento marcado	Olhar vago e ptose marcada (mais da metade do olho)
2	Responde somente após sacudidas leves	Poucas palavras reconhecíveis		
1	Responde somente após comprimir o trapézio			
0	Não responde após comprimir o trapézio			

De: Chernik DA, Gillings D, Laine H, et al. Validity and reliability of the observer's assessment of alertness/sedation scale: Study with intravenous midazolam. J Clin Psychofarmacol. 1990;10:244-251.

QUADRO 13.4 Eventos estimulantes durante a EGD

- Intubação do esôfago
- Passagem do aparelho através do piloro
- Intervenção endoscópica:
  - biópsia esofágica/gástrica/duodenal;
  - ressecção mucosa endoscópica (RME);
  - dissecção submucosa endoscópica (DSE);
  - coagulação plasmática com argônio (CPA);
  - hemostasia endoscópica;
  - dilatação de estreitamentos esofágicos;
  - colocação de stent esofágico;
  - terapia fotodinâmica.

Proctoscopia/sigmoidoscopia/colonoscopia

Procedimentos

A proctoscopia é o exame do reto que usa um endoscópio rígido, e em geral não requer anestesia intravenosa. A sigmoidoscopia é o exame diagnóstico e/ou intervencionista do sigmoide. Uma colonoscopia fornece uma visão do revestimento interior do intestino grosso (cólon) usando um colonoscópio, tubo flexível de fibra óptica. O procedimento fornece visão de todo o trato GI inferior, estendendo-se do intestino grosso ao íleo distal. Uma biópsia pode ser realizada para avaliar tecidos, como hemorroidas, sangramento retal e pólipos, ou para determinar a extensão da doença intestinal inflamatória. Uma colonoscopia também auxilia no diagnóstico do câncer de cólon (Quadro 13.5).

Colangiopancreatografia endoscópica retrógrada

Examina os ductos pancreáticos e biliares, podendo identificar e remover cálculos ou tumores nos ductos, ou identificar um estreitamento nestes.

A CPER é um exame radiográfico em que o contraste é injetado de forma endoscópica através da papila duodenal maior ou menor.[1] Esse procedimento requer a correta administração da sedação e analgesia. Se o paciente ficar levemente sedado, pode se mover, regurgitar ou engasgar. Se ficar sedado, pode desenvolver obstrução das vias aéreas, hipoventilação, instabilidade hemodinâmica e atraso da recuperação (Quadro 13.6).

Os padrões da AGA para a endoscopia GI ambulatorial foram criados em resposta a alterações comerciais no reembolso médico para muitos procedimentos endoscópicos, que continuam a ser realizados em situações ambulatoriais não reguladas. Com base no desejo de maximizar a segurança do paciente, uma lista de procedimentos e condições foi compilada para limitar as situações em que os pacientes sejam colocados em risco (Quadro 13.7).

QUADRO 13.5 Situações que provocam estímulo durante endoscopia

- Introdução ao endoscópio.
- Avanço do endoscópio contra a parede do intestino (divertículos, alça redundante, etc.).
- *Looping* do colonoscópio com consequente distenção da alça intestinal.
- Endoscopia de intervenção:
  - Biópsia da mucosa;
  - Ressecção endoscópica de mucosa;
  - Coagulação por plasma de argônio;
  - Hemostasia endoscópica;
  - Polipectomia;
  - Dilatação e colocação de *stent* em estenose maligna.

QUADRO 13.6 Eventos estimulantes durante a colangiopancreatografia endoscópica retrógrada

- Intubação do esôfago
- Passagem do aparelho através do piloro
- Encurtamento do aparelho
- Canulação do ducto biliar comum ou ducto pancreático
- Esfincterotomia
- Intervenção endoscópica:
  - colocação de stent;
  - extração com balão ou cesto de cálculos biliares;
  - litotripsia a *laser*.

QUADRO 13.7	Procedimentos que não devem ser realizados em ambiente ambulatorial

- Colocação de stent por CPER
- Esfincterotomia endoscópica
- Ultrassom endoscópico com drenagem de pseudocisto
- Remoção de corpo estranho suspeito
- Manejo endoscópico de doença do refluxo gastroesofágico
- Controle hemostático terapêutico de sangramento agudo
- Procedimentos considerados de emergência
- Procedimentos envolvendo risco considerável de sangramento ou complicações maiores

COMPLICAÇÕES

O sangramento, a perfuração de estruturas ocas, a infecção e os problemas relacionados à sedação consciente são complicações que podem ocorrer. Durante a endoscopia GI, complicações resultam, principalmente, dos procedimentos intervencionistas. É comum haver hemorragia após polipectomia; o manejo pode ser realizado por endoscopia, exigindo eventualmente intervenção cirúrgica. A perfuração durante a colonoscopia pode levar a um abdome distendido, com comprometimento venoso e respostas hemodinâmicas devido à pré-carga reduzida. O sangramento de varizes pode levar à perda sanguínea significativa, que pode provocar comprometimento circulatório e óbito.

Isso enfatiza a necessidade de profissionais treinados no manejo das vias aéreas e nas técnicas de ressuscitação de emergência, sempre presentes no caso de ocorrer qualquer problema.

REFERÊNCIAS

1. Seeff LC, Richards TB, Shapiro JA, et. al. How many endoscopies are performed for colorectal cancer screening? Results from CDC's survey of endoscopic capacity. *Gastroenterology.* 2004;127:1670-1677.
2. Faigel DO, Baron TH, Goldstein JL, et. al. Guidelines for the use of deep sedation end anesthesia for GI endoscopy. *Gastrointest Endosc.* 2002;56:613-617.
3. American Society for Gastrointestinal Endoscopy. Training guideline for use of propofol in gastrointestinal endoscopy. *Gastrointest Endosc.* 2004;60:167-172.
4. Waring JP, Baron TH, Hirota WK, et al. Guidelines for conscious sedation and monitoring during gastrointestinal endoscopy. *Gastrointest Endosc.* 2003;58:317-322.
5. Benjamin SB. Complications of conscious sedation. *Gastrointest Endosc Clin N Am.* 1996;6:27-286.
6. Freeman ML. Sedation and monitoring for gastrointestinal endoscopy. *Gastrointest Endosc Clin N Am.* 1994;4:475-499.
7. Quine MA, Bell GD, McCloy RF, et al. Prospective audit of upper gastrointestinal endoscopy in two regions of England: Safety, staffing, and sedation methods. *Gut.* 1995;36:462-467.
8. Arrowsmith JB, Gerstman BB, Fleisher DE, et al. Results from the American Society for Gastrointestinal Edoscopy/U.S. Food and Drug Administration collaborative study on complication rates and drug use during gastrointestinal endoscopy. *Gastrointest Endosc.* 1991;37:421-427.

9. Heuss LT, Schnieper P, Drewe J, et al. Safety of popofol for conscious sedation during endoscopic procedures in high-risk patients-a prospective, controlled tudy. *Am J Gastroenterol.* 2003;98:1751-1757.
10. Heuss LT, Shnieper P, Drewe J, et al. Conscious sedation with propofol in elderly pacients: A prospective evaluation. *Aliment Pharmacol Ther.* 2003;17:1493-1501.
11. Goff JS. Effect of propofol on human shincter of Oddi. *Dig Dis Sci.* 1995;40:2364-2367.
12. Walker JA, McIntyre RD, Schleinitz PF, et al. Nurse-administered propofol sedation without anesthesia specialists in 9152 endoscopic cases in an ambulatory surgery center. *Am J Gastroenterol.* 2003;98:1744-1750.
13. Koshy G, Nair S, Norkus EP, et al. Propofol versus midazolam and meperidine for conscious sedation in GI endoscopy. *Am J Gastroenterol.* 2000;35:1476-1479.
14. Jung M, Hofmann C, Kiesslich R, et al. Improved sedation in diagnostic and therapeutic ERCP: Propofol is an alternative to midazolam. *Endoscopy.* 2000;30:233-238.
15. Rex DK, Overley C, Kinser K, et al. Safety of ropofol administered by registered nurses with gastroenterologist supervision in 2000 endoscopic cases. *Am J Gastroenterol.* 2002;97:1159-1163.
16. Seifert H, Schmitt TH, Gultekin T, et al. Sedation with propofol plus midazolam versus propofol alone interventional endoscopic procedures: A prospective, randomized study. *Aliment Pharmacol Ther.* 2000;14:1207-1214.
17. Sipe Bw, Rex Dk, Latinovich D, et al. Propofol versus midazolam/meperidine for outpatient colonoscopy: Administration by nurses supervised by endoscopists. *Gastrintest Endosc.* 2002;55:8159-825.
18. Vargo JJ, Zuccaro G Jr, Dumot JA, et al. Gatoentereologist-administered propofol for therapeutic upper endoscopy with graphic assessment of respiratory activity: A case series. *Gastrointes Endosc.* 2000;52:250-255.
19. Vargo JJ, Zuccaro G Jr, Dumot JA, et al. Gastroenterologist-administered propofol versus meperidine and midazolan for advanced upper endoscopy: A prospective, randomized trial. *Gastroenterology.* 2002;123:8-16.
20. Wehrmann T, Kokabpick S, Lembcke B, et al. Efficacy and safety of intravenous propofol sedation during routine ERCP: A prospective, controlled study. *Gastrointest Endosc.* 1999;49:667-683.
21. Crantock L, Cowen AE, Ward M, et al. Supplemental low flow oxygen prevents hypoxia during endoscopc cholangiopancreatography. *Gastrointest Endosc.* 1992;38:418-420.
22. Reshef R, Shiller M, Kinberg R, et al. A prospective study evaluating the usefulness of continuous supplemental oxygen in various endoscopic procedures. *Isr J Med Sci.* 1996;32:736-740.
23. Nelson DB, Freeman ML, Silvis SE, et al. A readomized, controlled trial of transcutaneous carbon dioxide monitoring during ERCP. *Gastrointest Endosc.* 2000;51:288-295.
24. Fu ES, Downs JB, Schweinger JW, et al. Supplemental oxygen impairs detection of hypoventilationby pulse oximetry. *Chest.* 2004;126:1552-1558.
25. Soto RG, Fu ES, Vila H Jr, et al. Capnograohy accurately detects apnea during monitored anesthesia care. *Anesth Analg.* 2004;99:379-382.
26. Vargo JJ, Zuccaro G Jr, Dumot JA, et al. Automated graphic assessment of respiratory activity is superior to pulse oximetry and visual assessment for the detection of early respiratoty depression during therapeutic upper endoscopy. *Gastrointest Endosc.* 2002;55:826-831.
27. Bower AL, Ripepi A, Dilger J, et al. Bispectral index monitoring of sedation during endoscopy. *Gastrointest Endosc.* 2000;52:192-196.
28. Lazzaroni M, Bianchi Porro G. Preparation, premedication, and surveillance. *Endoscopy.* 2005;37:101-109.
29. Chernik DA, Gillings D, Laine H, et al. Validity and reliability of the observer's assessment of alertness/sedation scale: Study with intravenous midazolam. *J Clin Psychopharmacol.* 1990;10:244-251.
30. The American Gastroenterological Association. The American gastroenterological Association standards for office-based gastrointestinal endoscopy services. *Gastroenterology.* 2001;121(2):440-443.

Cirurgia bariátrica: um novo contorno corporal

14

Stephanie A. Caterson, Karinne Jervis e Richard D. Urman

A obesidade é uma doença cada vez mais preocupante nos Estados Unidos, afetando aproximadamente 23% da população adulta que possui um índice de massa corporal (IMC) >30. Estima-se que 5% dos norte-americanos sejam obesos mórbidos (IMC ≥ 40). A morbidade e a mortalidade geral estão aumentadas em pacientes obesos, e a expectativa de vida pode ser reduzida em até 20 anos.

Muitas doenças são associadas à obesidade, mas podem ser reduzidas com a perda de peso (ver Quadro 14.1).

As técnicas para perda de peso variam da dieta e exercício a intervenções cirúrgicas. A cirurgia bariátrica é reservada para pacientes que não conseguem perder peso por meio das formas convencionais. Múltiplos procedimentos cirúrgicos bariátricos têm sido desenvolvidos, como a banda gástrica laparoscópica e o *bypass* gástrico. Os avanços nas técnicas cirúrgicas, aliados a um interesse público crescente, resultaram em um aumento de aproximadamente 600% nas cirurgias de *bypass* gástrico entre 1998 e 2002. Um *bypass* gástrico reduz a capacidade do estômago, e faz com que o indivíduo se sinta saciado mais rapidamente. A grande extensão da perda de peso é secundária a uma redução na ingesta de alimentos, com os resultados em média de 69 a 82% de peso excedente perdido em 12 a 54 meses.

QUADRO 14.1   Doenças associadas à obesidade

- Hipertensão
- Doença arterial coronária
- Cardiomiopatia
- Hipertensão pulmonar
- Colecistite/colelitíase
- Esofagite de refluxo
- Apneia obstrutiva do sono
- Diabete melito tipo 2
- Colesterol elevado
- Depressão
- Anovulação
- Intertrigo
- Varicosidades venosas
- Dor crônica lombar, cervical, nos joelhos e nos pés
- Risco cirúrgico aumentado

Independentemente do método de redução, a perda de peso maciça (PPM) resulta em grandes alterações para o paciente, tanto fisiológicas quanto estéticas. Estes pacientes mostraram ter uma redução nas suas comorbidades pré-cirúrgicas, bem como uma melhora na autoestima, na imagem corporal e no comportamento alimentar. Infelizmente, há alguns efeitos colaterais tanto da cirurgia gástrica como da PPM (Tabela 14.1).

Muitos pacientes obesos perdem a elasticidade cutânea, devido à distensão da pele em função do aumento corporal. Após uma PPM, a pele muitas vezes não volta ao normal, havendo áreas com excesso de pele. Aspectos relacionados à higiene pessoal e à infecção cutânea, somados ao desejo de melhora do contorno corporal, frequentemente resultam na procura por cirurgias estéticas. Muitos procedimentos estéticos são oferecidos visando diferentes objetivos, listados no Quadro 14.2.

Devido à grande quantidade de tecido excedente, os objetivos da cirurgia muitas vezes não podem ser obtidos somente com a lipoaspiração, e em geral requerem a excisão direta de tecido.

Em 2006, American Society for Aesthesic Plastic Surgery (ASPS) relatou mais de 68.000 cirurgias de contorno corporal realizadas em pacientes com PPM durante o ano anterior. Houve um aumento de 22% nos casos de contorno corporal comparado a 2004. De todos os procedimentos estéticos realizados por cirurgiões plásticos, 62% são fora do ambiente hospitalar e 17% são em um centro cirúrgico ambulatorial não hospitalar. Os 21% restantes são realizados em hospital. Oferecer procedimentos estéticos fora do ambiente hospitalar pode reduzir muito o custo do procedimento para o paciente, mas deve ser realizado com segurança, com intervenção anestésica apropriada.

TABELA 14.1 Vantagens e desvantagens da perda de peso maciça

Vantagens	Desvantagens
Redução das comorbidades	Pele flácida/preguada em excesso
Autoestima/imagem corporal melhorada	Deficiências nutricionais
Melhora dos hábitos alimentares	Anemia
	Complicações cirúrgicas potenciais

QUADRO 14.2 Objetivos da cirurgia do contorno corporal

- Remoção da pele e da gordura em excesso/redundante.
- Reposicionamento anatômico de partes gravitacionalmente afetadas.
- Reestabelecimento das formas e curvas normais do corpo.

Diversos aspectos devem ser considerados antes que um paciente com PPM faça a cirurgia (Quadro 14.3). Primeiro, deve-se dar atenção ao estado nutricional do paciente. Muitos pacientes de *bypass* gástrico têm deficiência de B12, anemia, hipocalcemia e outras deficiências. Segundo, os cirurgiões requerem um peso estável por 6 a 12 meses após ter ocorrido a PPM, para permitir uma redução das comorbidades relacionadas à obesidade. Por fim, a maioria dos pacientes está interessada em modificar diversas áreas do corpo, para completar seu processo de reconstrução corporal. Devido à duração e à complexidade dos procedimentos, o anestesiologista e o cirurgião plástico necessitam trabalhar em conjunto para decidir quanta área será trabalhada em cada estágio. O tempo cirúrgico aumentado sujeitará o paciente a riscos adicionais de hipotermia, perda sanguínea, desvios líquidos e formação de coágulos. Com frequência, um processo completo de contorno corporal é dividido em diversas etapas, para garantir a segurança do paciente (Figura 14.1).

Uma avaliação pré-operatória cuidadosa das vias aéreas é especialmente importante em pacientes com PPM, alguns dos quais podem ter histórico de apneia do sono grave ou refluxo gástrico.

Como mencionado, existem múltiplas opções cirúrgicas para contorno corporal (Quadro 14.4). Tais procedimentos são complexos e em geral requerem anestesia geral (AG) e período de recuperação significativo. O posicionamento cuidadoso do paciente na sala de cirurgia é essencial. Com frequência, o paciente é movido da posição pronada para supina (ou vice-versa) durante o procedimento. A proteção das vias aéreas deve ser mantida, assim como alívio da pressão sobre as proeminências ósseas.

A abdominoplastia é a cirurgia de contorno corporal mais realizada. Durante esse procedimento, a pele e a gordura abdominais inferiores são removidas, deixando o umbigo preso a um pedículo. Os músculos retos são suturados se houver diástase, e a pele abdominal superior é tracionada para baixo. As cicatrizes resultantes vão de um lado a outro do quadril, ao longo das regiões inguinal e suprapúbica e em torno do umbigo. A abdominoplastia pode ser combinada de forma bem-sucedida com a lipoaspiração se restarem sítios de gordura. Um *lifting* da parte inferior do corpo, também conhecido

QUADRO 14.3	Considerações de segurança do pré-operatório de paciente com perda de peso maciça

- Estado nutricional
- Padrão de peso estável
- Estado das comorbidades
- Múltiplas partes do corpo a ser abordadas - considerar procedimentos em estágios
- Avaliação das vias aéreas

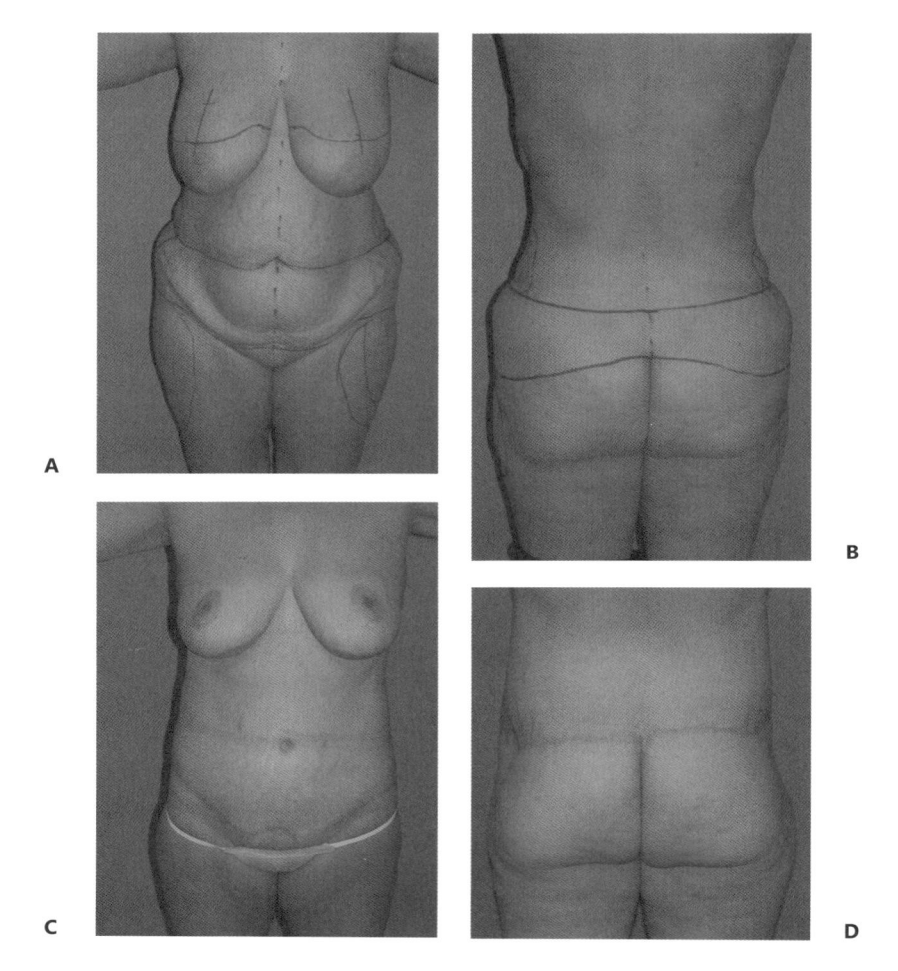

FIGURA 14.1 A e B mostram a imagem de uma paciente prestes a realizar diversas operações de contorno corporal. C e D mostram a evolução.

QUADRO 14.4	Procedimentos comuns de contorno corporal

- Abdominoplastia
- *Lifting* da parte inferior do corpo
- Mastopexia/aumento das mamas
- *Lifting* da parte superior do corpo
- Braquioplastia
- *Lifting* da coxa
- *Lifting* da face/pescoço

como *lipectomia da cintura*, envolve ressecções em cunha similares de pele e gordura da área lombar inferior e área superior das nádegas, em conjunto com a abdominoplastia. A cicatriz resultante continua em torno do dorso, logo acima da parte superior das nádegas. Esse procedimento requer que o paciente seja virado da posição supina para pronada enquanto está sob anestesia, em geral mais de uma vez. Esse posicionamento cuidadoso aumenta significativamente o tempo operatório.

A mastopexia, ou *lifting* mamário, pode ser realizada com ou sem aumento por implante. Aqui, o complexo mamilo-areolar é erguido para uma posição mais jovem, e o excesso de pele da mama é removido. As cicatrizes resultantes ficam em torno da aréola e podem continuar, no plano vertical, até a prega inframamária (PIM), e horizontalmente ao longo da PIM. Um *lifting* da parte superior do corpo aborda a pele e a gordura do dorso superior e do tórax. De modo similar ao *lifting* corporal inferior, o excesso de tecido é removido e resta uma cicatriz curva, atravessando o dorso.

Durante uma braquioplastia, o excesso de tecido do antebraço é removido de modo elíptico, com cicatrizes que seguem paralelas à extremidade na face superior medial do braço, da axila ao cotovelo. Um *lifting* da coxa pode ser realizado por uma incisão elíptica paralela à prega inguinal, no plano inferior. Algumas vezes, um componente vertical é requerido, deixando uma cicatriz resultante ao longo da face medial da coxa. Pode ser desafiador para o anestesiologista fornecer acesso intravenoso periférico se a braquioplastia é combinada com a cirurgia da coxa. Pode-se mover o equipo de acesso venoso durante a cirurgia, para evitar o campo cirúrgico, ou considerar vias de acesso alternativas, como a veia jugular externa ou um acesso venoso central.

Por fim, os pacientes de PPM também podem ter flacidez na pele da face e do pescoço, que pode ser manejado com as abordagens tradicionais para *lifting* facial e cervical. As cicatrizes usuais vão da linha temporal dos cabelos, na frente e atrás da orelha, até a parte posterior do couro cabeludo. Frequentemente uma incisão submentoniana é feita para remover o excesso de pele do pescoço.

Na realidade, não há dois pacientes exatamente iguais, e isso é próprio da população que realiza cirurgia de contorno corporal após a cirurgia bariátrica e perda de peso subsequente. Em geral, uma combinação dos diversos procedimentos listados no texto precedente pode ser realizada em uma só ocasião. O número exato de cirurgias que podem ser realizadas não está claramente definido na literatura. Orientações para utilizar múltiplas equipes cirúrgicas experientes e limitar o tempo operatório para aproximadamente 5 a 6 horas têm sido sugeridas.

O grupo de pacientes com PPM, em particular, está sujeito a uma lista extensa de complicações potenciais (Quadro 14.5). Por exemplo, a hipotermia, é comum devido à exposição cutânea prolongada requerida na sala de

QUADRO 14.5	Complicações encontradas no paciente com perda de peso maciça

- Hipotermia intraoperatória
- Perda sanguínea intraoperatória
- Desvios líquidos
- Trombose venosa profunda (TVP)/ embolia pulmonar (EP)
- Hematoma
- Seroma
- Cicatrização desfavorável
- Problemas de fechamento das feridas operatórias
- Infecções

cirurgia. A perda sanguínea pode ser mascarada devido à grande elevação dos retalhos de pele e às mudanças de posição durante a operação. É preciso dar atenção para manter a normotermia e repor os hemoderivados conforme necessário. A profilaxia agressiva para prevenir coágulos é indispensável. Embora as opiniões variem sobre os protocolos exatos, as instituições devem desenvolver orientações para pacientes com PPM e cirurgia do contorno corporal, que sejam aprovadas pelo cirurgião plástico e pelo anestesiologista. Devido aos grandes retalhos de pele que são elevados durante a cirurgia, o hematoma e o seroma pós-operatórios são comuns. Os drenos cirúrgicos são usados em quase todos os casos; além disso, o paciente com PPM é propenso a complicações na cicatrização e a infecções decorrentes de múltiplos fatores, que podem ser prevenidos pela avaliação pré-operatória cuidadosa de aspectos específicos associados aos pacientes com PPM (Quadro 14.3).

Na Flórida, em 2002, as complicações originadas em cirurgias realizadas fora do ambiente hospitalar levaram a uma moratória nos procedimentos requerendo AG e sedação intensa. A moratória de 90 dias instituída sobre as práticas ambulatoriais foi devida a um risco aumentado de mortalidade de 1 em 47.215 (somente com a lipoaspiração) para 1 em 3.281 (uma combinação de lipoaspiração e abdominoplastia). No paciente com PPM, o anestesiologista deve estar ciente das comorbidades do paciente, dos múltiplos procedimentos, da duração da cirurgia e do uso de líquidos tumescentes para lipoaspiração. O paciente pode sofrer grandes desvios líquidos, dependendo do volume total de solução de irrigação usado para infiltrar o tecido subcutâneo (50-70% do volume infiltrado é presumido como intravascular), da quantidade total de lipoaspirado (líquido mais gordura removidos) e da quantidade total das concentrações de anestésico local. Em 2004, o comitê da ASPS sobre a segurança dos pacientes anunciou uma orientação prática sobre a lipoaspiração, que recomendava limitar a quantidade de lidocaína na solução tumescente a 35 mg por kg, e não remover mais do que 5.000 mL de lipoaspirado. Isso em geral não é uma preocupação no paciente com PPM, pois a lipoaspiração desempenha um papel limitado devido à pouca elasticidade da pele.

No pós-operatório, o anestesiologista deve estar consciente das possíveis complicações, cardíacas e pulmonares relacionadas ao procedimento cirúrgico primário, às concentrações de anestésico local, aos desvios líquidos, à regulação da temperatura, aos agentes anestésicos, aos narcóticos e à dor. Em algumas instituições, os cirurgiões plásticos podem utilizar uma "bomba de infusão" para o manejo pós-operatório da dor, consistindo em uma liberação sustentada de baixo volume de anestésico local, através de um cateter inserido no subcutâneo.

LEITURAS RECOMENDADAS

Iverson RE, Lynch DJ. The ASPS Committee on Patient Safety. Practice advisory on liposuction. *Plast Reconstr Surg.* 2004;113(5): 1478–1490.

Safety considerations and avoiding complications in the massive weight loss patient. Body contouring after massive weight loss. *Plast Reconstr Surg.* 2006;117(1 suppl): 74S–81S.

Smoot TM, Xu P, Hilsenrath P, et al. Gastric bypass surgery in the United States, 1998–2002. *Am J Public Health.* 2006;96: 1187–1189.

15 Dor

Cristin A. McMurray

A dor é um processo complexo, ocasionado por fatores fisiológicos e psicológicos. Pesquisas indicam que 80% dos pacientes sofrem com dor moderada a grave no pós-operatório. Este é um número impressionante se considerados os avanços na tecnologia dos sistemas de administração de fármacos e a melhoria no número e no tipo de medicações para alívio da dor disponíveis.

POR QUE NOS PREOCUPAMOS COM A DOR?

A dor pós-operatória tem numerosos efeitos em vários sistemas de órgãos no corpo, que podem evoluir para sequelas problemáticas (Quadro 15.1). No pós-operatório, a dor pode levar *à imobilidade e redução dos movimentos ventilatórios*. Essas condições, por sua vez, levam à *atelectasia e hipoxemia*. A dor também *aumenta a demanda miocárdica de oxigênio* que, em combinação com a hipoxemia, pode expor o coração à isquemia. Também afeta o sistema gastrointestinal (GI), *reduzindo à motilidade e o esvaziamento gástrico,* que pode aumentar as náuseas e os vômitos. Além disso, a dor pode causar *retenção urinária, hiperglicemia* e *ansiedade*. A mobilidade reduzida em decorrência da dor pode expor o paciente ao risco de escaras de pressão e possível *trombose venosa profunda* ou *embolia pulmonar*.[2] Todos esses problemas podem levar ao aumento na permanência em salas de recuperação pós-anestésica (SRPA)

QUADRO 15.1 Efeitos fisiológicos da dor

- Imobilidade e redução dos movimentos ventilatórios
- Atelectasia e hipoxemia
- Aumento na demanda miocárdica de oxigênio
- Redução da motilidade e esvaziamento gástrico
- Aumento de náuseas e vômitos
- Retenção urinária
- Hiperglicemia
- Ansiedade

e a possíveis internações hospitalares imprevistas; é importante, tanto médica como financeiramente, otimizar o controle da dor em nível ambulatorial. Orientações recentes da Joint Commission on Accreditation of Healthcare Organizations (JCAHO) destacam a importância da avaliação da dor (também conhecida como o "quinto sinal vital"), bom manejo da dor com enfoque multidisciplinar, educação do paciente e monitoração da *performance* da equipe de cuidados de saúde.

Com o conjunto de medicamentos no arsenal terapêutico, um pouco de empatia e abertura para algumas modalidades "alternativas" de modulação da dor, os anestesiologistas podem fazer diferença para os pacientes e o impacto que a dor tem no período pós-operatório.

UM MODELO BIOLÓGICO E PSICOSSOCIAL DA DOR

Como fora do ambiente hospitalar os médicos têm menos tempo para despender com os pacientes, é importante compreender as formas com que a dor afeta os pacientes e prever quais serão suas respostas à dor, mesmo quando em cirurgias menores fora do ambiente hospitalar. O modelo biopsicossocial da dor serve para esclarecer alguns fatores que podem não ser lembrados imediatamente ao encarar a dor como um estado apenas físico. Este *componente sensorial* com certeza é importante, mas há outros aspectos a considerar (Quadro 15.2). Há fatores *emocionais, cognitivos, comportamentais, ambientais* e *sociais* envolvidos com a resposta de um indivíduo à dor. Em casos agudos, os componentes psicossociais provavelmente são mais relevantes, mas muitos pacientes que realizam cirurgias podem ter problemas de dor crônica (Quadro 15.3).

A *perda de controle* e os *sentimentos de impotência* são aspectos importantes a serem considerados em pacientes que realizam anestesia para procedimentos cirúrgicos, visto que podem *tornar mais intensa a dor* pós-operatória.

Os médicos devem considerar as experiências individuais de cada paciente e fazer o tratamento interpessoal de acordo com isso.[3]

QUADRO 15.2	Modelo biológico e psicossocial da dor

- Componente sensorial
- Componente emocional
- Aspectos cognitivos
- Fatores comportamentais
- Fatores ambientais e sociais

| QUADRO 15.3 | Aspectos do paciente que afetam a anestesia |

- Perda de controle
- Sentimentos de impotência
- Possível exacerbação da dor

TRATAMENTO FARMACOLÓGICO DA DOR

Há vários modelos ilustrando os princípios básicos no tratamento da dor aguda. A Organização Mundial da Saúde (OMS) e a World Federation of Societies of Anesthesiologists (WFSA) criaram "Escadas Analgésicas" para ajudar os profissionais da saúde a pensar sobre como tratar a dor.

A Escada Analgésica da OMS (Figura 15.1) foi introduzida para controlar a dor em pacientes com câncer. Ela também orienta o profissional sobre o manejo da dor aguda, ao empregar uma estratégia lógica. Conforme originalmente descrita, a escada tem três degraus.

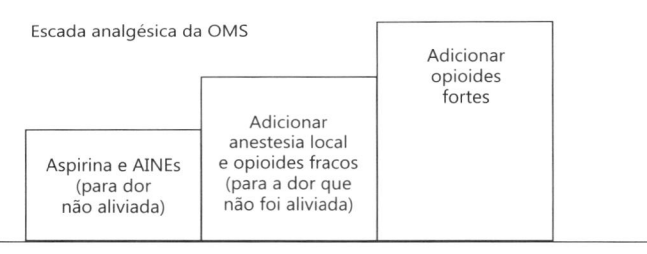

FIGURA 15.1 A Escada Analgésica da Organização Mundial da Saúde (OMS). AINEs, anti-inflamatórios não esteroides.

A Escada Analgésica da OMS (Figura 15.2) foi desenvolvida para tratar a dor aguda. Inicialmente, a dor pode ser intensa, precisando ser controlada com analgésicos fortes em combinação com bloqueios anestésicos locais e fármacos de ação periférica.[4]

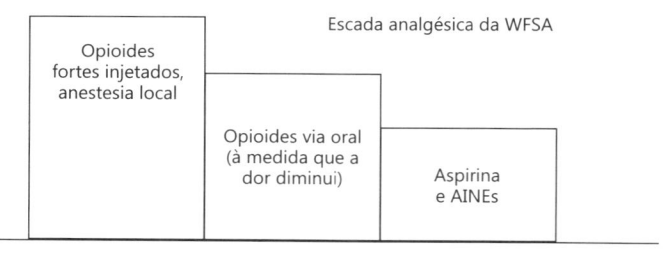

FIGURA 15.2 A Escada Analgésica da World Federation of Societies of Anesthesiologists (WFSA). AINEs, anti-inflamatórios não esteroides.

ANESTESIA LOCAL

Uma pequena quantidade de anestesia local pode ajudar a prevenir a dor intensa pós-operatória. Ela pode ser administrada durante a própria cirurgia e, se mantida de maneira adequada no período pós-operatório, pode servir como o principal componente da administração da dor para o paciente. Isso pode ser benéfico em pacientes cujos estados respiratório e cardíaco não sejam ideais.

A anestesia local atua prevenindo a despolarização nas membranas das células nervosas, inibindo os canais de sódio. Há diversos anestésicos locais disponíveis, que diferem em sua duração de ação e seu perfil de toxicidade (Tabela 15.1).

Fora do ambiente hospitalar, a anestesia local pode ser usada em uma variedade de formas, tanto por cirurgiões quanto por anestesiologistas.

O uso mais básico da anestesia local é a infiltração da ferida, em geral feita por cirurgiões, antes, durante ou após a cirurgia. Algumas vezes, esta pode ser a única analgesia que o paciente precisará. Em outras situações, a adição de sedação intravenosa (IV) pode ajudá-lo a tolerar a infiltração local e o procedimento em si. Outras vezes, os cirurgiões podem injetar anestésico local no final de uma AG, para ajudar no controle da dor pós-operatória. O ideal é que o anestésico local sirva para manter o paciente durante o curso pós-operatório imediato, até que outros métodos de controle da dor comecem a agir. Curiosamente, há estudos atuais sobre bombas de infusão contínua na lesão operatória que administram anestésicos locais; os resultados têm sido mistos, mas há evidências de que elas podem ser tão efetivas quanto a analgesia controlada pelo paciente (ACP) para o controle de alguns tipos de dor pós-operatória.[1]

TABELA 15.1 Doses e propriedades dos anestésicos locais

Fármaco	Dose máxima (com epi)	Início de ação	Duração (com vasoconstritor)
Bupivacaína	2,5 mg/kg (3 mg/kg)	Lento	4 h (8 h)
Etidocaína	2,5 mg/kg (4 mg/kg)	Rápido	4 h (8 h)
Lidocaína	4,5 mg/kg (7 mg/kg)	Rápido	120 min (240 min)
Mepivacaína	4,5 mg/kg (7 mg/kg)	Rápido	180 min (360 min)
Prilocaína	5 mg/kg (7,5 mg/kg)	Médio	90 min (360 min)
Ropivacaína	3 mg/kg	Rápido-Médio	2-6 h
Cloroprocaína	10 mg/kg (15 mg/kg)	Rápido	30 min (90 min)
Procaína	8 mg/kg (10 mg/kg)	Lento	45 min (90 min)
Tetracaína	1,5 mg/kg (2,5 mg/kg)	Lento	3 h (10 h)

De: Tesniere A, Servin F. Intravenous techniques in ambulatory anesthesia. Anesthesiol Clin North America. 2003; 21:273-288.

ANESTESIA REGIONAL

A anestesia regional promove a analgesia de áreas do corpo, permitindo que a cirurgia seja realizada sem o uso da AG. Como alternativa, um bloqueio regional pode ser empregado com a AG, para reduzir a necessidade de narcóticos ou para ajudar a controlar a dor pós-operatória. Um anestésico local, com ou sem medicações adjuvantes (p.ex., opioides, adrenalina, bicarbonato, clonidina), é injetado junto aos nervos que inervam o campo cirúrgico. Muitas vezes, um estimulador de nervos periféricos é útil para ajudar a localizar o nervo correto.

Os nervos sensoriais (com tamanho menor e localização mais periférica no feixe neural) são anestesiados primeiro, seguidos pelos nervos motores. Em termos de tempo, é conveniente que os nervos motores sejam os primeiros a se recuperar, pois permite que os pacientes consigam caminhar e, com isso, recebam alta com uma boa analgesia sensorial, que permanece no pós-operatório. (Tabela 15.2)

Os *bloqueios regionais* podem ser administrados como injeções únicas, isolados ou em conjunto com outras injeções únicas para anestesiar uma área maior ou uma extremidade. Os *bloqueios paravertebrais* têm atraído interesse novamente para o uso na cirurgia das mamas, e uma combinação de *bloqueios do plexo lombar, femoral e ciático para prótese total de joelho* parece estar aumentando em popularidade, com um bloqueio neuroaxial para essas cirurgias.[1] Cateteres regionais contínuos também podem ser inseridos em bainhas

TABELA 15.2 Seleção da técnica apropriada de bloqueio do nervo

Bloqueio do nervo	Tipo de cirurgia
Bloqueio interescaleno	Ombro, braço e cotovelo
Bloqueio infraclavicular	Cotovelo, antebraço e mão
Bloqueio axilar	Antebraço e mão, se a cirurgia não requerer tempo de torniquete prolongado
Autoestima/imagem	Complicações cirúrgicas potenciais
Bloqueios do pulso/dedos	Mão e dedos, se não for requerido torniquete para a cirurgia
Bloqueio regional intravenoso (bloqueio de Bier)	Pulso, mão ou dedos
Bloqueio do nervo femoral	Parte anterior da coxa e joelho (se combinada com bloqueio genitofemoral, pode ser usada para remoção da veia safena)
Bloqueio do nervo ciático	Joelho, tíbia, tornozelo ou pé
Bloqueio poplíteo	Tornozelo, pé, remoção curta da veia safena

nervosas maiores, para fornecer infusões de analgesia local. Em situações ambulatoriais, isto poderia ser mais bem realizado nas extremidades superiores. As bombas de anestesia regional controladas pelo paciente constituem uma novidade no controle da dor pós-operatória em casos ambulatoriais.[5] Há trabalhos notáveis com soldados feridos cuja dor relacionada a ferimentos de combate foi manejada com bombas de anestésicos locais, para seu deslocamento aos hospitais[6] (Quadro 15.4 e Tabela 15.3).

A anestesia neuroaxial é outro uso importante da anestesia local, novamente, com ou sem adjuvantes como a adrenalina ou os opioides. Os bloqueios espinal, epidural e caudal podem ser usados para a analgesia na cirurgia e na dor pós-operatória. Fora do ambiente hospitalar, o bloqueio intratecal é mais utilizado do que os outros métodos neuraxiais, devido a sua confiabilidade e ao início rápido de ação. As técnicas epidurais de injeção única e caudais não são realizadas com frequência em adultos, devido a sua natureza imprevisível e ao tempo prolongado até o bloqueio se estabelecer. Os cateteres epidurais contínuos não são usados com frequência em pacientes ambulatoriais, a menos que exista uma razão convincente para não empregar uma anestesia espinal, e, obviamente, o cateter deve ser removido antes que o paciente receba alta.[1]

FÁRMACOS SISTÊMICOS E SUA ADMINISTRAÇÃO

Os anestesiologistas usam vários métodos e vias de administração para aplicar medicações que tratam a dor. A via IV é usada no perioperatório e na sala de recuperação; após a alta, os pacientes devem ser passados para VO. Na maioria dos casos ambulatoriais, as vias IV e VO são padrão, mas também há vias alternativas, como a intramuscular (IM), nasal, retal, sublingual e transdérmica, que podem ser benéficas em indivíduos selecionados.

QUADRO 15.4	Suprimentos básicos para bloqueios de nervos periféricos
Equipamento de monitoração, como medidor automático de pressão arterial, oximetria de pulso e eletrocardiógrafo
Equipamento de emergência para vias aéreas (suprimento de oxigênio, bolsa de Ambu, aspiração, laringoscópio com lâminas, tubos endotraqueais)
Medicamentos de emergência (efedrina, atropina, fenilefrina, adrenalina, midazolam, propofol, succinilcolina, intralipídio)
Agulhas isoladas de diversos tamanhos (50 mm, 100 mm) – os especialistas recomendam bisel curto, agulhas rombas
Estimulador nervoso
Suprimentos básicos, como seringas, agulhas, torneiras, algodão com álcool, gaze, canetas para marcar a pele

TABELA 15.3 Resumo dos bloqueios neurais

Bloqueio neural	Corrente do estimulador neural	Resposta desejada	Anestésico local (exemplo de medicamento comum)
Interescaleno (bloqueio do plexo braquial)	0,2-0,4 mA	Contração dos músculos peitoral, deltoide, braço, antebraço ou mão	35-40 mL (bupivacaína 0,5% + epi)
Infraclavicular (bloqueio do plexo braquial)	0,2-0,3 mA	Contração da mão (de preferência nervo mediano)	30-45 mL (mepivacaína 1,5% + HCO3 + epi)
Axilar (bloqueio do plexo braquial)	0,2-0,4 mA	Contração da mão (se aspirar sangue, aceitável usar artéria axilar como referência anatômica)	35-40 mL (mepivacaína 1,5% + HCO3 + epi)
Ciático (bloqueio do nervo ciático)	0,2-0,5 mA	Contração da panturrilha, pé ou artelhos	20 mL (mepivacaína 1,5% + HCO3
Femoral (bloqueio do nervo femoral)	0,2-0,5 mA	Contração patelar (quadríceps)	20 mL (Mepivacaína 1,5% + HCO3 + epi) 2-6 h
Poplíteo (bloqueio do nervo ciático na fossa poplítea)	0,2-0,5 mA	Contração do pé ou dos artelhos	35-45 mL (Mepivacaína 1,5% + HCO3 + epi)

(Adaptada de Hadzic A, Vloka J. *Peripheral nerve blocks: Principles and practice.* New York: McGraw-Hill; 2004.)

CLASSES DE ANALGÉSICOS

De modo geral, as medicações para a dor podem ser divididas em opioides e não opioides. O uso de opioides tende a ser efetivo em casos perioperatórios, mas estudos (e a escada analgésica da OMS) demonstraram que as combinações são mais efetivas do que as medicações isoladas.[1]

ACETAMINOFENO

O acetaminofeno tem efeitos analgésicos e antipiréticos, e não anti-inflamatórios. Ele pode ser administrado via oral ou retal. Com frequência é combinado com opioides (p.ex., oxicodona e hidrocodona) para prescrição e administração, mas também pode ser útil de forma isolada. O metabolismo se dá através do fígado, e a dose máxima diária é 4 g. Normalmente, a via do citocromo P-450 converte somente uma pequena porcentagem do acetaminofeno em um metabólito tóxico. O consumo de álcool, porém, induz a expressão maior da via do citocromo P-450 e pode levar a níveis aumentados desse metabólito tóxico (*N*-acetil-*p*-benzoquinona imina) no corpo. Pode ser aconselhável reduzir as doses máximas de acetaminofeno para 2 g por dia para aqueles pacientes com história de consumo de álcool significativo ou pacientes com problemas hepáticos.[4]

ANTI-INFLAMATÓRIOS NÃO ESTEROIDES

Os anti-inflamatórios não esteroides (AINEs) podem ser muito úteis para a dor pós-operatória (Quadro 15.5 e Tabela 15.4). Seus efeitos anti-inflamatórios e analgésicos ajudam a tratar o edema tecidual e a dor.

QUADRO 15.5 AINEs

Há diferentes tipos de AINEs disponíveis sob venda livre, como aspirina, ibuprofeno e naproxeno. Também há outros AINEs orais que estão disponíveis sob prescrição. Na atualidade, o único AINE parenteral disponível é o cetorolaco. Também há formulações tópicas e em supositório para alguns AINEs, que podem ser úteis em pacientes selecionados. Todos operam pelo mesmo mecanismo; porém, a resposta individual pode variar. Os AINEs parecem agir particularmente bem na dor originária da pele, da mucosa bucal, das superfícies articulares e dos ossos[4]. Nas clínicas ambulatoriais, os AINEs podem ser usados mais comumente em uma sequência similar às outras medicações, passando da administração IV para a VO. Devido aos efeitos colaterais potenciais, deve-se ter cuidado em pacientes com doenças gastrointestinais, renais ou hematológicas conhecidas.

TABELA 15.4 Analgésicos não opioides típicos e doses

Fármaco	Dose	Início de ação	Duração de ação
Aspirina	500 - 1.000 mg, VO, q 4 - 6 h	30-60 min	4 h
Acetaminofeno	500-1.000 mg, VO, q 4-6 h (máx. 4 g/24 h)	30 min	4 h
Ibuprofeno	400-800, VO, q 4-8 h	30 min	4 - 6 h
Naproxeno sódico	Naproxeno sódico 275-550 mg, VO, q 8-12 h	1 - 2 min	8 - 12 h
Cetorolaco	IV/IM: 15-30 mg q 6 h, VO: 10 mg q 4-6 h	IV/IM: 10-60 min VO: 30-60 min	4-6 h (uso recomendado somente por 5d)

De: Tesniere A, Servin F. Intravenous techniques in ambulatory anesthesia. Anesthesiol Clin North America. 2003; 21:273-288.

Eles agem inibindo as enzimas ciclo-oxigenases (COX), que, por sua vez, inibem a produção de prostaglandinas, prostaciclinas e tromboxano (Quadro 15.6). As prostaglandinas PGE2 e PGI2 em geral estão aumentadas durante a inflamação e sensibilizam as fibras C de transmissão dolorosa aos neurotransmissores da dor.

Os efeitos colaterais, como a disfunção plaquetária, podem levar a aumento no sangramento pós-operatório. Os pacientes devem ser alertados sobre os efeitos colaterais gástricos potenciais dos AINEs orais, em especial se combinados com uso abusivo de álcool. O uso conjunto de álcool e AINEs, coloca os pacientes em risco maior de sangramento GI superior. Lembre-se de que os AINEs inibem a COX-1, capaz de reduzir o muco e o bicarbonato, reduzir o fluxo sanguíneo mucoso e inibir a proliferação epitelial; esse efeito, aliado aos efeitos adicionais sobre a agregação plaquetária, pode levar a um sangramento no trato GI. Além disso, lembre-se de que o cetorolaco e outros AINEs podem causar problemas em pacientes com disfunção renal; a COX-1 é responsável por produzir prostaglandinas vasodilatadoras para manter o fluxo plasmático renal e a taxa de filtração glomerular (TFG). Na presença dos AINEs, esse mecanismo falha e pode expor o rim (já comprometido) a maiores danos. Embora os AINEs sejam uma medicação excelente para o tratamento da dor aguda pós-operatória, seu uso deve ser feito com cautela em todos os casos; quaisquer dúvidas devem ser discutidas com o cirurgião antecipadamente.

OPIOIDES

Os opioides constituem o tratamento básico do anestesiologista para a dor. Os opioides ligam-se a receptores no sistema nervoso central (SNC), assim como a receptores nos nervos somáticos e simpáticos periféricos. A ativação dos receptores μ, δ e γ causa uma redução na transmissão de sinal dos neurônios aferentes periféricos primários ao SNC. Os fármacos individuais diferem em sua afinidade pelos vários subtipos de receptores, que são responsáveis por suas diferenças na eficácia e nos efeitos colaterais. Os principais efeitos colaterais são a depressão respiratória, as náuseas e os vômitos. Na atualidade, há formulações VO, IV, IM, sublinguais, transdérmicas e retais disponíveis (Tabela 15.5). Assim como a maioria das outras medicações no

QUADRO 15.6 Possíveis efeitos da inibição da COX-1r

- Risco aumentado de sangramento GI
- Fluxo plasmático renal reduzido e TFG reduzida
- Distúrbios na agregação plaquetária

TABELA 15.5 Analgésicos opioides típicos e doses

Fármacos	Dose	Início da ação	Duração de ação
Acetaminofeno 325 mg/codeína 300 mg	1-2 comp., VO, q 4-6 h	30-45 min	4-6h
Fentanil	0,5-1,5 µg/kg IV (usualmente 50-100 µg)	1-3 min	30-60 min
Hidrocodona 5 mg/acetaminofeno 500 mg	1-2 comp., VO, q 4-6 h (5-10 mg hidrocodona)	10-30 min	4-6 h
Hidromorfona	IV: 0,2-1 mg q 3 h IM: 1-2 mg q 4-6 h VO: 2 mg q 3-6 h	IV: 4-6 min IM: 10-15 min VO: 30 min	IV: 2-3 h IM: 4-5 h PO: 4 h
Morfina (liberação imediata)	IV/SC: 1-10 mg q 2-4 h IM: 5-20 mg q 4 h VO: 10-30 mg q 4 h	IV: 4-6 min IM: 10-30 min VO: 30-60 min	4-5 h para todas as vias
Morfina (liberação sustentada)	10-30 mg q 4 h 8-12 h	30-60 min	3-8 h
Meperidina Não recomendada, exceto para o tratamento de tremores	25-50 mg, IV, para calafrios	1 min	24 h
Oxicodona (liberação imediata)	5-15 mg, VO, q 4-6 h	–	3-4 h
Oxicodona (liberação sustentada)	10 mg, VO, q 12 h	30-60 min	12 h
Oxicodona 5 mg/acetaminofeno 325 mg	1-2 comp., VO, q 4-6 h	10-30 min	3-6 h
Propoxifeno 65 mg/acetaminofeno 650 mg	1 comprimido VO q 4 - 6h	15-60 min	4-6 h
Metadona	IV/SC: 2,5-10 mg VO: 5-20 mg q 6-8 h	VO: 30-60 min	4-6 h

período perioperatório, é mais prático iniciar com a via IV e passar o paciente para VO após a cirurgia, para uso domiciliar.[1]

Fora do ambiente hospitalar, no caso de pacientes que receberão alta para casa logo após a cirurgia, é prudente usar opioides IV de ação curta, como fentanil, alfentanil, sufentanil ou remifentanil. A morfina, a hidromorfona e a meperidina possuem meias-vidas maiores (variando de 2-4 horas) e seus efeitos colaterais podem ser superiores ao previsto, condição que pode causar aumento no tempo na sala de recuperação e nas chances de uma admissão de permanência hospitalar imprevista. Embora esses fármacos possam ser usados em pacientes ambulatoriais, seu uso deve ser bem planejado. Inicialmente, na sala de recuperação, o tratamento IV pode ser utilizado; em geral, a transição para as medicações orais deve ser relativamente rápida. Assim que o paciente é capaz de tolerar a VO, esta terá ação maior. Se ele exibir quaisquer efeitos colaterais, como náuseas, vômitos ou depressão respiratória, deve ser avaliado antes da alta. Um problema da medicação VO neste ponto é que a absorção pode ser retardada secundariamente a atrasos pós-operatórios no esvaziamento gástrico, bem como NVPO.

Para a dor leve, a codeína (com ou sem acetaminofeno) pode ser útil. As medicações em geral mais prescritas para a dor pós-operatória são a hidrocodona e a oxicodona, em combinação com o acetaminofeno, os quais são, com frequência, bem tolerados; porém, os pacientes podem requerer antieméticos concomitantes. A meperidina e o propoxifeno (isolados ou com o acetaminofeno) também são escolhas possíveis para a dor pós-operatória. Como regra simples, é útil perguntar aos pacientes que remédios eles usaram no passado que foram bem-sucedidos em tratar a dor, e se eles tiveram problemas com determinados fármacos.

CONCLUSÃO

A dor pós-operatória deve ser verificada e tratada, especialmente em pacientes ambulatoriais que serão monitorados por curto período na sala de recuperação e receberão alta para casa em pouco tempo. As técnicas poupadoras de narcóticos que utilizam anestesia local podem ajudar os pacientes a reduzir a dor. Quando usadas em combinação, a dose de cada uma pode ser reduzida, diminuindo efeitos colaterais possíveis. As combinações de opioides e AINEs, quando indicadas, em geral agem melhor do que os opioides isolados. Independentemente do caso, o melhor tratamento para a dor pós-operatória é ter um plano adaptado às necessidades de cada paciente.

Se o objetivo da cirurgia ambulatorial é fornecer uma experiência segura e agradável, os anestesiologistas devem reconhecer a importância de fornecer aos pacientes conforto físico e emocional; uma dose de gentileza e carinho pode ser tão importante quanto a administração das medicações. Evidências que sustentam este conceito foram demonstradas no clássico artigo de Henry Beecher sobre o significado do "efeito placebo". Em seu estudo inicial, ele documentou como as alterações fisiológicas e psicológicas podiam ser observadas nos pacientes, devido apenas a um placebo.[7]

O público informado está buscando meios alternativos e não farmacológicos para ajudar no tratamento da dor e da ansiedade; tais técnicas serão discutidas no próximo capítulo.

REFERÊNCIAS

1. Shang A, Tong Gan. Optimizing postoperative pain management in the ambulatory patient. *Drugs.* 2003;63(9):855–867.
2. Nicholas A, Oleski S. Osteopathic manipulative treatment for postoperative pain. *J Am Osteopath Assoc.* 2002;102(9):S5–S8.
3. Golden B. A multidisciplinary approach to nonpharmacologic pain management. *J Am Osteopath Assoc.* 2002;102(9):S1–S5.
4. Charlton E. The management of postoperative pain. *Update Anesth.* 1997;7:1–17.
5. Ilfeld B, Enneking FK. Continuous peripheral nerve blocks at home: A review. *Anesth Analg.* 2005;100:1822–1833.
6. Croll S, Shockey S. Advances in battlefield pain control. ASA Newsl. 2006;70(3): http://www.asahq.org/Newsletters/2006/03-06/croll03-06.html.
7. Beecher H. The powerful placebo. JAMA. 1955;159(17):1602–1606.

16 Controle alternativo da dor

Cristin A. McMurray e Fred E. Shapiro

A visão ocidental tradicional da ciência e da medicina envolve o uso de farmacopeias para o controle da dor; porém, há outras formas de compreender o comportamento humano, a medicina e a dor. Como foi mencionado, o modelo biopsicossocial da dor sugere que vários fatores desempenham grande papel na experiência de um indivíduo com a dor. Diversas pesquisas abordam as terapias mente-corpo para o tratamento de diferentes tipos de dor, incluindo a pós-operatória. Frequentemente, essas técnicas são usadas em conjunto com as técnicas tradicionais, na tentativa de oferecer mais conforto ao paciente e reduzir a necessidade de medicações. Esta área tem recebido muita atenção nos últimos 20 anos; diversas explicações têm sido oferecidas para o sucesso das TMCs (Quadro 16.1).

Com frequência a dor é ocasionada por fatores emocionais e psicológicos; é intensificada pela ansiedade e sentimento de impotência ante o sofrimento. Pesquisadores formularam hipóteses de que as TMCs podem reduzir o estado de excitação simpática do paciente e causar uma "resposta de relaxamento", facilitando maior controle sobre as reações ao estresse. O estado de hiporreatividade induzido por algumas terapias mente-corpo permite que os pacientes desenvolvam um estado de maior distanciamento em relação a sua experiência sensorial e reduzam os aspectos emocionais de sua dor. Essas opções de TMCs também oferecem aos pacientes um meio de obter controle sobre a sua situação. Estudos mostraram que a autoeficácia percebida é um fator importante na tolerância à dor. Embora a experiência física real da dor possa não ser alterada por várias TCMs, a resposta emocional e cognitiva do paciente pode ser reduzida, permitindo que ele permaneça mais calmo, menos ansioso e menos estressado.[1]

QUADRO 16.1 Possíveis razões para o sucesso das terapias mente-corpo
• Atenuação da reatividade ao estresse. • Capacidade de lidar mais efetivamente com a dor. • Reforço da capacidade de controle do paciente.

Este capítulo explica algumas das diferentes opções de TMCs, especificamente aquelas que são apoiadas por pesquisas baseadas em evidências e seu uso na situação perioperatória (Quadro 16.2).

MASSAGEM

A massagem corresponde à manipulação (toque, compressão) dos tecidos moles do corpo para fins terapêuticos. Estudos mostraram que, quando em conjunto com os opioides, a massagem é mais efetiva do que os opioides isolados no tratamento da dor aguda pós-operatória.

Piotrowski e colaboradores publicaram um artigo no Journal of the American College of Surgeons em 2003. Eles avaliaram a dor pós-operatória em 202 pacientes que sofreram cirurgias de grande porte e os dividiram em três grupos de intervenções de enfermagem: massagem (81), atenção focada (66) ou cuidado de rotina (55). As intervenções foram realizadas duas vezes por dia, durante 10 minutos, começando 24 horas após a cirurgia até o sétimo dia pós-operatório. O grupo de pacientes foi bastante homogêneo: mais de 50% com 60 anos ou mais; 97% homens; sendo o esterno o local mais comum da incisão (77%). O cuidado de rotina incluiu administrar medicações, verificar os sinais vitais do paciente, bem como seu conforto e sua segurança, e realizar o cuidado da ferida e as trocas de curativos. No grupo de atenção focada, além do cuidado de rotina descrito foi dedicado tempo (10 minutos com o profissional de enfermagem) para avaliar o efeito do suporte emocional, independente da massagem, sobre o alívio da dor. Visitantes não estiveram presentes, e a porta ou cortina foi fechada para manter a privacidade. O profissional de enfermagem sentou-se junto ao leito, encarando o paciente em uma distância de conversação confortável, para promover a interação paciente-profissional de enfermagem. Cada um podia iniciar a conversação ou não; o silêncio era aceitável.

No grupo da massagem, além do cuidado de rotina, foram realizadas massagens de deslizamento na região lombar, por 10 minutos, fornecidas pelo profissional de enfermagem pesquisadora. Não houve treinamento formal prévio, mas antes do estudo, cada enfermeira recebeu treinamento em

QUADRO 16.2	Terapias mente-corpo com pesquisas baseadas em evidências no período perioperatório
• Massagem • Acupuntura • Musicoterapia • Hipnose	

uma sessão de 3 a 4 horas com um massoterapeuta certificado. A massagem nas costas foi realizada na posição pronada ou lateral, dependendo do local da ferida cirúrgica. Fricções moderadas e firmes foram feitas, enquanto o paciente era solicitado a relaxar e notificar à enfermeira pesquisadora sobre qualquer desconforto, ou quando quisesse mudar de posição, interromper a massagem ou mudar a técnica.

Durante 82% das sessões do grupo de atenção focada e 71% das sessões de massagem, os participantes discutiram preocupações sobre cuidados em saúde. Os dois tópicos mais comuns foram a dor, as atividades físicas e as limitações. Os pacientes no grupo da massagem acreditaram que o seu tratamento reduziu o desconforto 77% do tempo; o grupo de atenção focada acreditou que a intervenção reduziu a dor 64% do tempo.

O maior impacto do efeito da técnica da atenção focada ou da massagem foi durante as primeiras 72 horas de pós-operatório. Ao medir a satisfação do paciente, ambos os grupos experimentais admitiram que as intervenções melhoraram seu controle da dor, sendo maior no grupo da massagem. A descoberta mais interessante desse estudo é que a massagem acelerou significativamente a taxa de declínio na sensação desagradável da dor, conforme percebido pelos pacientes. Esse aspecto da dor frequentemente não é perguntado aos pacientes, mas apresenta um impacto significativo em sua recuperação e experiência com a dor. De acordo com os resultados desse estudo, foi assegurado que a massagem é um instrumento útil para avaliar o sofrimento pós-operatório do paciente.[2]

Fora do ambiente hospitalar, a massagem pode ser uma intervenção útil para recomendar aos pacientes; muitos planos de seguro estão começando a reembolsar os pacientes por sessões de massoterapia prescritas por médicos.

Acupuntura

Empregada como intervenção terapêutica na medicina tradicional chinesa, acredita-se que aja mantendo e equilibrando o fluxo do Qi (*chi*) no corpo humano; este é um conceito que equivale à "energia vital", algo que é difícil de ser traduzido. O conceito de Qi é amplo; ele interconecta os objetos vivos e inanimados na natureza e no universo. Postulado pela filosofia chinesa, é uma força tangível que permite a transferência de energia, movimento, crescimento e desenvolvimento. Para manter a saúde física e mental, o fluxo do Qi deve permanecer fluido e em equilíbrio, microscopicamente, à medida que as funções dos órgãos interagem, e de forma macroscópica, conforme os indivíduos se relacionam com o seu ambiente. Um desequilíbrio no fluxo do Qi pode se manifestar como doença. Os indivíduos podem influenciar o equilíbrio do Qi internamente, analisando o seu fluxo ao longo de rotas definidas na superfície corporal, em um conjunto de canais denominados meridianos, que são interconectados entre si e a todos os órgãos do corpo, de modo complexo. O tratamento ocorre primeiramente pela identificação dos desequilíbrios interno e externo, e então pela inserção de agulhas muito finas em pontos apropriados ao longo desses meridianos, ajudando a realinhar o fluxo do Qi no corpo e a restaurar a homeostasia interna. Assim, a premissa básica da acupuntura, em termos simples, é de que o estímulo de um local no corpo tem efeito em outro local mais distante.[3]

No que diz respeito ao nível fisiológico, a sensação de dor começa com um estímulo (uma incisão cirúrgica, por exemplo). Há receptores no corpo que respondem a tal estímulo e, através de fibras nervosas específicas, enviam esta informação à medula espinal. Ali, elas se interconectam com fibras nervosas adicionais para transferir a mensagem a áreas maiores no cérebro, notadamente o tálamo, o hipotálamo e o córtex cerebral, onde a percepção da dor ocorre. De imediato, esse estímulo inicia uma resposta comportamental por parte do paciente, por exemplo, "ai!", o que, por sua vez, ativa outra área no cérebro que estimula a produção de substâncias opioides endógenas (endorfinas, dinorfinas, encefalinas) que viajam de volta até a medula espinal, através da via inibitória descendente, com vistas a modular ou inibir a informação nociceptiva. *A acupuntura demonstrou influenciar a percepção da dor modulando a atividade na via inibitória descendente e subsequentemente reduzindo a necessidade de medicações para a dor, como, por exemplo, opioides.* Esses resultados foram reiterados em um estudo que determinou que a inserção pré-operatória de agulhas de acupuntura em pontos tradicionais reduziu o consumo suplementar de morfina em 50%.[4] Para usar a acupuntura ambulatorial, é requerido treinamento adicional ou ter um acupunturista certificado na equipe. Entre os pacientes e alguns médicos, há interesse na acupuntura como opção para o tratamento da dor. Muitos hospitais estão começando a incorporar acupunturistas em sua prática. Uma análise geral de custo-benefício ao paciente pode ser a próxima etapa de pesquisa.

Musicoterapia

Embora a maioria das pessoas goste de música na sala de cirurgia, algumas podem ajudar a modular a resposta dos pacientes à dor no pós-operatório. *Músicas suaves ou com sugestões de relaxamento no período pós-operatório podem aumentar o benefício da medicação, reduzir a resposta ao estresse e aumentar a satisfação com o cuidado pré-operatório.* Nillson e colaboradores publicaram um interessante artigo, que examinou se os benefícios da música ou a música em combinação com sugestões terapêuticas poderiam melhorar a recuperação pós-operatória na cirurgia ambulatorial.

Nesse estudo, 182 pacientes foram divididos de maneira aleatória em três grupos: (a) ouvindo música, (b) música em combinação com sugestões terapêuticas ou (c) uma fita cassete em branco no período pós-operatório imediato. O método de anestesia, a técnica cirúrgica e a medicação pós-operatória para a dor foram todos padronizados, e a música era composta de composições clássicas suaves. As sugestões relaxantes e encorajadoras foram gravadas por uma voz masculina com treinamento extensivo em hipnoterapia. *A voz gravada sugeriu uma sensação de relaxamento, segurança, retorno ao apetite normal, recuperação rápida, ausência de dor e náuseas, junto com encorajamento e conforto.* A fita em branco não continha som. Todos os gravadores foram ajustados no mesmo nível para permitir a conversação entre o paciente, enfermeira e médicos na sala de recuperação pós-anestésica (SRPA). A necessidade de medicação para dor, bem como medicação para náuseas, fadiga, ansiedade, cefaleia, bem-estar, problemas urinários, frequência cardíaca e saturação de oxigênio foram avaliados na SRPA como variáveis de evolução. Cada grupo tinha ~60 pacientes, a idade média era de 50 anos, a relação homens:mulheres era de 40:20. Os procedimentos foram reparos de hérnia inguinal e remoção de veias varicosas, com duração média da cirurgia de aproximadamente 40 minutos e duração média da anestesia de aproximadamente 65 minutos. Os pacientes nos grupos somente com música e música com sugestão terapêutica se queixaram de dor menos intensa no pós-operatório; porém, não houve diferença significativa na quantidade de medicação para a dor necessária entre os grupos. Não houve diferença na frequência cardíaca, na ansiedade, nas náuseas, no bem-estar, na fadiga, nos problemas urinários e na cefaleia no dia da cirurgia e no primeiro dia pós-operatório. Todos os pacientes lembraram que ouviram música ou música em combinação com sugestões terapêuticas.

Na SRPA, o ruído é gerado principalmente pela equipe ou pelo equipamento. Acredita-se que talvez os efeitos benéficos tenham sido pelo fato de a música agir simplesmente como uma distração do ruído, em vez de se dever à intervenção comportamental.

Na opinião do autor, a música gravada, com ou sem sugestões terapêuticas, é uma técnica de baixo custo, não invasiva e não farmacológica que deve ser oferecida aos pacientes devido a seus efeitos benéficos em reduzir a dor e a ansiedade. Embora não tenham sido obtidas diferenças estatisticamente significativas nos sinais vitais, as percepções da dor pelos pacientes foram melhoradas.[5]

Tocar as músicas favoritas de um paciente no perioperatório maximiza o efeito calmante da música.

Hipnose

A hipnose mostrou ter efeitos benéficos no pós-operatório. O que a hipnose envolve na sala perioperatória? Ambulatorialmente, ela é estabelecida por um procedimento de "indução", no qual o hipnotizador guia o paciente através de imagens pacíficas e relaxantes, com o objetivo de fazê-lo se sentir mais relaxado, distraído dos estímulos aversivos e aberto a sugestões terapêuticas. A fase de indução é seguida por uma de aplicação, na qual o hipnotizador faz sugestões ao paciente, que podem incluir alterações nos processos sensoriais ou cognitivos, fisiologia (p.ex., frequência cardíaca) ou comportamento. Exemplos incluem as *sugestões para redução da dor, do estresse, o aumento da vitalidade e um sentido aumentado de eficácia pessoa*l. Durante a indução hipnótica, as instruções verbais podem estimular alterações físicas; uma alteração no estado mental pode refletir no estado físico. Este mesmo fenômeno pode ser obtido pelas alterações farmacológicas dos medicamentos. Com base nesse raciocínio, pode-se verificar como o uso da hipnose pode ser integrado como um adjuvante não farmacológico na abordagem dos pacientes cirúrgicos. Os efeitos também podem ser obtidos com uma apresentação gravada de intervenções de hipnose. Após a recuperação da hipnossedação, os pacientes relatam sensação de bem-estar e alto grau de satisfação.

O estudo de Faymonville examinou 337 pacientes divididos em três grupos em cuidado anestésico sob monitoração para vários procedimentos de cirurgia estética. O primeiro grupo recebeu alfentanil e midazolam. O segundo, em adição, obteve um nível de "transe" hipnótico e relaxamento. O terceiro grupo recebeu as mesmas medicações e a hipnose foi induzida, sem atingir um nível completo de "transe". Os grupos com hipnose e relaxamento tiveram menos ansiedade no transoperatório, menos dor intra e pós-operatória, e as necessidades de narcóticos e ansiolíticos foram reduzidas; também apresentaram redução na incidência de náuseas e vômitos pós-operatórios (NVPO). De modo geral, obteve-se satisfação maior com o procedimento anestésico e maior conforto cirúrgico foi relatado no grupo da hipnose.[6]

Outro estudo controlado randomizado examinou os efeitos da hipnose na cicatrização de ferimentos pós-cirúrgicos. Embora o estudo não tenha sido extenso (18 mulheres realizando mamoplastia redutora), os resultados foram sugestivos. As pacientes foram divididas em três grupos – seis mulheres receberam 8 sessões semanais de hipnose de meia hora, iniciando 2 semanas no pré-operatório e continuando 6 semanas após a cirurgia; seis mulheres frequentaram sessões de "grupo de apoio" pelos mesmos períodos de tempo que as sessões de hipnose; e outras seis tiveram cuidado regular e consultas pós-operatórias. Aquelas pacientes que receberam hipnose foram consideradas com uma cicatrização significativamente maior, se comparadas às dos outros dois grupos, assistidas por estudos cegos para as identidades do grupo, examinando fotografias em 1 e 7 semanas de pós-operatório. Além disso, as mulheres no grupo da hipnose tiveram os menores escores autorrelatados para dor, embora não estatisticamente significativos, não devem ser ignorados.[7]

A sugestão de experiências agradáveis é mais efetiva em produzir alívio da dor do que a sugestão de declínio. Um transe hipnótico resulta em estado de dissociação, que pode permitir a dissociação da sensação de dor da experiência subjetiva de senti-la. Foi notado que o alívio induzido pela hipnose persiste após o término da cirurgia e a cessação da hipnose. Teoriza-se que a técnica do tipo intraoperatória pode produzir analgesia antecipada. Se isto puder ser confirmado, então a implicação é que a manipulação psicológica pode induzir alterações bioquímicas. Este mesmo mecanismo pode explicar o alívio da ansiedade. *A hipnose permite* a transição de um estado de sofrimento passivo para um ativo e independente. Isto leva a uma *mudança na experiência subjetiva e na percepção do paciente* (Tabela 16.1).

TABELA 16.1 Pesquisas baseadas em evidências sobre as terapias mente-corpo

Modalidades	Estudo	Conclusões clinicamente relevantes
Massagem	Piotrowski, 2003. J Am Coll Surg	Os grupos de "atenção focada" e de massagem relataram que as intervenções melhoraram o controle da dor, especialmente nas primeiras 72 h de pós-operatório; redução na "sensação desagradável da dor".
Acupuntura	Kotani et al., 2001. Anesthesiology; Audette and Ryan, 2004. Phys Med Rehabil Clin N Am, Pain Principles and Practice of Acupuncture	Redução no consumo suplementar de morfina no pós-operatório
Música	Nilsson et al., 2003. Acta Anesthesiol Scand	Os pacientes relataram menor intensidade da dor no pós-operatório; não houve redução significativa nas medicações para dor ou outras variáveis fisiológicas.
Hipnose	Faymonville et al., 1995. Reg Anesth	Os grupos de hipnose e relaxamento tiveram menos ansiedade perioperatória, dor e necessidades de medicamentos; também tiveram menos NVPO; maior satisfação do paciente e conforto cirúrgico.
	Ginandes et al., 2003. Am J Clin Hypn	Os pacientes de hipnose apresentaram melhor cicatrização das feridas, de acordo com estudos cegos no pós-operatório.

NVPO, náuseas e vômitos pós-operatórios.

CONCLUSÃO

Apesar das opiniões divergentes dos médicos sobre a medicina complementar e alternativa (MCA) ou a TMC, os pacientes mais informados estão interessados nesses tratamentos e alguns estudos sugerem um papel importante a desempenhar no tratamento da dor perioperatória ambulatorial. Certamente, algumas intervenções, como a música calma na SRPA, são um meio fácil e de baixo custo que pode ser adaptado na prática ambulatorial. Porém, como o tratamento da dor pós-operatória aconselha-se investigar modos alternativos de terapia, que podem agir junto com as medicações mais tradicionais, sem efeitos colaterais.

REFERÊNCIAS

1. Astin J. Mind-body therapies for the management of pain. *Clin J Pain.* 2004; 20(1):27–32.
2. Piotrowski M. Massage as adjuvant therapy in the management of acute postoperative pain: A preliminary study in men. *J Am Coll Surg.* 2003;197(6): 1037–1046.
3. Audette J, Ryan A. The role of acupuncture in pain management. *Phys Med Rehabil Clin N Am.* 2004;15(4):749–772.
4. Kotani N, Hasimoto H, Sato Y, et al. Preoperative intradermal acupuncture reduces postoperative pain, nausea and vomiting, analgesic requirement and sympathoadrenal responses. *Anesthesiology.* 2001;95(2):349–356.
5. Nilsson U, Rawal N, Enqvist B, et al. Analgesia following music and therapeutic suggestions in the PACU in ambulatory surgery; a randomized controlled trial. *Acta Anaesthesiol Scand.* 2003;47(3):278–283.
6. Faymonville ME, Fissette J, Mambourg PH, et al. Hypnosis as adjunct therapy in conscious sedation for plastic surgery. *Reg Anesth.* 1995;20(2):145–151.
7. Ginandes C, Brooks P, Sando W, et al. Can medical hypnosis accelerate postsurgical wound healing? results of a clinical trial. *Am J Clin Hypn.* 2003;45: 333–351.

17 Sala de recuperação pós-anestésica

Pankaj K. Sikka

A criação das unidades de cuidado pós-anestésico (SRPA) reduziu de forma considerável a morbidade e a mortalidade associadas à anestesia e à cirurgia. Fora do ambiente hospitalar, na última década, observou-se um aumento significativo no número de procedimentos, bem como na sua complexidade, e o estado físico dos pacientes da ASA.[1] Procedimentos cirúrgicos mais complexos, com duração de até 6 horas, também estão sendo realizados em pacientes com estado físico mais grave.

As possíveis complicações costumam ocorrer nas primeiras horas após a anestesia ou a cirurgia. Isto é divulgado pelos resultados da Closed Claim Analysis da ASA, sobre reclamações em clínicas nos EUA; o mecanismo de lesão mais comum foi devido a eventos respiratórios no período pós-operatório.[2,3] Além disso, tais eventos foram declarados preveníveis pela utilização da oximetria de pulso no período de recuperação.[4,5] Assim, todos os pacientes, independentemente do tipo de anestesia (i.e., geral, regional ou cuidado anestésico sob monitoração), após o término da cirurgia, devem ser admitidos na SRPA. Assim que os efeitos da analgesia começam a diminuir, os pacientes podem então ser transferidos da SRPA ou receber alta para casa.

SALA DE RECUPERAÇÃO PÓS-ANESTÉSICA

A SRPA deve estar localizada o mais próximo possível do bloco cirúrgico, caso seja necessário levar o paciente de volta para lá (Quadro 17.1). Em geral, os pacientes são observados na SRPA em áreas chamadas "abertas".

QUADRO 17.1 Sala de recuperação pós-anestésica

- Proximidade com o bloco cirúrgico
- Área designada aberta
- Bem-iluminado
- Facilmente acessível
- Permite espaço para o equipamento
- Tomadas elétricas

Poucos espaços são designados como áreas "fechadas" para observar os pacientes que necessitam de isolamento. Cada espaço da SRPA deve ser bem-iluminado, facilmente acessível e deve ter espaço suficiente disponível para o equipamento, como um ventilador ou uma máquina de raios-X. Além disso, saídas para o oxigênio e aspiração devem estar disponíveis.

O equipamento padrão para monitorar um paciente na SRPA deve incluir a oximetria de pulso, o eletrocardiógrafo (ECG) e um manguito automático de pressão arterial (Quadro 17.2). Transdutores para monitorar as pressões arterial, central e da artéria pulmonar devem estar disponíveis (Quadro 17.3). A temperatura em geral é determinada pelo profissional de enfermagem da SRPA na admissão do paciente à unidade. Se hipotérmico, pode-se usar um dispositivo de aquecimento ativo.

TRANSPORTE DO PACIENTE PARA A SALA DE RECUPERAÇÃO PÓS-ANESTÉSICA

Assim que a cirurgia é concluída, o paciente é transferido para a SRPA. A suplementação de oxigênio deve estar disponível, ocorrendo através de cânula nasal/máscara facial conectada a um tanque de oxigênio cheio. Monitores para a verificação da oximetria de pulso, ECG e pressão arterial devem estar disponíveis, se necessário. Ao chegar à SRPA, a suplementação de oxigênio é trocada para uma fonte na parede e o paciente é assistido de forma apropriada (oximetria de pulso, ECG e pressão arterial). Por fim, um relatório é entregue ao profissional de enfermagem da SRPA com detalhes sobre a anestesia e a cirurgia realizada.

QUADRO 17.2 Equipamento padrão

- Oxigênio
- Aspiração
- Oxímetro de pulso
- Eletrocardiograma
- Monitor de pressão arterial
- Monitor de temperatura

QUADRO 17.3 Equipamento de emergência

- Vias aéreas = via aérea oral/nasal, cânula de oxigênio
- Respiração = máscaras faciais, tubos endotraqueais, laringoscópios e máscaras laríngeas (MLs) para as vias aéreas
- Circulação = cateteres e líquidos intravenosos
- Medicamentos = carrinho de emergência contendo todo o equipamento de suporte à vida

EQUIPE DE MANEJO

Profissionais de enfermagem treinados devem estar disponíveis para cuidar dos pacientes na SRPA, a qual, se possível, deve estar sob a orientação direta do anestesiologista. Em geral, este profissional maneja a analgesia, as complicações pulmonares ou cardíacas, enquanto o cirurgião trata das complicações diretamente relacionadas ao procedimento. O profissional de enfermagem da SRPA é designado para cuidar de, no máximo, dois pacientes de cada vez. Dependendo da complexidade da cirurgia e da gravidade da doença, a unidade de cuidados pode ser dividida em: área de SRPA regular; área de recuperação secundária (ARS), basicamente para pacientes cirúrgicos ambulatoriais; e unidade de observação estendida (UOE), para pacientes que necessitam >4 a 6 horas para receber alta da SRPA.

Embora tais designações sejam ideais, fora do ambiente hospitalar, as áreas podem não ser tão bem definidas. Porém, o princípio deve ser o mesmo.

CRITÉRIOS PARA ALTA DA SALA DE RECUPERAÇÃO PÓS-ANESTÉSICA

Em geral, a alta da SRPA depende se atende a todos ou a maioria dos critérios mencionados no Quadro 17.4 e na Tabela 17.1. O departamento de anestesiologia e a administração do hospital costumam determinar tais critérios. Um anestesiologista na maioria das vezes é designado para assinar a alta do paciente da SRPA. Existem diversos escores de alta/recuperação pós-anestesia disponíveis (p.ex., escore de Aldrete[6,7] e Postanesthesia Discharge Scoring System [PADS][8]), que podem ser usados pelos hospitais para estabelecer critérios de alta (Tabela 17.2).

Assim que o paciente atende aos critérios (um escore de no mínimo 10), recebe alta da SRPA e deve ser acompanhado por uma pessoa designada (familiar ou amigo), responsável pelo seu transporte seguro para casa. Os pacientes que necessitam ser transportados para avaliação subsequente devem ter suplementos de oxigênio e monitores apropriados, conforme necessário.

A decisão de "dispensar" a SRPA (um escore de no mínimo 12), se for o caso, deve ser tomada em conjunto pelo anestesiologista e o cirurgião. Isto dependerá do procedimento, das comorbidades do paciente, de quaisquer eventos intraoperatórios e da quantidade de anestesia administrada (Cuida-

QUADRO 17.4 Critérios mínimos para alta da SRPA

- Hemodinamicamente estável
- Controle adequado da dor
- Sem náuseas ou vômitos

TABELA 17.1 Critérios para alta da SRPA

Situação	Critérios adicionais
SNC	Vígil, alerta, orientado, move todas as extremidades
Vias aéreas e respiração	Pode realizar inspirações profundas, cor rosada e saturação de oxigênio >92% em ar ambiente
Circulatório	Sinais vitais estáveis
Renal	Capacidade de urinar
Gastrointestinal	Ausência de náuseas/vômitos intensos, capaz de tolerar líquidos
Dor	Controle de dor significativa
Anestesia regional	Resolução de um bloqueio espinal/epidural
Temperatura	Normotermia
Complicações cirúrgicas importantes	Ausentes
Alta para casa	Condução disponível

TABELA 17.2 Sistema de escore de Aldrete modificado

Nível de consciência	Escore
Vígil	2
Pode ser despertado	1
Minimamente responsivo (estímulo tátil)	0
Atividade física	
Move todas as extremidades	2
Alguma fraqueza	1
Incapaz de mover as extremidades	0
Estabilidade hemodinâmica	
TAM < 15% do basal	2
TAM 15-30% do basal	1
TAM >30% do basal	0
Respiração	
Pode realizar inspirações profundas	2
Taquipneia com tosse boa	1
Dispneico com tosse fraca	0
Saturação de oxigênio	
>90% em ar ambiente	2
Requer oxigênio suplementar	1
<90% com oxigênio	0
Dor pós-operatória	
Nenhuma ou leve	2
Moderada	1
Intensa	0
Náuseas/vômitos	
Nenhum ou náuseas leves	2
Vômitos transitórios	1
Náuseas/vômitos moderados a intensos	0
Escore total	14

TAM, pressão arterial média.

dos anestésicos sob monitoração/anestesia geral [AG]) (Tabela 17.3). Junto com o número e a complexidade crescentes dos pacientes e casos, cabe destacar a importância de todas as clínicas médicas terem um mecanismo para transporte de emergência disponível, caso seja necessário remover o paciente a um hospital.

RETOMADA DAS ATIVIDADES NORMAIS PARA PACIENTES AMBULATORIAIS

Ingestão de alimentos

O paciente vígil, alerta, não nauseado pode receber gelo picado, água, ou suco sem resíduos, coado. Se forem bem tolerados, podem ser oferecidos bolachas, gelatina ou mesmo um sanduíche leve. O tipo de cirurgia, porém, pode limitar a ingestão de alimentos em alguns pacientes. A quantidade de líquidos requerida para consumo obrigatório antes da alta deve ser decidida para cada paciente de forma individual.

Atividades físicas

É importante que os pacientes, ao receberem alta da SRPA, tenham alguém responsável por conduzi-los ao seu destino (lar/enfermaria). Pois ainda podem estar sonolentos e seu organismo pode precisar de um dia ou dois para ficar sem os efeitos da medicação anestésica, tornando perigoso a condução de veículos ou operação de máquinas. A retomada das atividades físicas também depende do tipo de cirurgia, da localização da incisão e do controle adequado da dor.

TABELA 17.3 Estratégias para a recuperação mais rápida da anestesia e período de estadia mais curto na sala de recuperação pós-anestésica

Condição	Estratégia
Sedação	Midazolam, dexmedetomidina
Dor	Fentanil, dexmedetomidina
Agente de indução intravenoso	Propofol
Agente inalatório para anestesia geral	Desflurano ou sevoflurano
Técnica de anestesia	Máscara laríngea (ML) de vias aéreas vs. intubação endotraqueal, uso apropriado de técnicas de anestesia regional
Prevenção de náuseas	Metoclopramida, ondansetron e/ou dexametasona
Controle da temperatura – normotermia	Dispositivo de aquecimento ativo, umidificador
Hidratação	Adequada (em geral, < 1 L em pacientes saudáveis realizando cirurgia de pequeno porte)

PROBLEMAS NA SALA DE RECUPERAÇÃO PÓS-ANESTÉSICA

Há seis problemas principais que causam atrasos na alta e entradas hospitalares imprevistas (Quadro 17.5).

Atraso na recuperação da anestesiologia

A causa primária do atraso na recuperação da AG é a hipoventilação. Assim, usar um agente inalatório com um tempo de entrada e saída curto (baixa solubilidade do gás no sangue), como o desflurano ou o sevoflurano, reduziria o tempo de recuperação da anestesia e, assim, a duração da estadia na SRPA. A idade avançada, com capacidade reduzida de metabolizar medicamentos, e presença de doença renal ou hepática também podem retardar significativamente a recuperação da sedação.

O uso de fármacos com uma meia-vida de eliminação mais curta é muito importante para facilitar o reestabelecimento do paciente. Exemplos disso incluem o midazolam (uma benzodiazepina, usada em vez do Valium), o fentanil (um opioide, usado em vez da morfina), o vecurônio (um agente relaxante neuromuscular, usado no lugar do pancurônio), a dexmedetomidina (um agonista $\alpha 2$), usada por seus efeitos sedativos, analgésicos, de estabilidade cardiorrespiratória e poupadores de cuidados anestésicos sob monitoração. A dose excessiva de opioides e seus efeitos colaterais (náuseas, vômitos, prurido e retenção urinária) podem ser tratados com um antagonista, o naloxone (1-5 $\mu g/kg$). A dose excessiva de benzodiazepinas pode ser tratada com flumazenil (200 μg a cada 3 minutos, até obter efeito, totalizando 3 mg).

Obstrução das vias aéreas

Um paciente trazido à SRPA pode ter respiração forçada devido à queda da língua e obstrução da faringe ("efeito de válvula"). Uma manobra simples de extensão da mandíbula e a oferta de oxigênio suplementar em geral aliviam a obstrução das vias aéreas. Porém, deve ser lembrado que essa obs-

QUADRO 17.5 Principais problemas na SRPA

- Atraso na recuperação da anestesia
- Obstrução de vias aéreas
- Dor
- Náuseas/vômitos
- Retenção urinária
- Hipotermia e calafrios

trução também pode ser causada por secreções excessivas, sangue nas vias aéreas (cirurgia ONG), edema das vias aéreas e laringoespasmo.

O laringoespasmo (estímulo do nervo laríngeo superior), edema de glote/estridor pós-extubação e broncoespasmo apresentam risco de vida e devem ser tratados rapidamente (Quadros 17.6, 17.7 e 17.8).

Dor

Os opioides permanecem a base do manejo da dor pós-operatória. Os mais usados incluem o fentanil, a morfina e a hidromorfona. Estes em geral são administrados por via IV ou na forma epidural, se o paciente tem um cateter epidural. Um fármaco opioide mais novo é o remifentanil[9], com um tempo de início e de cessação rápido (infusão IV de 0,1-0,5 μg/kg/min). Os pacientes devem ser cuidadosamente observados para quaisquer efeitos depressivos respiratórios dos opioides. Aqueles com dor intensa podem ser iniciados em uma analgesia controlada pelo paciente (ACP), para manejar melhor a dor.

Os fármacos não opioides usados para dor na maioria das vezes incluem o cetorolaco, cetamina em doses pequenas (em geral como um adjuvante), ou mesmo o acetaminofeno intravenoso (Tylenol). Os analgésicos orais incluem o acetaminofeno isolado ou em combinação com o napsilato de propoxifeno (Darvocet), oxicodona (Percocet), codeína e hidrocodona (Vicodin). Para as doses recomendadas, consulte o Capítulo 15.

QUADRO 17.6 Tratamento do laringoespasmo

- Oxigênio a 100%
- Pressão positiva nas vias aéreas
- Succinilcolina, 20-40 mg, IV

QUADRO 17.7 Tratamento do edema de glote

- Oxigênio a 100%
- Glicocorticoides
- Adrenalina racêmica (nebulizada)

QUADRO 17.8 Tratamento do broncoespasmo

- $\beta 2$-Agonistas (albuterol nebulizado 0,2-0,3 mL em 2-3 mL de salina normal); se refratário, adicionar
- Adrenalina (0,3 mL, 1:1.000)

Náuseas e/ou vômitos

Náuseas e vômitos são comuns na SRPA após a anestesia.[10] As causas podem incluir o uso de óxido nitroso, agentes inalatórios, opioides (AG), hipotensão por anestesia regional ou hipovolemia e o tipo de cirurgia (laparoscópica ou ginecológica) (Quadro 17.9).

Ver Quadro 17.10 para a prevenção e o tratamento das náuseas. Outras opções disponíveis são um curativo transdérmico de escopolamina e anti-histamínicos, como a prometazina e difenidramina. Os pacientes com estômago cheio/propensos à aspiração pulmonar (hérnia de hiato, obesidade, gestação) podem se beneficiar do tratamento profilático com agentes antieméticos.

Retenção urinária

Bastante comum após anestesia regional, também pode ocorrer após a AG[11]. A retenção urinária pode causar agitação e inquietação no paciente. A evacuação da bexiga por uma inserção única de sonda ou um cateter de Foley pode ser requerida. A hipoxemia deve ser excluída em um paciente agitado e inquieto.

Hipotermia e calafrios

A maioria dos anestésicos gerais causa vasodilatação, que produz perda de calor levando à hipotermia.[12] O mecanismo fisiológico proposto para isto é a dissipação de calor entre os "compartimentos central e periférico" do corpo. O mecanismo mais comum (85%) de perda de calor é por radiação. Outras causas de hipotermia incluem a exposição de uma grande lesão, líquidos intravenosos frios e baixa temperatura na sala de cirurgia. Os calafrios podem resultar da hipotermia, aumentando a produção de calor e a temperatura corporal. Embora os calafrios elevem a temperatura corporal, eles também cau-

QUADRO 17.9 Causas comuns de náuseas/vômitos

- Óxido nitroso
- Agente inalatório
- Opioides
- Tipo de cirurgia (laparoscópica, ginecológica, de estrabismo, de hérnia inguinal)

QUADRO 17.10 Prevenção/tratamento de náuseas

- Fármacos (metoclopramida, ondansetron, droperidol, dexametasona)
- Hidratação adequada
- Controle da dor

sam o aumento do consumo de oxigênio, da produção de dióxido de carbono e do débito cardíaco, que podem ser prejudiciais a pacientes com doenças cardíacas ou pulmonares (Quadro 17.11).

PROBLEMAS CIRCULATÓRIOS

Hipertensão

A hipertensão pós-operatória pode ocorrer devido à presença de dor, hipoxia ou distensão da bexiga (Quadro 17.12).[13] A hipertensão grave pode levar à isquemia miocárdica ou ao sangramento cerebral. Todos os esforços devem ser feitos para manter a pressão arterial dentro de 20 a 30% do basal do paciente. O tratamento da hipertensão pós-operatória inclui o tratamento da dor cirúrgica com narcóticos, bloqueadores β-adrenérgicos intravenosos (labetalol, esmolol, metoprolol), hidralazina ou, mais severos, nitroglicerina ou nitroprussiato (Quadro 17.13).

Hipotensão

A causa mais comum de hipotensão na SRPA é a hipovolemia (Quadro 17.14). Deve-se a uma reposição inadequada de líquido/sangue perdido pelo

QUADRO 17.11	Métodos usados para atenuar/prevenir a hipotermia

- Usar dispositivo de aquecimento ativo.
- Aquecer os líquidos intravenosos.
- Usar um umidificador dentro do circuito respiratório.
- Elevar a temperatura ambiente.
- Usar meperidina, 12,5-25 mg IV para cessar os calafrios.

QUADRO 17.12	Etiologia

- Hipoxia
- Dor
- Distensão da bexiga

QUADRO 17.13	Tratamento

- Narcóticos
- β-bloqueadores
- Hidralazina
- Nitroglicerina
- Nitroprussiato

QUADRO 17.14 Etiologia

- Hipovolemia
- Sepse
- Reação alérgica
- Disfunção cardíaca

paciente, no transoperatório. Outras causas de hipotensão incluem sepse, reações alérgicas a medicamentos e a diminuição da função cardíaca. A hipotensão pode ser tratada identificando a causa, administrando fluidos/sangue, tratando a sepse, as reações alérgicas (anafilaxia-adrenalina) ou a isquemia miocárdica (Quadro 17.15).

Arritmias cardíacas

Um paciente em recuperação da anestesia e da cirurgia é propenso a desenvolver arritmias (Quadro 17.16).

Os fármacos apropriados devem estar disponíveis para tratar essas arritmias, bem como um desfibrilador que deve estar acessível para o uso (Quadro 17.17 e Apêndices 7-11).

QUADRO 17.15 Tratamento: identifique a causa e trate de acordo

- Líquido/sangue (hipovolemia)
- Antibióticos (sepse)
- Difenidramina, adrenalina (reação alérgica)
- Oxigênio, nitratos, ECG (isquemia miocárdica)

QUADRO 17.16 Etiologia

- Anestésicos
- Hipoxemia
- Hipercarbia
- Dor
- Hiperatividade simpática
- Acidose metabólica
- Anormalidades metabólicas

QUADRO 17.17 Arritmias comuns

- Bradicardia
- Taquicardia
- Batimentos atriais prematuros e batimentos ventriculares ectópicos
- *Flutter*/fibrilação atrial
- Taquicardia ventricular

REFERÊNCIAS

1. Coyle TT, Helfrick JF, Gonzalez ML, et al. Office-based ambulatory anesthesia: Factors that influence patient satisfaction or dissatisfaction with deep sedation/general anesthesia. *J Oral Maxillofac Surg.* 2005;63:163–172.
2. Chung F, Mezei G. Adverse outcomes in ambulatory anesthesia. *Can J Anaesth.* 1999;46(5):R18–R26.
3. Kallar SK, Jones GW. Postoperative complications. In: White PF, ed. *Outpatient anesthesia.* New York: Churchill Livingstone; 1990:397–415.
4. Chung F, Un V, Su J. Postoperative symptoms 24 hours after ambulatory anaesthesia. *Can J Anaesth.* 1996;43(11):1121–1127.
5. Warner MA, Shields SE, Chute CG. Major morbidity and mortality within 1 month of ambulatory surgery and anesthesia. *JAMA.* 1993;270(12): 1437–1441.
6. Aldrete JA, Kroulik D. A postanesthetic recovery score. *Anesth Analg.* 1970;49:924–934.
7. White PF, Song D. New criteria for fast-tracking after outpatient anesthesia: A comparison with the modified Aldrete's scoring system. *Anesth Analg.* 1999;88:1069–1072.
8. Kallar SK, Chung F. Practical application of postanesthetic discharge scoring system-PADSS. *Anesthesiology.* 1992;77:A12.
9. Roscow C. Remifentanil: A unique opioid analgesic. *Anesthesiology.* 1993;79: 875–876.
10. Watcha MF, White PF. Postoperative nausea and vomiting: Its etiology, treatment and prevention. *Anesthesiology.* 1992;77:162–184.
11. Bridenbaugh LD. Regional anaesthesia for outpatient surgery-a summary of 12 years experience. *Can Anaesth Soc J.* 1983;30:548–552.
12. Slotman GJ, Jed EH. Adverse effects of hypothermia in postoperative patients. *Am J Surg.* 1985;149:495–501.
13. Gal TJ, Cooperman LH. Hypertension in the immediate postoperative period. *Br J Anaesth.* 1975;40:70–74.

Apêndice 1

**PROTOCOLOS PARA ANESTESIA E CIRURGIA AMBULATORIAL
(APROVADOS PELA CÂMARA DE DELEGADOS EM 11 DE OUTUBRO
DE 1973 E RENOVADOS EM 15 DE OUTUBRO DE 2003)**

A American Society of Anesthesiologists (ASA) endossa e apoia o conceito de anestesiologia e cirurgia ambulatorial. A ASA estimula o anestesiologista a desempenhar um papel de liderança como médico perioperatório em hospitais, centros cirúrgicos ambulatoriais e clínicas médicas.

Estes protocolos se aplicam a qualquer cuidado envolvendo equipes que administrem anestesia ambulatorial em todas as situações. São orientações mínimas, que podem ser adaptadas a qualquer momento com base no julgamento da equipe de anestesiologia envolvida. Tais orientações estimulam um cuidado de alta qualidade do paciente, mas segui-los estritamente não garante o mesmo resultado a todos os casos. Esses protocolos estão sujeitos a revisões periódicas, conforme evoluem a tecnologia e a prática.

I. Os padrões, os protocolos e as políticas da ASA devem ser seguidos em todos os casos, exceto quando não forem aplicáveis ao cuidado ambulatorial.

II. Durante o tratamento e a recuperação do paciente até a alta, um médico licenciado deve estar disponível a qualquer momento na instituição ou por telefone, no caso de cuidados durante a noite.

III. A instituição deve ser estabelecida, construída, equipada e operada de acordo com as leis e os regulamentos locais, estaduais e federais aplicáveis. Todos os locais devem ter, pelo menos, uma fonte confiável de oxigênio, aspiração, equipamento de ressuscitação e medicamentos de emergência. (Referências específicas são feitas nos Protocolos para Locais de Anestesia Fora da Sala de Cirurgia da ASA.)

IV. A equipe deve ser adequada para atender às necessidades do paciente e da instituição para todos os procedimentos realizados e deve consistir em:

A. Equipe profissional
  1. Médicos e outros profissionais qualificados que detenham uma licença válida ou certificado
  2. Enfermeiros licenciados e qualificados
B. Equipe administrativa
C. Equipe de limpeza e manutenção

V. Os médicos que fornecem cuidados na instituição devem assumir a responsabilidade pela revisão das credenciais, pela delineação de obrigações, pela certificação de qualidade e pela revisão por seus colegas.

VI. Pessoal qualificado e equipamento devem estar disponíveis para manejar emergências. Devem haver políticas e procedimentos estabelecidos para responder às emergências e à transferência imprevista do paciente para uma instituição de maiores cuidados.

VII. O cuidado mínimo do paciente deve incluir:
  A. Instruções e preparo pré-operatório.
  B. Uma avaliação pré-anestésica apropriada e um exame por um anestesiologista, antes da sedação e da cirurgia. Caso pessoas que não sejam médicas participem do processo, o anestesiologista deve verificar a informação e repetir e registrar os elementos essenciais da avaliação.
  C. Exames e consultas pré-operatórios, conforme indicados pelo médico.
  D. Um plano anestésico desenvolvido por um anestesiologista e discutido e aceito pelo paciente.
  E. Administração de sedação por anestesiologistas, outros médicos qualificados ou equipe de anestesiologia não médica dirigida medicamente por um anestesiologista.
  F. A alta do paciente é uma responsabilidade médica.
  G. Os pacientes que recebem anestesia – salvo a local não suplementada – devem receber alta acompanhados de um adulto responsável.
  H. Instruções escritas sobre o pós-operatório e os cuidados de acompanhamento.
  I. Registros médicos acurados, confidenciais e atualizados.

PROTOCOLOS PARA LOCAIS DE ANESTESIOLOGIA FORA DA SALA DE CIRURGIA (APROVADOS PELA CÂMARA DE DELEGADOS EM 19 DE OUTUBRO DE 1994 E REVISADOS EM 15 DE OUTUBRO DE 2003)

Estes protocolos se aplicam a qualquer cuidado anestésico envolvendo equipes de anestesiologia para procedimentos a serem realizados fora de um bloco cirúrgico. São orientações mínimas, que podem ser adaptadas a qualquer momento com base no julgamento da equipe envolvida. Elas estimulam o cuidado de alta qualidade do paciente, mas segui-las estritamente não garante o mesmo resultado a todos os casos. Estes protocolos estão sujeitos a revisões periódicas, conforme evoluem a tecnologia e a prática. Os padrões, os protocolos e as políticas da ASA devem ser seguidos em todos os casos, exceto quando não forem aplicáveis ao paciente individual ou ao local de cuidados.

1. Deve haver, em cada local, uma fonte confiável de oxigênio adequada para a duração do procedimento. Também deve haver um suprimento de reserva. Antes de administrar qualquer anestésico, o anestesiologista deve verificar as capacidades, as limitações e a acessibilidade das fontes de oxigênio primária e de reserva. Aconselha-se um oxigênio canalizado de uma fonte central, atendendo aos códigos aplicáveis. O sistema de reserva deve incluir o equivalente a, no mínimo, um cilindro E cheio.
2. Sempre se deve ter uma fonte adequada e confiável para aspiração. Recomenda-se um aparelho de aspiração que atenda aos padrões de um bloco cirúrgico.
3. Em qualquer local onde são administrados anestésicos inalatórios deve haver um sistema adequado e confiável para a eliminação dos resíduos de gases anestésicos.
4. Deve haver, em cada localização: (a) uma bolsa manual autoinflável para ressuscitação, capaz de administrar no mínimo oxigênio a 90%, como um modo de administrar ventilação com pressão positiva; (b) medicamentos adequados para anestesia, suprimentos e equipamento para o cuidado anestésico pretendido; e (c) equipamento de monitoração adequado, para permitir a adesão aos Padrões Básicos para Monitoração em Anestesiologia. Em qualquer local onde a anestesia inalatória é administrada deve haver um aparelho de sedação equivalente em função àquele empregado em um bloco cirúrgico hospitalar.
5. Devem haver, em cada local, tomadas elétricas suficientes para atender ao aparelho de anestesiologia e às necessidades dos equipamentos de monitoração, incluindo saídas bem marcadas conectadas a um suprimento de energia de emergência. Em qualquer local determinado pela instituição de cuidados de saúde como "molhado" (p.ex., para cistoscopia ou artroscopia, ou sala de parto), fios ou circuitos elétricos isolados com interruptores de circuito no solo devem ser providenciados.*

---

* Ver National Fire Protection Association. Health Care Facilities Code 99: Quincy, MA: NFPA; 1993.

6. Em cada local, deve haver provisão para a iluminação adequada do paciente, aparelho de anestesia (quando presente) e equipamento de monitoração. Além disso, uma forma de iluminação a pilhas além do laringoscópio deve estar sempre disponível.
7. Deve haver, em cada local, espaço suficiente para acomodar o equipamento e o pessoal necessário, e permitir o acesso rápido ao paciente, ao aparelho de anestesia (quando presente) e ao equipamento de monitoração.
8. Deve estar imediatamente disponível, em cada local, um carrinho de emergência com um desfibrilador, medicamentos de emergência e outros equipamentos adequados para ressuscitação cardiopulmonar.
9. É fundamental a presença de uma equipe adequada e treinada para dar suporte ao anestesiologista. Deve estar disponível, em cada local, um modo confiável de comunicação de duas vias para requerer assistência.
10. Para cada local, todos os códigos aplicáveis de construção e segurança e padrões institucionais, se houver, deverão ser observados.
11. O manejo pós-anestésico apropriado deve ser fornecido (ver Padrões de Cuidados Pós-Anestésicos). Além do anestesiologista, um número adequado de membros treinados da equipe, bem como equipamento apropriado, deve estar disponível para transportar com segurança o paciente para uma sala de recuperação pós-anestésica.

PROTOCOLOS PARA ANESTESIOLOGIA AMBULATORIAL (APROVADOS PELA CÂMARA DE DELEGADOS DA ASA EM 13 DE OUTUBRO DE 1999 E REAFIRMADOS EM 27 DE OUTUBRO DE 2004)

Estes protocolos destinam-se a auxiliar os membros da ASA que estão considerando a prática da anestesia ambulatorial: a anestesiologia ambulatorial fora do ambiente hospitalar. Tais recomendações visam promover o cuidado anestésico de qualidade e a segurança do paciente no consultório. São orientações mínimas, que podem ser melhoradas a qualquer momento com base no julgamento da equipe de anestesiologia envolvida. A adesão a essas orientações não garante o mesmo resultado em todos os casos. Tais protocolos estão sujeitos a revisões periódicas, conforme evoluem as leis federais, estaduais e locais, bem como a tecnologia e a prática.

A ASA reconhece as necessidades exclusivas dessa prática crescente e as exigências aumentadas aos membros da Sociedade em fornecer anestesiologia ambulatorial para os profissionais da saúde que desenvolveram suas próprias salas cirúrgicas. Como a anestesiologia ambulatorial fora do ambiente hospitalar é um subgrupo da anestesiologia ambulatorial, os Protocolos para Anestesiologia e Cirurgia Ambulatorial da ASA devem ser seguidos no ambulatório, assim como todos os outros padrões e orientações da ASA que forem aplicáveis. Há problemas especiais que os membros da ASA devem reconhecer ao administrar a anestesiologia ambulatorial. Comparadas com os hospitais de cuidados intensivos e centros cirúrgicos ambulatoriais licenciados, as salas de cirurgia ambulatorial, na atualidade, possuem pouca ou nenhuma regulamentação, supervisão ou controle por leis federais, estaduais ou locais. Assim, os membros da ASA devem investigar as áreas que em geral são assumidas pelo hospital ou centro cirúrgico ambulatorial, como a administração, a organização, a construção e o equipamento, bem como as apólices de seguro e os procedimentos, incluindo precauções contra incêndio, segurança, medicamentos, emergências, equipe, treinamento e transferências imprevistas dos pacientes.

Os membros da ASA devem estar cientes de que os seguintes aspectos sejam avaliados em uma clínica médica, de modo a fornecer segurança ao paciente e reduzir o risco e a possibilidade de processos ao anestesiologista.

ADMINISTRAÇÃO

Qualidade do cuidado

- A instituição deve ter um diretor médico ou um corpo administrativo que estabeleça a política e seja responsável pelas atividades da instituição e sua equipe. O diretor médico ou corpo administrativo é responsável por assegurar que as instalações e a equipe sejam adequadas e apropriadas para o tipo de procedimento realizado.
- As políticas e os procedimentos devem ser registrados por escrito, para a condução ordenada da instituição, e revisados em uma base anual.
- O diretor médico ou o corpo administrativo deve assegurar que todos os regulamentos aplicáveis locais, estaduais e federais sejam observados.
- Todos os profissionais da saúde* devem possuir uma licença válida ou um certificado para realizar suas tarefas designadas.
- Toda a equipe cirúrgica que fornece cuidados ambulatoriais deve ser qualificada para realizar serviços que estejam de acordo com os níveis apropriados de educação, treinamento e experiência.
- O anestesiologista deve participar de atividades de melhoria contínua da qualidade e manejo de risco.
- O diretor médico ou o corpo administrativo deve reconhecer os direitos humanos básicos de seus pacientes, e um documento escrito que descreve esta política deve estar disponível para que os pacientes tenham acesso.

---

* Definidos neste livro como médicos, dentistas e ortopedistas.

Instalações e segurança

- As instalações devem atender todas as leis, códigos e regulamentos aplicáveis federais, estaduais e locais referentes à prevenção de incêndios, construção e ocupação do edifício, acomodações para incapacitados, segurança e saúde ocupacional e eliminação do lixo médico e materiais de risco.
- As políticas e os procedimentos devem atender às leis e aos regulamentos referentes ao suprimento, ao armazenamento e à administração de medicamentos controlados.

CUIDADO CLÍNICO

Seleção do paciente e do procedimento

- O anestesiologista deve certificar-se de que o procedimento a ser realizado está dentro do espectro prático dos profissionais da saúde e das capacidades da instituição.
- O procedimento deve ser de duração e grau de complexidade que permitam ao paciente se recuperar e receber alta da instituição.
- Os pacientes que, por motivo de doenças clínicas preexistentes ou outras condições, possam apresentar um risco indevido de complicações devem ser encaminhados a uma instituição apropriada para realizar o procedimento e a administração da anestesia.

Cuidado perioperatório

- O anestesiologista deve seguir os Padrões Básicos de Cuidados Pré-anestésicos, Padrões Básicos para Monitoração em Anestesia, Padrões de Cuidados Pós-anestésicos e Protocolos para Anestesia e Cirurgia Ambulatorial, conforme atualmente promulgado pela ASA.
- O anestesiologista deve estar presente durante o período intraoperatório e disponível até o paciente ter recebido alta do cuidado anestésico.
- A alta do paciente é uma responsabilidade médica. Esta decisão deve ser documentada no prontuário médico.
- As equipes com treinamento em técnicas de ressuscitação avançadas (p.ex., suporte avançado à vida em cardiologia [ACLS, de *Advanced Cardiac Life Support*] e suporte avançado à vida em pediatria [PALS, de *Pediatric Advanced Life Support*]) devem estar sempre disponíveis até que todos os pacientes tenham recebido alta.

Monitoração e equipamento

- Todas as instalações devem ter pelo menos uma fonte confiável de oxigênio, aspiração, equipamento de ressuscitação e medicamentos de emergência. A referência específica é feita nos "Protocolos para locais de Anestesia fora da Sala de Cirurgia" da ASA.
- Deve haver espaço suficiente para acomodar todo o equipamento necessário e a equipe e permitir o acesso rápido ao paciente, à máquina de anestesia (quando presente) e a todo o equipamento de monitoração.
- Todo o equipamento deve ser mantido, testado e inspecionado de acordo com as especificações do fabricante.
- Os geradores de emergência, em quantidade e capacidade suficientes, devem estar disponíveis para assegurar a proteção do paciente em caso de emergência.
- Em qualquer local onde a anestesia for administrada, deve haver aparelhos e equipamentos de anestesia apropriados, que permitam uma monitoração consistente com os Padrões Básicos para Monitoração em Anestesia da ASA, e documentação da manutenção preventiva regular, conforme recomendado pelo fabricante.
- Em uma clínica onde serviços de anestesia são fornecidos a lactentes e crianças, o equipamento requerido, a medicação e os equipamentos de ressuscitação devem ter o tamanho apropriado para uma população pediátrica.

Emergências e transferências

- Toda a equipe da instituição deve ser apropriadamente treinada e revisar regularmente os protocolos de emergência escritos da instituição.
- Devem haver protocolos escritos para emergências cardiopulmonares e outros acidentes internos e externos, como um incêndio.
- A instituição deve ter medicações, equipamento e protocolos escritos disponíveis para tratar a hipertermia maligna quando agentes desencadeantes forem usados.
- A instituição deve ter um protocolo escrito no lugar para a transferência segura e imediata dos pacientes para uma instituição de cuidados alternativos predeterminada, quando serviços prolongados ou de emergência forem necessários para proteger a saúde ou o bem-estar do paciente.

2 Apêndice

PRONUNCIAMENTO DA AMERICAN SOCIETY OF ANESTHESIOLOGISTS SOBRE O USO SEGURO DO PROPOFOL (APROVADO PELA CÂMARA DE DELEGADOS DA ASA EM 27 DE OUTUBRO DE 2004)

Como a sedação é um *continuum*, nem sempre é possível prever como um paciente individual irá responder. Devido ao potencial para alterações rápidas e profundas na atividade sedativa/anestésica e a falta de medicações antagonistas, agentes como o propofol exigem atenção especial. Mesmo que se pretenda uma sedação moderada, os pacientes que recebem propofol necessitam de cuidados consistentes com aqueles requeridos para a sedação profunda.

A American Society of Anesthesiologists (ASA) acredita que o envolvimento de um anestesiologista no cuidado de todo paciente é ótimo. Porém, quando isto não é possível, a equipe não anestésica que administra propofol deve ser qualificada para conseguir resgatar[*] os pacientes cujo nível de sedação se tornar mais profundo do que o planejado e que entrarem, mesmo que brevemente, em um estado de anestesia geral.[**]

O médico responsável pelo uso da sedação/anestesia deve ter a instrução e o treinamento para manejar as complicações médicas potenciais da situação. O médico deve ser proficiente no manejo das vias aéreas, ter habilidades de suporte de vida avançado apropriadas e compreender a farmacologia dos medicamentos usados.

---

[*] O resgate de um paciente de um nível de sedação mais profundo do que o desejado é uma intervenção feita por um profissional proficiente em manejo das vias aéreas e suporte de vida avançado. O profissional qualificado corrige as consequências fisiológicas adversas do nível de sedação mais profundo do que o desejado (como a hipoventilação, hipoxia e hipotensão) e devolve o paciente ao nível pretendido. Não é apropriado continuar o procedimento em um nível indesejável de sedação.

[**] A afirmativa no pronunciamento conjunto da American Association of Nurse Anesthetists (AANA)-ASA sobre a administração de propofol, datado de 14 de abril de 2004 – que diz: "Sempre que o propofol for usado para sedação/anestesia, ele deve ser administrado somente por pessoas treinadas na administração de anestesia geral, que não estejam envolvidas simultaneamente nestes procedimentos cirúrgicos ou diagnósticos. Esta restrição é concordante com a orientação específica na bula do propofol, e a falha em seguir tais recomendações poderia colocar os pacientes sob risco aumentado de lesão significativa ou óbito" – é consistente com os princípios determinados neste pronunciamento.

O médico deve estar presente durante a sedação e permanecer sempre disponível até o paciente receber alta médica da área de recuperação pós-procedimento.

O profissional que administra propofol para sedação/anestesia deve, no mínimo, ter a instrução e o treinamento para identificar e manejar as alterações das vias aéreas e cardiovasculares que ocorrem em um paciente que apresenta um estado de anestesia geral, bem como capacidade de auxiliar no manejo de complicações.

O profissional que monitora o paciente deve estar presente durante todo o procedimento e ser completamente dedicado àquela tarefa.

Durante a administração do propofol, os pacientes devem ser monitorados sem interrupção, para avaliar o nível de consciência e para identificar sinais precoces de hipotensão, bradicardia, apneia, obstrução das vias aéreas e/ou dessaturação de oxigênio. A ventilação, a saturação de oxigênio, a frequência cardíaca (FC) e a pressão arterial (PA) devem ser monitoradas em intervalos regulares e frequentes. Os resultados referentes à presença de dióxido de carbono exalado devem ser utilizados quando possível, pois o movimento do tórax não identifica com segurança obstrução das vias aéreas ou apneia.

O equipamento apropriado para a idade, assim como o circulatório, deve estar disponível para a manutenção de vias aéreas patentes, o enriquecimento com oxigênio e a ventilação artificial.

Além disso, alguns estados possuem regulamentos prescritivos sobre a administração de propofol. Há diferentes considerações quando o propofol é dado a pacientes intubados, ventilados em uma unidade de cuidados intensivos.

Preocupações similares se aplicam quando outros agentes de indução intravenosa são usados para sedação, como tiopental, metoexital ou etomidato. Administrar combinações de drogas, incluindo os sedativos e analgésicos, pode aumentar a probabilidade de evoluções adversas.

Para informações adicionais sobre o *continuum* da sedação e sobre a sedação por não anestesiologistas, consulte os documentos da ASA *Continuum de Profundidade da Sedação: Definição de Anestesia Geral e Níveis de Sedação/Analgesia* e *Protocolos para a Prática de Analgesia e Sedação por Não Anestesiologistas*. Os documentos da ASA que abordam aspectos adicionais do cuidado perioperatório são Protocolos para Anestesiologia Ambulatorial, Protocolos para Anestesiologia e Cirurgia Ambulatorial e Protocolos sobre Práticas para Jejum Pré-Operatório e Uso de Agentes Farmacológicos para Reduzir o Risco de Aspiração Pulmonar.

Todos os documentos da ASA podem ser encontrados no *website* www.asahq.org.

A seção de Alerta da bula da droga (Diprivan, AstraZeneca 4-01, acessado 7-04) refere que o propofol usado para anestesiologia "deve ser administrado somente por pessoas treinadas na administração de anestesia geral e não envolvidas na condução do procedimento cirúrgico/diagnóstico".

3 Apêndice

PRONUNCIAMENTO SOBRE A ROTULAGEM DE PRODUTOS FARMACÊUTICOS PARA USO EM ANESTESIOLOGIA (APROVADO PELA CÂMARA DE DELEGADOS DA ASA EM 27 DE OUTUBRO DE 2004)

Fundamento

A prática da anestesiologia requer a administração de uma ampla variedade de medicações potentes, as quais, na maioria das vezes, são dadas em situações de emergência e em ambientes com pouca visibilidade e múltiplas distrações. Medicações com ações muito diferentes, como os relaxantes musculares, vasopressores e vasodilatadores, com frequência são usadas no curso de uma só anestesia, por vezes até de maneira simultânea. Há algum tempo se sabe que os erros na medicação perioperatória podem causar morbidade e, raras vezes, mortalidade. A preocupação nos erros de medicação se estendeu para as agências reguladoras, o governo federal e o público geral.

O reconhecimento e a identificação de um objeto depende da forma, da cor, do brilho e do contraste. À medida que estes elementos se tornam cada vez mais distintos, a identificação do objeto se torna mais rápida e mais acurada. Assim, embora múltiplos fatores contribuam para os erros de medicação, a consistência e a clareza dos rótulos farmacêuticos e das seringas, em concordância com os fatores humanos, são elementos importantes em sua prevenção.

Pronunciamento

A consideração primária no *design* de rótulos para recipientes farmacêuticos deve ser a segurança do paciente e a redução de erros na medicação. Isto é particularmente importante para as medicações potentes usadas na prática da anestesiologia. Assim, a American Society of Anesthesiologists (ASA) apoia a fabricação e o uso de produtos farmacêuticos com rótulos que atendam aos seguintes padrões, que são consistentes com aqueles estabelecidos pela American Society for Testing and Materials International (ASTM International):

1. *Conteúdo do rótulo:* O nome genérico do medicamento, a concentração e o volume ou conteúdo total do frasco ou da ampola devem ser os itens com mais destaque no rótulo de cada frasco ou ampola contendo produtos farmacêuticos para uso na prática da anestesiologia. Além disso, o nome comercial do medicamento, o fabricante, o número do lote, a data de fabricação e o prazo de validade também devem ser incluídos no rótulo.
2. *Fonte:* O texto no rótulo deve ser desenhado para aumentar o reconhecimento do nome e a concentração do medicamento, conforme recomendado nos padrões da ASTM International D4267, Standard Specification for Labels for Small-Volume Parenteral Drug Containers e D6398, Standard Practice to Enhance Identification of Drug Names on Labels (Seção 7). Tais padrões incluem recomendações para o tamanho da letra, o espaço extra para separação em torno do nome do medicamento e o uso de ênfase adicional na primeira sílaba, ou uma sílaba distintiva de nomes de medicamentos similares.
3. *Fundo contrastante:* O contraste máximo entre o texto e o fundo deve ser obtido por combinações de cores com alto contraste – conforme especificado na Seção 6.3.1 do padrão da ASTM International D6398 –, para facilitar a identificação do medicamento:

Texto	Fundo
Preto	Branco
Azul	Amarelo
Branco	Azul
Azul	Branco

4. *Cor:* Nove classes de medicamentos usados com frequência na prática da anestesiologia possuem uma cor de fundo padrão estabelecida para rótulos de seringas aplicadas pelo usuário pelo padrão da ASTM International D4774, Standard Specifications for User Applied Drug Labels in Anesthesiology. Para esses medicamentos, a cor da tampa do frasco, a borda do rótulo e quaisquer outras áreas coloridas, excluindo o fundo requerido para o contraste máximo, devem ser da cor correspondente à classificação da droga, conforme estabelecido no Padrão D4774 e, assim, idêntica à do rótulo da seringa correspondente.

Classe de medicamentos	Cor em pantone
Agentes de indução	Amarelo
Tranquilizantes	Laranja 151
Relaxantes musculares	Vermelho fluorescente 805
Antagonistas relaxantes	Vermelho fluorescente 805/listras brancas diagonais
Narcóticos	Azul 297
Narcóticos antagonistas	Azul 297/listras brancas diagonais
Tranquilizantes maiores	Salmão 156
Combinações de narcóticos/tranquilizantes	Azul 297/salmão 156
Vasopressores	Violeta 256
Agentes hipotensivos	Violeta 256/listras brancas diagonais
Anestésicos locais	Cinza 401
Agentes anticolinérgicos	Verde 367

5. *Código de barras:* Informações essenciais, incluindo o nome genérico do medicamento, a concentração e o volume do frasco ou da ampola devem ser codificados com barras em um local no frasco ou na ampola que não interfira com a legibilidade do rótulo, conforme especificado no padrão da ASTM International D6398 Seção 8.

Apêndice 4

DEFINIÇÕES DA AMERICAN SOCIETY OF ANESTHESIOLOGISTS SOBRE OS CUIDADOS ANESTÉSICOS SOB MONITORAÇÃO

Assim como todas as declarações oficiais e orientações da American Society of Anesthesiologists (ASA), a Position on Monitored Anesthesia Care da ASA recebeu uma revisão periódica. Com as informações do Comittee on Economics, diversas alterações significativas foram feitas em 2003. Como sua revisão altera de forma significativa a definição de cuidados anestésicos sob monitoração, os membros da ASA necessitam compreender as razões e as implicações dessas alterações.

História dos cuidados anestésicos sob monitoração

Por volta da década de 1980, os anestesiologistas classificavam a anestesiologia em três tipos: geral, regional e *standby* local. O Tax Equity and Fiscal Responsibility Act (TEFRA), de 1982, reconheceu que a "anestesia *standby*" era um serviço médico, e assim, reembolsável pela Parte B do Medicare. Como consequência, a Health Care Financing Administration (agora denominada Centers for Medicare & Medicaid Services) criou o Manual do Usuário do Medicare a fim de informar os usuários para pagarem pela anestesia *standby* "o mesmo que para qualquer outro procedimento de anestesiologia". Em conjunto, o TEFRA e o Manual do Usuário do Medicare apoiaram a anestesia *standby* como um serviço pleno, sujeito ao pagamento integral.

Algumas seguradoras não interpretaram "*standby*" do mesmo modo que o Medicare. Para eliminar a confusão sobre este aspecto, a ASA substituiu "anestesia em *standby*" por "cuidados anestésicos sob monitoração." A Câmara de Delegados aprovou a primeira proposição sobre os cuidados anestésicos sob monitoração em 1986. Removendo o estigma relacionado à "anestesia em *standby*," a ASA pretendia demonstrar, com o novo termo, que o anestesiologista estava ativamente envolvido no cuidado do paciente. A proposição de 1986 mencionava, em parte, que:

> A expressão "cuidado anestésico sob monitoração" se refere a casos em que um anestesiologista foi chamado para fornecer serviços anestésicos

específicos para um paciente em particular, realizando um procedimento planejado, no qual o paciente recebe anestesia local ou, em alguns casos, nenhuma. Neste caso, o anestesiologista está fornecendo serviços específicos ao paciente, está no controle dos cuidados médicos não cirúrgicos ou não obstétricos, incluindo a responsabilidade de monitorar seus sinais vitais, e também disponível para administrar a anestesiologia ou fornecer outros cuidados médicos, conforme apropriado.

Em 1998, o presidente da ASA, William D. Owens, encaminhou o pronunciamento sobre os cuidados anestésicos sob monitoração ao Comittee on Economics e ao Comittee on Surgical Anesthesia para revisão. Após longas e intensas discussões, um pronunciamento revisado foi apresentado à Câmara de Delegados de 1998 e foi adotado. O pronunciamento de 1998 reafirmou que os "cuidados anestésicos sob monitoração são um serviço específico de anestesiologia em que um anestesiologista foi requisitado a participar no cuidado de um paciente realizando um procedimento diagnóstico ou terapêutico."

A versão de 1998 também mencionou que:

> Os cuidados anestésicos sob monitoração com frequência inclui a administração de doses de medicações para as quais a perda dos reflexos protetores normais ou a perda da consciência é provável. Os cuidados anestésicos sob monitoração referem-se àquelas situações em que o paciente permanece capaz de proteger as vias aéreas durante a maior parte do procedimento. Se, por um período prolongado de tempo, ele se tornar inconsciente e/ou perder os reflexos protetores, então o cuidado anestésico deve ser considerado uma anestesia geral.

Logo antes da revisão de 1998, o conceito de um *continuum* de sedação se tornou parte dos esforços da ASA para educar os não anestesiologistas sobre a sedação consciente. Alterações na declaração sobre os cuidados anestésicos sob monitoração de 1998 destacaram o conceito de *continuum* para ilustrar a sobreposição entre a sedação consciente, os cuidados anestésicos sob monitoração e a anestesia geral.

Declaração de posição

Embora o pronunciamento de 1998 dos cuidados anestésicos sob monitoração tenha abordado efetivamente uma série de temas importantes, muitos membros da ASA consideraram que as expressões "período prolongado" e "maior parte do procedimento" eram vagas e pareciam indicar que uma anestesia tinha o status de cuidados anestésicos sob monitoração, a menos que o paciente estivesse inconsciente por mais de 50% do procedimento. Com o uso crescente do propofol e de agentes similares para a sedação, o limiar entre a anestesia geral e os cuidados anestésicos sob monitoração se tornou cada vez mais indistinto, destacando a necessidade de um refinamento maior dessa proposição.

Em 2003, o Comittee on Economics propôs grandes alterações, as quais incluíam revisão e expansão dos serviços que podem ser fornecidos durante os cuidados anestésicos sob monitoração, uma declaração afirmando pagamento igual para os cuidados anestésicos sob monitoração comparado a outros serviços de anestesiologia e uma clara linha divisória entre os cuidados anestésicos sob monitoração e a anestesia geral. O comitê abordou o último aspecto incluindo o seguinte texto:

> Se o paciente perde a consciência e a capacidade de responder com objetividade, o cuidado anestésico é uma anestesia geral, independentemente de se precisar uma instrumentação das vias aéreas.

Prevalência crescente das políticas de pagamento do cuidado anestésico sob monitoração

Enquanto o comitê trabalhava para elaborar uma definição melhor dos cuidados anestésicos sob monitoração, muitos clientes questionavam quando eles eram medicamente necessários. Da perspectiva do Medicare e outras seguradoras de saúde, a requisição de um médico ou paciente apenas não é suficiente para justificar o pagamento pelo cuidado anestésico para um procedimento em particular. Por lei, o programa Medicare proíbe o pagamento por serviços, a menos que sejam medicamente necessários. Embora o Medicare nunca tenha publicado uma política nacional sobre os cuidados anestésicos sob monitoração e a necessidade médica, muitos provedores o fizeram.

Ao considerar quando os cuidados anestésicos sob monitoração são necessários, muitos provedores do Medicare determinaram que certos procedimentos diagnósticos e terapêuticos "em geral" não necessitam dos serviços de um anestesiologista, os quais incluem procedimentos nos quais a sedação consciente é "inerente" (e, assim, não pode ser paga em separado). Eles também incluem muitos procedimentos diagnósticos ou terapêuticos pouco ou minimamente invasivos em que a sedação ou a anestesia raras vezes são necessárias. Os provedores podem adotar e publicar leis locais (Local Coverage Determinations, ou LCDs) para informar os provedores participantes sobre as regras de pagamento. Uma LCD típica sobre os cuidados anestésicos sob monitoração incluirá uma lista de serviços em que os cuidados anestésicos sob monitoração são determinados como desnecessários caso não atendam às necessidades médicas, as quais muitas vezes são definidas mediante uma longa lista de códigos diagnósticos de CID-9. A política-modelo em relação aos cuidados anestésicos sob monitoração, adotada por alguns provedores e rejeitada por outros em meados da década de 1990, forneceu a base para esta estrutura.

Os anestesiologistas que atuam em comitês de aconselhamento dos provedores ou sociedades estaduais da área, bem como os anestesiologistas individuais, têm desempenhado papéis ativos ao trabalhar com os provedores do Medicare durante o desenvolvimento das políticas para os cuidados anestésicos sob monitoração. Com frequência, o provedor alterou de maneira substancial a LCD proposta relativa aos cuidados anestésicos sob monitoração, para contemplar as preocupações legítimas desses participantes.

O Medicare introduziu o modificador "QS" em 1992, para relatar serviços de cuidados anestésicos sob monitoração. Diversos pagantes privados requerem o relato do QS para rastrear o uso dos cuidados anestésicos sob monitoração. Com a mudança recente em sua definição, a frequência de relatos do QS provavelmente diminuirá, e o Committee on Economics irá acompanhar com cuidado, a resposta das seguradoras de saúde a esta alteração prevista.

Ameaças que prosseguem

A escassez de anestesiologistas, combinada com números crescentes de procedimentos realizados sob sedação, levaram alguns médicos não anestesiologistas a realizar serviços de sedação para outros médicos. Aqueles que fornecem os serviços de sedação consciente por um segundo médico estão descobrindo obstáculos que envolvem o pagamento. Os códigos de sedação consciente atuais não podem ser usados, pois eles somente se aplicam ao médico que realiza o procedimento operatório.

De acordo com as orientações da Terminologia para Procedimentos Corrente, o segundo médico é instruído a usar os códigos de anestesiologia para relatar serviços de sedação. Reconhecendo que os serviços de anestesiologia e sedação consciente diferem de forma significativa, a maioria das seguradoras privadas recusa-se a pagar pelo serviço de sedação consciente do segundo médico quando cobrado como anestesiologia. A pressão do restante da classe para estabelecer um método para não anestesiologistas relatarem e cobrarem pela sedação é crescente.

A sedação consciente e o recém-revisado serviço de cuidados anestésicos sob monitoração parecem superficialmente similares, e os termos muitas vezes são usados intercambiavelmente. A especialidade enfrenta o risco de que as seguradoras possam reduzir os pagamentos dos cuidados anestésicos sob monitoração a um nível muito menor da sedação consciente. O Committee on Economics pretende apresentar uma proposta clara e evidente de que os cuidados anestésicos sob monitoração e a sedação consciente são serviços diferentes, justificando pagamentos para os cuidados anestésicos sob monitoração no mesmo nível que de outras técnicas anestésicas.

CONCLUSÃO

A proposição da ASA sobre os cuidados anestésicos sob monitoração foi revisada neste último ano, fornecendo melhores orientações sobre as diferenças entre os cuidados anestésicos sob monitoração e a anestesia geral. Uma melhor definição levará a reduções significativas no número de procedimentos relatados como cuidados anestésicos sob monitoração e sujeitos a muitas políticas de pagamento nos setores público e privado. Os não anestesiologistas que realizam serviços de sedação consciente agressivamente estão fazendo *lobby* como um método de receber reconhecimento por seus atos; porém, isto pode criar uma pressão para reduzir o valor destinado aos serviços de cuidados anestésicos sob monitoração, um aspecto ao qual a ASA permanece atenta.

Os anestesiologistas de um amplo espectro de tipos de prática representam os vários interesses e pontos de vista da ASA, como membros do Committee on Economics, que luta para desenvolver políticas que sejam razoáveis, racionais e apropriadas para a Sociedade como um todo. Os membros individuais da ASA têm acesso direto ao comitê ou por meio dos seus delegados estaduais. O comitê solicita e recebe informações sobre aspectos econômicos que se refiram à prática da anestesiologia.

5 Apêndice

RECOMENDAÇÕES PARA VERIFICAÇÃO DE APARELHOS DE ANESTESIOLOGIA, 1993

Esta verificação, ou um equivalente, deve ser conduzida antes da administração da anestesiologia. Tais recomendações somente são válidas para um sistema que esteja de acordo com padrões correntes e inclua um ventilador de sanfona ascendente e, no mínimo, os seguintes monitores: capnógrafo, oxímetro de pulso, analisador de oxigênio, monitor de volume respiratório (espirômetro) e monitor de pressão do sistema respiratório com alarmes de alta e baixa pressão. Esta é uma orientação que os usuários são incentivados a modificar para se ajustar a diferenças no *design* do equipamento e variações na prática clínica local. Estas modificações locais devem ter a revisão apropriada dos pares. Os usuários devem consultar o manual do operador para os procedimentos e as precauções específicas do fabricante, em especial o teste de vazamento de baixa pressão do fabricante (etapa Nº 5).

Equipamento para ventilação de emergência

1. Verifique se o equipamento de ventilação auxiliar está disponível e funcionando.*

Sistema de alta pressão

1. **Verifique o suprimento do cilindro de O_2.***
   a. Abra o cilindro de O_2 e verifique se conta com, pelo menos, a metade da capacidade (aproximadamente 1.000 psi).
   b. Feche o cilindro.
2. **Verifique os suprimentos centrais na tubulação da parede.***
   a. Verifique se as mangueiras estão conectadas e os manômetros marcam cerca de 50 psi.

---

*Se um anestesiologista usa a mesma máquina em casos sucessivos, essas etapas não necessitam ser repetidas, ou podem ser abreviadas após a verificação inicial.

Sistema de baixa pressão

1. **Verifique o estado inicial do sistema de baixa pressão.**[*]
   a. Feche as válvulas de controle de fluxo e desligue os vaporizadores.
   b. Verifique o nível de enchimento e aperte as tampas dos reservatórios dos vaporizadores.
2. **Verifique possível vazamento do aparelho do sistema de baixa pressão.**[*]
   a. Verifique se a chave mestra do aparelho e as válvulas de controle de fluxo estão desligadas.
   b. Fixe o "Bulbo de Aspiração" à saída comum de gás fresco.
   c. Aperte o bulbo repetidas vezes, até estar totalmente colapsado.
   d. Verifique se o bulbo fica *completamente* colapsado por, no mínimo, 10 segundos.
   e. Abra um vaporizador de cada vez e repita os passos 'c' e 'd', acima.
   f. Remova o bulbo de aspiração e reconecte a mangueira de gás fresco.
3. **Ligue a chave mestra do aparelho**[*] e todos os outros equipamentos elétricos necessários.
4. **Teste os medidores de fluxo.**[*]
   a. Ajuste o fluxo de todos os gases através de sua variação completa, verificando a operação suave dos flutuadores e se os tubos de fluxo não estão danificados.
   b. Tente criar uma mistura hipóxica O_2/N_2O e verifique as alterações corretas no fluxo e/ou alarme.

Sistema de exaustão

1. **Ajuste e verifique o sistema exaustor.**[*]
   a. Assegure-se de as conexões apropriadas entre o sistema exaustor e as válvulas APL (*pop-off*) e de alívio do ventilador.
   b. Ajuste o vácuo para exaustão de gases (se possível).
   c. Abra completamente a válvula APL e oclua a peça em Y.
   d. Com um fluxo mínimo de O_2, deixe o reservatório do exaustor colapsar por completo e verifique se a leitura de pressão do absorvente é de aproximadamente zero.
   e. Com o *flush* de O_2 ativado, permita que o reservatório do exaustor se distenda completamente, e então verifique se a pressão do absorvente é < 10 cm H_2O.

---

[*]Se um anestesiologista usa a mesma máquina em casos sucessivos, essas etapas não necessitam ser repetidas, ou podem ser abreviadas após a verificação inicial.

Sistema respiratório

1. **Calibre o monitor de O_2.***
   a. Assegure-se de que a leitura do monitor é 21% em ar ambiente.
   b. Verifique se o alarme de O_2 baixo está ligado e funcionando.
   c. Reinstale o sensor no circuito e lave o sistema respiratório com O_2.
   d. Verifique se, neste momento, o monitor indica >90%.
2. **Verifique o estado inicial do sistema respiratório.**
   a. Ajuste a chave seletora em modo "Balão".
   b. Verifique se o circuito respiratório está completo, não danificado e desobstruído.
   c. Verifique se o absorvente de CO_2 é adequado.
   d. Instale o equipamento acessório do circuito respiratório (p.ex., umidificador, válvula PEEP) a ser usado durante o caso.
3. **Realize a verificação de vazamentos do sistema respiratório.**
   a. Ajuste todos os fluxos de gás para zero (ou mínimo).
   b. Feche a válvula APL (*pop-off*) e oclua a peça Y.
   c. Pressurize o sistema respiratório a aproximadamente 30 cm H_2O com *flush* de O_2.
   d. Assegure-se de que a pressão permaneça fixa por, no mínimo, 10 segundos.
   e. Abra a válvula APL (*pop-off*) e assegure-se de que a pressão diminui.

Sistemas de ventilação manuais e automáticos

1. **Teste os sistemas de ventilação e válvulas unidirecionais.**
   a. Coloque uma segunda bolsa de respiração na peça Y.
   b. Ajuste os parâmetros apropriados do ventilador para o próximo paciente.
   c. Troque para o modo de ventilação automática (ventilador).
   d. Encha os foles e o balão de respiração com o *flush* de O_2 e então ligue o ventilador.
   e. Ajuste o fluxo de O_2 para o mínimo e o dos outros gases para zero.
   f. Verifique se, durante a inspiração, a sanfona envia um volume de ar corrente apropriado e se, durante a expiração, a sanfona se enche por completo.
   g. Ajuste o fluxo de gás fresco para aproximadamente 5 L/min.

---

*Se um anestesiologista usa a mesma máquina em casos sucessivos, essas etapas não necessitam ser repetidas, ou podem ser abreviadas após a verificação inicial.

h. Verifique se a sanfona do ventilador e os pulmões simulados se enchem e esvaziam de forma apropriada, sem pressão sustentada no final da expiração.
i. Verifique a ação apropriada das válvulas unidirecionais.
j. Ative os acessórios do circuito respiratório para assegurar a função apropriada.
k. Desligue o ventilador e mude para o modo de ventilação manual (Balão/APL).
l. Ventile manualmente e assegure a inflação e deflação dos pulmões artificiais e a percepção apropriada da resistência e complacência do sistema.
m. Remova a segunda bolsa respiratória da peça Y.

Monitores

1. **Verifique, calibre e/ou ajuste os limites de alarme de todos os monitores.**
   a. Capnômetro
   b. Oxímetro de pulso
   c. Analisador de oxigênio
   d. Monitor de volume respiratório (Ventilômetro)
   e. Monitor de pressão com alarmes alto e baixo para vias aéreas

Posição final

1. **Verifique o estado final da máquina.**
   a. Vaporizadores desligados
   b. Válvula APL aberta
   c. Chave seletora em "Balão"
   d. Todos os fluxômetros em zero
   e. Nível de sucção do paciente adequado
   f. Sistema respiratório pronto para uso

6 Apêndice

AMERICAN SOCIETY OF ANESTHESIOLOGISTS

ALGORITMO PARA VIAS AÉREAS DIFÍCEIS

1. Avalie a probabilidade e o impacto clínico dos problemas básicos de manejo:
   A. Ventilação difícil
   B. Intubação difícil
   C. Dificuldade com a cooperação ou o consentimento do paciente
   D. Traqueostomia difícil
2. Busque ativamente oportunidades para administrar oxigênio suplementar durante o processo de manejo de vias aéreas difíceis
3. Considere as vantagens relativas e a factibilidade das opções de manejo básicas:

   A. Intubaçã o vígil vs. Tentativas de intubação após indução de anestesia geral

   B. Técnica não invasiva para abordagem inicial à intubação vs. Técnica invasiva para abordagem inicial à intubação

   C. Preservação da ventilação espontânea vs. Ablação da ventilação espontânea

4. Desenvolva estratégias primárias e alternativas:

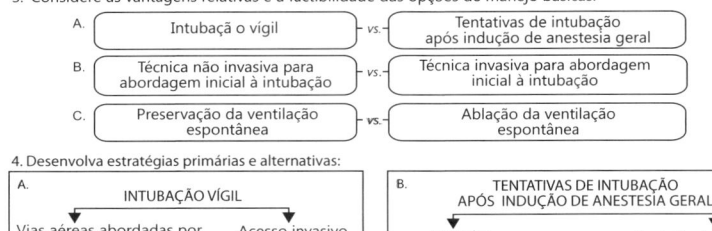

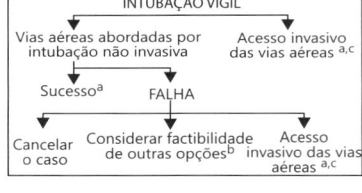

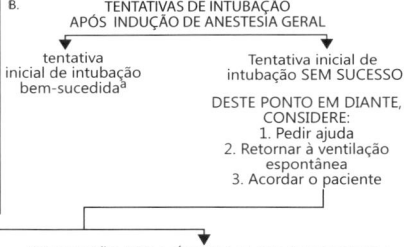

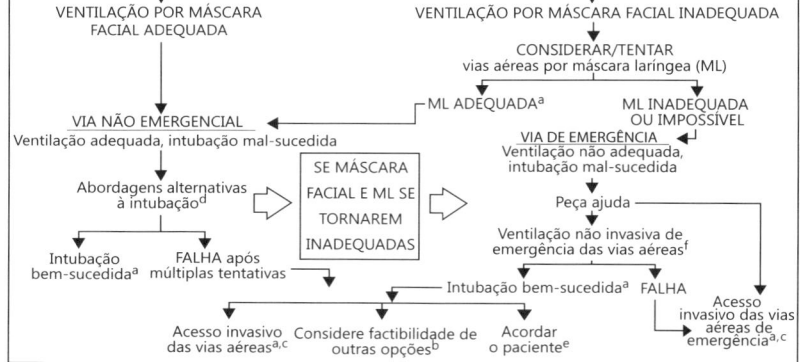

   A. INTUBAÇÃO VÍGIL
   Vias aéreas abordadas por intubação não invasiva / Acesso invasivo das vias aéreas [a,c]
   Sucesso[a] / FALHA
   Cancelar o caso / Considerar factibilidade de outras opções[b] / Acesso invasivo das vias aéreas [a,c]

   B. TENTATIVAS DE INTUBAÇÃO APÓS INDUÇÃO DE ANESTESIA GERAL
   tentativa inicial de intubação bem-sucedida[a] / Tentativa inicial de intubação SEM SUCESSO
   DESTE PONTO EM DIANTE, CONSIDERE:
   1. Pedir ajuda
   2. Retornar à ventilação espontânea
   3. Acordar o paciente

   VENTILAÇÃO POR MÁSCARA FACIAL ADEQUADA / VENTILAÇÃO POR MÁSCARA FACIAL INADEQUADA

   CONSIDERAR/TENTAR vias aéreas por máscara laríngea (ML)

   ML ADEQUADA[a] / ML INADEQUADA OU IMPOSSÍVEL

   VIA NÃO EMERGENCIAL
   Ventilação adequada, intubação mal-sucedida

   VIA DE EMERGÊNCIA
   Ventilação não adequada, intubação mal-sucedida

   Abordagens alternativas à intubação[d]

   SE MÁSCARA FACIAL E ML SE TORNAREM INADEQUADAS

   Peça ajuda
   Ventilação não invasiva de emergência das vias aéreas[f]

   Intubação bem-sucedida[a] / FALHA após múltiplas tentativas

   Intubação bem-sucedida[a] / FALHA

   Acesso invasivo das vias aéreas[a,c] / Considere factibilidade de outras opções[b] / Acordar o paciente[e]

   Acesso invasivo das vias aéreas de emergência[a,c]

[a] Confirme ventilação, intubação traqueal ou colocação de ML com CO_2 exalado.

[b] Outras opções incluem (mas não estão limitadas a): cirurgia utilizando máscara facial ou anestesiologia com ML, infiltração de anestesia local ou bloqueio nervoso regional. A escolha dessas opções em geral implica que a ventilação por máscara não será problemática. Assim, tais opções podem ser de valor limitado se esta etapa no algoritmo foi atingida através da Via de Emergência.

[c] O acesso invasivo das vias aéreas inclui a traqueostomia ou cricotireotomia cirúrgica ou percutânea.

[d] As abordagens não invasivas alternativas à intubação difícil incluem (mas não estão limitadas a): uso de lâminas de laringoscópio diferentes, a ML como um canal para a intubação (com ou sem orientação por fibra óptica), a intubação por fibra óptica, troca de lâmina de intubação ou tubo, cabo com lâmpada, intubação retrógrada e intubação cega oral ou nasal.

[e] Considere o repreparo do paciente para intubação vígil ou o cancelamento da cirurgia.

[f] As opções de ventilação não invasiva de emergência das vias aéreas incluem (mas não estão limitadas a): broncoscópio rígido, ventilação por combitubo esofagotraqueal ou ventilação por jato transtraqueal.

Apêndice 7

ATUALIZAÇÕES DO SUPORTE AVANÇADO À VIDA EM CARDIOLOGIA, DEZEMBRO DE 2005 (PARA ALGORITMOS DETALHADOS, CONSULTE OS GUIDELINES DA AMERICAN HEART ASSOCIATION)

1. Realização de ressuscitação cardiopulmonar de alta qualidade (RCP), incluindo RCP precoce, desfibrilação (para colapso súbito testemunhado), manutenção das vias aéreas, frequência e profundidade adequadas das compressões torácicas com interrupções mínimas. Relação compressão torácica/ventilação de 30:2 (um ou dois socorristas) ou 15:2 (dois socorristas somente para bebês e crianças).
2. Uso aumentado de vias aéreas por máscara laríngea (ML) e tubo endotraqueal por socorristas com treinamento adequado. Se vias aéreas avançadas são introduzidas, as compressões torácicas deverão ser na frequência de 100 por minuto, com 8 a 10 respirações por minuto.
3. Confirmação da colocação apropriada do tubo endotraqueal por avaliação clínica e por um dispositivo/detetor.
4. Organização do cuidado para minimizar as interrupções das compressões torácicas, administração de ventilação ou para ganhar acesso vascular. As pessoas que fazem a massagem cardíaca devem trocar a cada 2 minutos.
5. Administração adequada de medicamentos, logo que possível, durante a RCP e após as verificações de ritmo. A adrenalina pode ser dada a cada 3 a 5 minutos. A vasopressina (uma dose) pode ser dada após o primeiro ou segundo choque (ver texto subsequente).
6. Parada sem pulso: RCP ininterrupta por 5 ciclos por 2 minutos. RCP retomada imediatamente após a administração de um choque sem verificação de pulso ou ritmo. Todas as verificações de pulso ou ritmo são realizadas após 5 ciclos por 2 minutos.
7. Fibrilação ventricular/taquicardia ventricular sem pulso: a administração de amiodarona/lidocaína deve ser considerada uma vez que dois a três choques já tenham sido administrados, com RCP adequada e administração de vasopressor.
8. Assistolia: adrenalina 1 mg, IV, a cada 3 a 5 minutos, uma dose de vasopressina (40 unidades IV), atropina 1 mg, IV (até 3 mg).

9. Bradicardia sintomática: preparo urgente para marca-passo transcutâneo, atropina 0,5 mg, IV (até 3 mg), adrenalina ou infusão de dopamina (se a atropina for inefetiva).
10. Taquicardia: cardioversão sincronizada para o paciente instável. Para o estável, o tratamento deve ser iniciado após um eletrocardiograma (ECG) de 12 derivações, para diferenciar entre as taquicardias de complexo estreito e amplo.
11. Controle adequado da glicose e mesmo da hipotermia pode ser induzido por seus efeitos protetores neurocoronários.

Apêndice 8

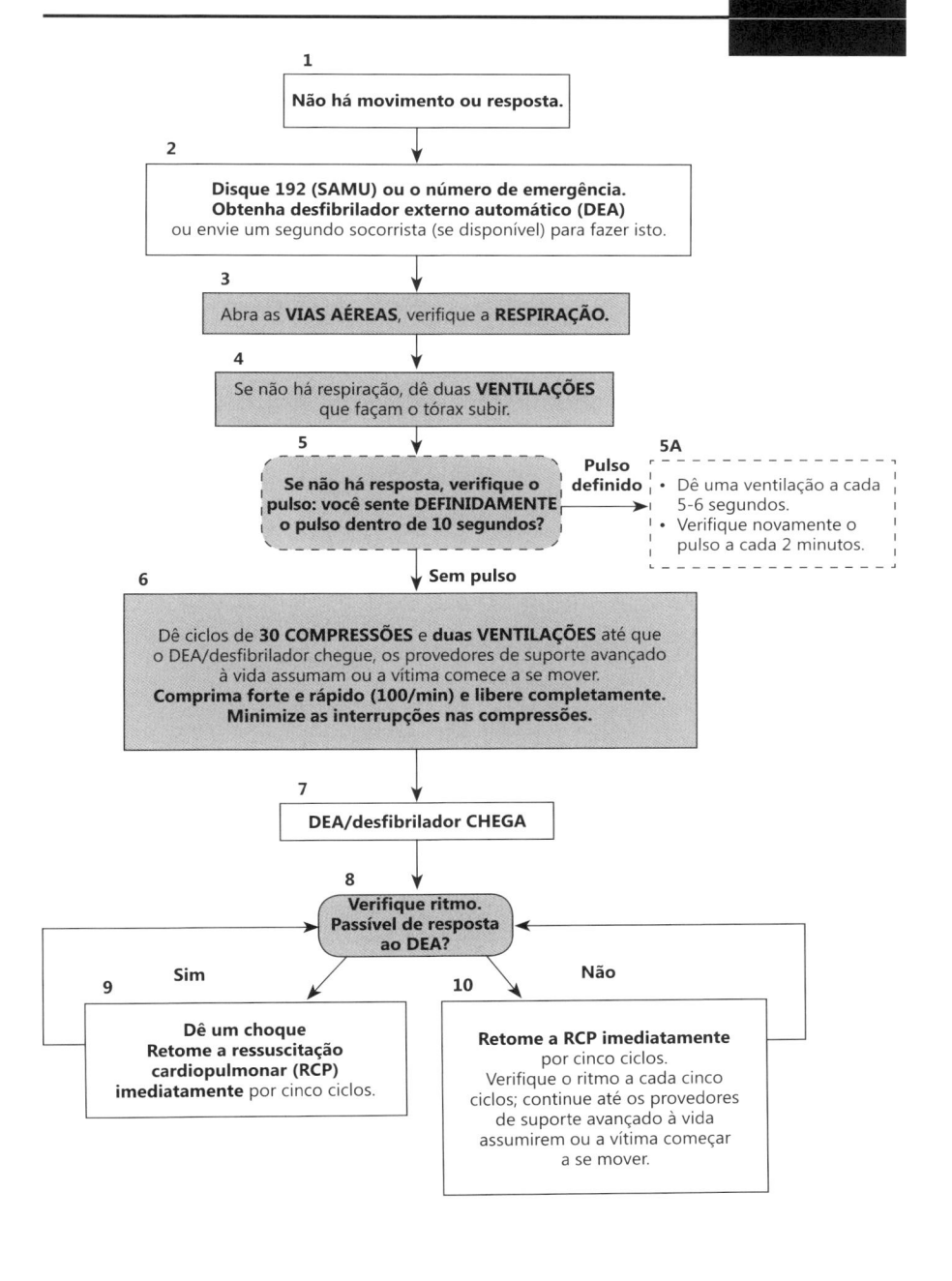

1 — Não há movimento ou resposta.

2 — Disque 192 (SAMU) ou o número de emergência. Obtenha desfibrilador externo automático (DEA) ou envie um segundo socorrista (se disponível) para fazer isto.

3 — Abra as **VIAS AÉREAS**, verifique a **RESPIRAÇÃO**.

4 — Se não há respiração, dê duas **VENTILAÇÕES** que façam o tórax subir.

5 — Se não há resposta, verifique o pulso: você sente DEFINIDAMENTE o pulso dentro de 10 segundos?

Pulso definido → **5A**
- Dê uma ventilação a cada 5-6 segundos.
- Verifique novamente o pulso a cada 2 minutos.

Sem pulso

6 — Dê ciclos de **30 COMPRESSÕES** e duas **VENTILAÇÕES** até que o DEA/desfibrilador chegue, os provedores de suporte avançado à vida assumam ou a vítima comece a se mover.
**Comprima forte e rápido (100/min) e libere completamente.
Minimize as interrupções nas compressões.**

7 — DEA/desfibrilador CHEGA

8 — Verifique ritmo. Passível de resposta ao DEA?

Sim → **9** — Dê um choque. Retome a ressuscitação cardiopulmonar (RCP) **imediatamente** por cinco ciclos.

Não → **10** — Retome a RCP imediatamente por cinco ciclos. Verifique o ritmo a cada cinco ciclos; continue até os provedores de suporte avançado à vida assumirem ou a vítima começar a se mover.

9 Apêndice

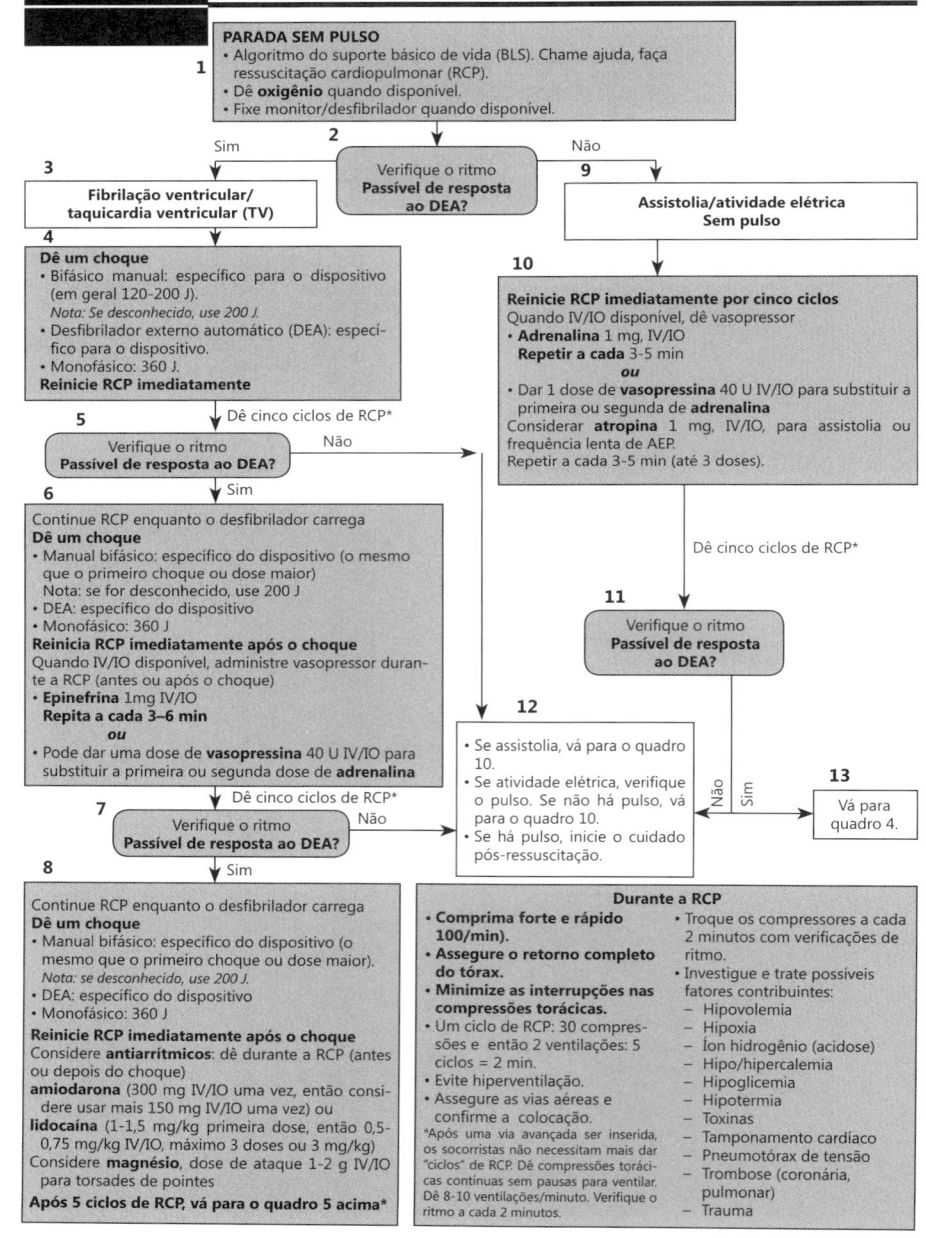

1. PARADA SEM PULSO
- Algoritmo do suporte básico de vida (BLS). Chame ajuda, faça ressuscitação cardiopulmonar (RCP).
- Dê **oxigênio** quando disponível.
- Fixe monitor/desfibrilador quando disponível.

2. Verifique o ritmo — Passível de resposta ao DEA?

- Sim → (3) **Fibrilação ventricular/taquicardia ventricular (TV)**
- Não → (9) **Assistolia/atividade elétrica Sem pulso**

4. Dê um choque
- Bifásico manual: específico para o dispositivo (em geral 120-200 J).
  Nota: Se desconhecido, use 200 J.
- Desfibrilador externo automático (DEA): específico para o dispositivo.
- Monofásico: 360 J.

Reinicie RCP imediatamente

Dê cinco ciclos de RCP*

5. Verifique o ritmo — Passível de resposta ao DEA?
- Não → (vai para quadro 10/12)
- Sim ↓

6. Continue RCP enquanto o desfibrilador carrega
Dê um choque
- Manual bifásico: específico do dispositivo (o mesmo que o primeiro choque ou dose maior)
  Nota: se for desconhecido, use 200 J
- DEA: específico do dispositivo
- Monofásico: 360 J

Reinicia RCP imediatamente após o choque
Quando IV/IO disponível, administre vasopressor durante a RCP (antes ou após o choque)
- **Epinefrina** 1mg IV/IO
  Repita a cada 3–6 min
  ou
- Pode dar uma dose de **vasopressina** 40 U IV/IO para substituir a primeira ou segunda dose de **adrenalina**

Dê cinco ciclos de RCP*

7. Verifique o ritmo — Passível de resposta ao DEA?
- Não →
- Sim ↓

8. Continue RCP enquanto o desfibrilador carrega
Dê um choque
- Manual bifásico: específico do dispositivo (o mesmo que o primeiro choque ou dose maior).
  Nota: se desconhecido, use 200 J.
- DEA: específico do dispositivo
- Monofásico: 360 J

Reinicie RCP imediatamente após o choque
Considere **antiarrítmicos**: dê durante a RCP (antes ou depois do choque)
amiodarona (300 mg IV/IO uma vez, então considere usar mais 150 mg IV/IO uma vez) ou
lidocaína (1-1,5 mg/kg primeira dose, então 0,5-0,75 mg/kg IV/IO, máximo 3 doses ou 3 mg/kg)
Considere **magnésio**, dose de ataque 1-2 g IV/IO para torsades de pointes

Após 5 ciclos de RCP, vá para o quadro 5 acima*

10. Reinicie RCP imediatamente por cinco ciclos
Quando IV/IO disponível, dê vasopressor
- **Adrenalina** 1 mg, IV/IO
  Repetir a cada 3-5 min
  ou
- Dar 1 dose de **vasopressina** 40 U IV/IO para substituir a primeira ou segunda de **adrenalina**
Considerar **atropina** 1 mg, IV/IO, para assistolia ou frequência lenta de AEP.
Repetir a cada 3-5 min (até 3 doses).

Dê cinco ciclos de RCP*

11. Verifique o ritmo — Passível de resposta ao DEA?

12.
- Se assistolia, vá para o quadro 10.
- Se atividade elétrica, verifique o pulso. Se não há pulso, vá para o quadro 10.
- Se há pulso, inicie o cuidado pós-ressuscitação.

13. Vá para quadro 4.

Durante a RCP
- **Comprima forte e rápido (100/min).**
- **Assegure o retorno completo do tórax.**
- **Minimize as interrupções nas compressões torácicas.**
- Um ciclo de RCP: 30 compressões e então 2 ventilações: 5 ciclos = 2 min.
- Evite hiperventilação.
- Assegure as vias aéreas e confirme a colocação.

*Após uma via avançada ser inserida, os socorristas não necessitam mais dar "ciclos" de RCP. Dê compressões torácicas contínuas sem pausas para ventilar. Dê 8-10 ventilações/minuto. Verifique o ritmo a cada 2 minutos.

- Troque os compressores a cada 2 minutos com verificações de ritmo.
- Investigue e trate possíveis fatores contribuintes:
  – Hipovolemia
  – Hipoxia
  – Íon hidrogênio (acidose)
  – Hipo/hipercalemia
  – Hipoglicemia
  – Hipotermia
  – Toxinas
  – Tamponamento cardíaco
  – Pneumotórax de tensão
  – Trombose (coronária, pulmonar)
  – Trauma

Apêndice 10

1

> **BRADICARDIA**
> Frequência cardíaca <60 bpm
> e inadequada para a condição clínica

2

- Manter vias **aéreas** patentes; assistir a **respiração** se necessário.
- Administrar **oxigênio.**
- Monitorar eletrocardiograma (ECG) (identificar ritmo), pressão arterial e oximetria.
- Estabelecer acesso IV.

3

> *Sinais ou sintomas de má perfusão causada pela bradicardia?*
> (p.ex., alteração aguda do estado mental,
> dor precordial continuada, hipotensão ou outros sinais de choque)

4A — Perfusão adequada → (Observar/monitorar)

Perfusão inadequada →

4
- **Preparar para marca-passo transcutâneo**; usar imediatamente para bloqueio de alto grau (bloqueio de segundo grau tipo II ou bloqueio AV de terceiro grau).
- Considerar **atropina** 0,5 mg IV enquanto aguarda marca-passo; pode repetir até uma dose total de 3 mg; se inefetivo, iniciar o marca-passo.
- Considerar infusão de **adrenalina** (2 a 10 μg/min) ou **dopamina** (2 a 10 μg/min) enquanto aguarda marca-passo ou se o marca-passo é inefetivo.

5
- Preparar para **marca-passo transvenoso.**
- Tratar causas.
- Considerar consulta com especialista.

Lembretes

- Se houver parada sem pulso, ir ao Algoritmo de Parada sem Pulso.
- Investigar e tratar possíveis fatores contribuintes:

  – Hipovolemia
  – Hipoxia
  – Íon hidrogênio (acidose)
  – Hipo/hiperpotassemia
  – Hipoglicemia
  – Hipotermia
  – Toxinas
  – Tamponamento cardíaco
  – Pneumotórax de tensão
  – Trombose (coronária, pulmonar)
  – Trauma (hipovolemia, pressão intracraniana [PIC] aumentada)

11 Apêndice

1. TAQUICARDIA com pulsos

2.
- Avaliar e dar ABC de suporte conforme necessário.
- Administrar **oxigênio**.
- Monitorar eletrocardiograma (ECG) (identificar ritmo), pressão arterial, oximetria.
- Identificar e tratar causas reversíveis.

3. O paciente está estável?
Os sinais de instabilidade incluem estado mental alterado, dor torácica continuada, hipotensão ou outros sinais de choque.
Nota: sintomas relacionados à frequência são incomuns se FC <150/min.

4. Realizar cardioversão sincronizada imediata. (Instável)
- Estabelecer acesso IV e dar sedação se o paciente estiver consciente; não atrasar cardioversão.
- Considerar consulta com especialista.
- Se parada sem pulso se desenvolver, ver Algoritmo de Parada sem Pulso.

5. (Estável — Sintomas persistem)
- Estabelecer acesso IV.
- Obter ECG de 12 derivações (quando disponível) ou imprimir monitor.
- O QRS é estreito (<0,12 s)?

Estreito → 6. QRS ESTREITO[a]: o ritmo é regular?

Regular → 7.
- Tentar manobras vagais.
- Administrar **adenosina** 6 mg, IV, em *bolus* rápido. Se não houver conversão, administrar 12 mg, IV, em *bolus* rápido; pode repetir a dose de 12 mg uma vez.

8. O ritmo converte?
Nota: considere consulta com especialista.

Converte → 9. Se o ritmo converte, provável TSV por reentrada (taquicardia supraventricular):
- Observar para recorrência.
- Tratar recorrência com **adenosina** ou agentes bloqueadores nodais atrioventriculares (AV) de ação mais prolongada (p.ex., **diltiazem, β-bloqueadores**)

Não converte → 10. Se o ritmo NÃO converte, possível *flutter* atrial, taquicardia atrial ectópica *ou* taquicardia juncional:
- Controlar frequência (p.ex., **diltiazem, β-bloqueadores**, usar β-bloqueadores com cautela na doença pulmonar ou ICC)
- Tratar causa subjacente
- Considerar consulta com especialista

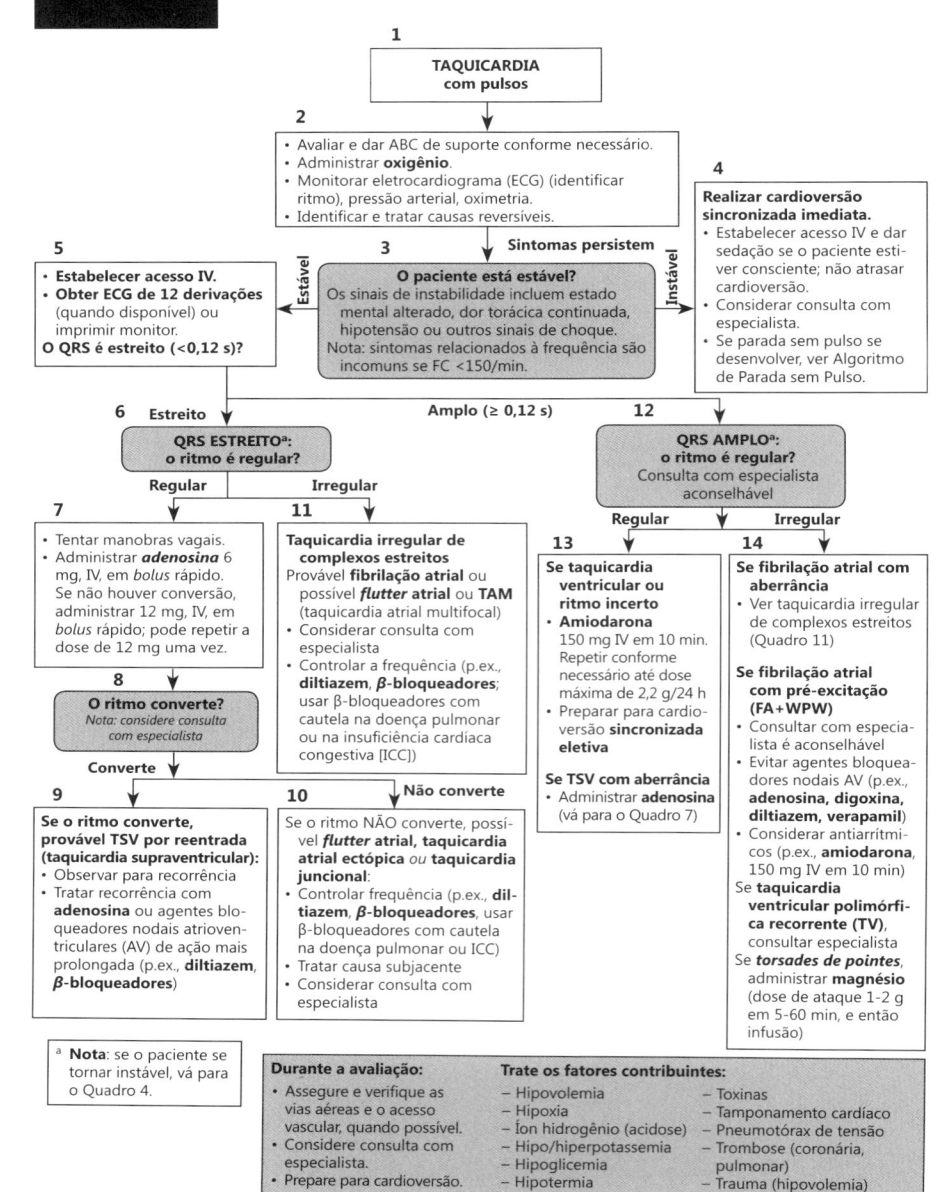

Irregular → 11. Taquicardia irregular de complexos estreitos
Provável **fibrilação atrial** ou possível *flutter* atrial ou **TAM** (taquicardia atrial multifocal)
- Considerar consulta com especialista
- Controlar a frequência (p.ex., **diltiazem, β-bloqueadores**; usar β-bloqueadores com cautela na doença pulmonar ou na insuficiência cardíaca congestiva [ICC])

Amplo (≥ 0,12 s) → 12. QRS AMPLO[a]: o ritmo é regular?
Consulta com especialista aconselhável

Regular → 13. Se taquicardia ventricular ou ritmo incerto
- **Amiodarona** 150 mg IV em 10 min. Repetir conforme necessário até dose máxima de 2,2 g/24 h
- Preparar para cardioversão **sincronizada eletiva**

Se TSV com aberrância
- Administrar **adenosina** (vá para o Quadro 7)

Irregular → 14. Se fibrilação atrial com aberrância
- Ver taquicardia irregular de complexos estreitos (Quadro 11)

Se fibrilação atrial com pré-excitação (FA+WPW)
- Consultar com especialista é aconselhável
- Evitar agentes bloqueadores nodais AV (p.ex., **adenosina, digoxina, diltiazem, verapamil**)
- Considerar antiarrítmicos (p.ex., **amiodarona**, 150 mg IV em 10 min)

Se taquicardia ventricular polimórfica recorrente (TV), consultar especialista

Se **torsades de pointes**, administrar **magnésio** (dose de ataque 1-2 g em 5-60 min, e então infusão)

[a] Nota: se o paciente se tornar instável, vá para o Quadro 4.

Durante a avaliação:
- Assegure e verifique as vias aéreas e o acesso vascular, quando possível.
- Considere consulta com especialista.
- Prepare para cardioversão.

Trate os fatores contribuintes:
- Hipovolemia
- Hipoxia
- Íon hidrogênio (acidose)
- Hipo/hiperpotassemia
- Hipoglicemia
- Hipotermia
- Toxinas
- Tamponamento cardíaco
- Pneumotórax de tensão
- Trombose (coronária, pulmonar)
- Trauma (hipovolemia)

Índice

A

abdominoplastia, 88-89, 181-183
Accreditation Association for Ambulatory Health Care (AAAHC), 20-21, 33-35
acetaminofeno, 90-92, 98-99, 195, 196-197
acetazolamida, 160-161
acinesia, 155-157
ACLS (suporte avançado de vida em cardiologia), 21-22, 46-47, 50-51, 115-117, 160-161, 238
acne, 141-142
acreditação, de instalações cirúrgicas ambulatoriais, 20-22, 33-34. *Ver também* certificação
    agências para, 20-21, 33-35
    padrões e regulamentos obrigatórios, falta de, 33-35
    para profissionais da saúde, 39-40
    vs. hospitais ou centros cirúrgicos, 33-34
acupuntura, 199-202
adenosina, trifosfato de (ATP), 142-144
administração de medicações, 22-24
admissão, 21-22
adrenalina, 90-92, 158-161
adrenoceptores α_2, 100-101
agentes desencadeantes, 50-51
agitação, 92-93, 154-155
alarmes
    alarme de falha de pressão do suprimento de oxigênio, 50-51
    audíveis, para prevenção de lesão, 82-84
    CO_2 corrente final, 48-49
    desconexão do circuito, 111-115
    limite para baixa concentração de oxigênio, 47-49, 109-110
alcoóis, 94-96
álcool, consumo de, 55-56, 66-69, 168-169, 192-195
Aldrete, sistema de escore de, 207-209, 211
alfentanil, 97-98, 103-104
alopecia (perda de cabelos), 138-139
alta, critérios de, 207-210
alucinações, 92-93
alvejantes, agentes, 142-144
AMA Core Principles for Office-Based Surgery (ASA), 20-21, 34-36
amálgamas, 142-144
ambulatoriais, procedimentos
    comuns, 25-27
    popularidade, em crescimento, 33-34
ambulatorial, ambiente, 22-24
ambulatorial, centro cirúrgico, 70-71, 82-84
ambulatorial, sala de cirurgia, 24, 87-89, 100-101, 105-106
American Academy of General Dentistry, 144-146
American Association for Accreditation of Ambulatory Surgery Facilities (AAAASF), 20-21, 33-35, 70-72
American Board of Plastic Surgery, 30-31
American College of Cardiology/American Heart Association, orientações para testes cardiovasculares perioperatórios para cirurgias não cardíacas, 55-56
American College of Surgeons (ACS), 20-21, 34-36
American Gastroenterological Association (AGA), 166, 168-169
American Heart Association, 115-117
American Medical Association (AMA), 20-21, 34-36
American Society for Gastrintestinal Endoscopy (ASGE), 170-171

American Society of Aesthetic Plastic Surgery (ASAPS), 25-31, 33-35
  compromisso com a segurança do paciente, 33-35
  lipoaspiração, orientações práticas sobre, 183-184
  membros da, treinamento necessário para, 30-31
  procedimentos estéticos, informação estatística sobre, 25-29, 140-141, 180-181
  recomendações para a segurança do paciente, 34-36
  Task Force on Patient Safety in Office Facilities, 70-72
American Society of Anesthesiologists (ASA), 19-21. Ver também ASA, Orientações para Anestesiologia Ambulatorial
  Algoritmo para Vias Aéreas Difíceis, 50-51
  anestesia monitorada e anestesia geral, pronunciamento sobre distinção entre, 68-69
  Câmara de Delegados, 38-41, 44-49, 54-55
  Comittee on Ambulatory Surgical Care, 37-38, 66-68
  Comittee on Economics, 227-232
  Comittee on Equipment and Facilities, 50-51
  Comittee on Surgical Anesthesia, 227-228 (ver também Closed Claims Project)
  compromisso com a segurança do paciente, 33-36
  informação estatística sobre cirurgias ambulatoriais, 25-26, 33-34, 123
  orientações de administração, anestesiologista/não anestesiologista, 31-32
  padrões de rotulagem de medicamentos, 105-106
  Physical Status Classification System, 21-22, 54-55, 128-130
  políticas oficiais da, 37-39 (Ver também aspectos individuais)
  princípios centrais da, 20-22
  sedação consciente, orientações de segurança para uso da, 88-90
  Task Force on Office-Based Anesthesia, 37-38, 66-68
  website, 37-38
analgésica, escada, 187-189
analgésicos basais, técnica de, 90-92
analgésicos, ver também nitroso, óxido (N_2O); opioides
  analgésicos, bloqueios, 65-66
  avanços em, 21-22
  controlados pelo paciente, 129-132, 189-191
  durante o CAM, 65-66, 103-104
  não opioides, 90-92, 97-99, 126, 212-213
  para dor, 192-194
Andresen, R. V., 70-71
anestesia
  aspectos do paciente que afetam a, 187-189
  categorias de, 65-68 (Ver também assuntos individuais)
  escolha mais segura em, 70-71
  profundidade da anestesia/ monitoração da consciência, 121-122
  técnica anestésica, 33-34, 88-90
anestesia geral (AG), 33-34, 44-49
  CO_2 corrente final, monitoração do, 111-113
  hipoventilação, 210-212
  na endoscopia gastrointestinal (GI), 170-171
  provisões ideais, 93-94
  regimes de dosagem, 92-93
  tipicamente usada, lista de, 129-131
  validação da segurança da, 71-74
  vasodilatação acelerando a perda de calor, 119-120
  vs. anestesia monitorada, 68-69
  vs. sedação consciente, 88-90
  vs. sedação intravenosa, 72-74
anestesia, máquinas de
  carro móvel para, foto de, 114-115
  concentração de oxigênio, monitoração, 47-49, 109-110, 114-115
  familiaridade do anestesiologista com, 114-115
  instrumento de avaliação (ASA), 114-115
  obsolescência da, determinação, 38-39, 50-51

orientações para, 41-43, 48-49
portáteis, foto de, 114-115
sistemas automatizados ligados a, 121-122
tradicionais, foto de, 114-115
verificação da máquina e manutenção, 114-115
anestésico, equipe de cuidado, 30-32, 41-43
  papel dos anestesiologistas na, 30-31, 81-82
  treinamento de simulação médica, 84-85
anestésicos, agentes. *Ver também* analgésicos;
  α-2 agonistas, 98-101
  anestésicos locais, 89-92
  cetamina, 90-93
  escolha dos, 87-89
  inalatórios, 22-24, 93-96, 126
  interações medicamentosas, 59
  intravenosos, 126
  midazolam, 90-92
  óxido nitroso (N_2O), 94-96
  propofol, 94-98, 126
  provisões ideais, 93-94
  regimes de dosagem, 92-94
Anestesiologia ambulatorial: Considerações para *Anestesiologistas na Montagem e Manutenção de um Ambiente Seguro* (ASA), 19-20, 37-38, 42-44
  anestesiologia ambulatorial
  conveniência da, 19-20, 33-34
  estabelecimento, normas para
    acreditação, 20-22
    experiência perioperatória agradável, 21-24
    salas de procedimento confortáveis, 22-24
    segurança do paciente, 22-24
  médicos mais prevalentes em, 30-31
  popularidade, 19-20
  princípios, 20-21
anestesiologistas, 30-32
  avaliação pré-operatória, responsabilidades, 54-55
  como defensores do paciente, 81-82
  conhecimento do equipamento por, 114-117, 123
  interações com o paciente, 33-34
  orientações para (ASA), 31-32, 39-41

papel de liderança dos, 37-39
papel dos, nas equipes de anestesiologia, 30-31, 81-82
versus não anestesiologistas, orientações de administração, 31-32
aneurismas, arteriais, 92-93
angina, 55-56
anidrase carbônica, inibidor da, 160-161
anquilose artificial, 147-148
ansiedade, 154-155, 186-187
ansiólise (sedação mínima), 33-34, 44-46, 65-66, 90-92, 94-96
ansiolíticos, 126, 169-171
  na endoscopia gastrointestinal (GI), 169-171
anterior V1, V2 (ramo septal descendente anterior esquerdo), 115-117
anterior V3-V6 (ramo diagonal), 115-117
antiarrítmicos, 59
antibióticos, 59
anticolinérgicas, medicações, 92-93, 127, 159-160
anticonvulsivantes, 59
antidiabéticos, 59
antieméticos, 94-97, 103-104, 127, 196-197
anti-hipertensivos, 59
antiparkinsonianos, 59
apneia do sono, 180-181
aquecedor com ar forçado, 119-121
aquecedor de líquidos, 119-121
aquecimento, sistemas comerciais de, 119-121
ar ambiente, 100-101, 104-105, 109-110, 128-130
ar, manejo do, 22-24
armazenamento de medicações, 22-24
arritmias, 117-120, 160-161
  detecção de, 115-117
arterial, sangramento, 158-159
artrodese, 146
artroplastia, 146
artrorrise, 146
ASA, *Newsletter* da, 229-230
aspiração, 166, 168
  fontes de, 41-43, 48-49, 127
  lipoplastia por. *Ver* lipoaspiração
aspirina, 192-194
assistentes de anestesiologia (AA), 30-32
atelectasia, 186-187

Atkinson, posicionamento de, 158-159
ATLS (suporte avançado à vida no trauma), 21-22
atrial, fibrilação, 150-151
atropina, 103-104, 127, 159-161, 172, 190-191
aumento, mamoplastia de, 88-89, 126, 129-132
ausculta, 47-49, 111-115
autoinflável, ambu (ventilação com pressão positiva), 41-43, 44-46, 114-115, 123
axilar, trava, 190-191

B

Balkrishnan, R., 70-71
bariátrica, cirurgia, 179-180
    banda gástrica laparoscópica, 179-180
    bypass gástrico, 179-181
    complicações da, 183-184
    moratória nos procedimentos na Flórida, 183-184
Barney, J. A., 100-101
Barton, F. E., 70-71
benzocaína, 170-171
benzodiazepinas, 90-92, 118-120
    overdose, 210-212
betaxolol, 160-161
Beth Israel Deaconess Medical Center, 135-137
Bhananker, S. M., 81-84
Bier, bloqueio de (bloqueio regional intravenoso), 190-191
bispectral, índice (BIS), 173-174
Bitar, G., 70-72, 74-75
blefaroplastia (*lifting* da pálpebra), 88-89, 126, 132-134
bloco cirúrgico hospitalar, 54-55, 87-88, 104-105
bloqueio, 65-66, 82-84, 89-90, 101-102
    analgésico, 65-66
    caudal, 190-191
    de Bier (bloqueio regional intravenoso), 190-191
    digital, pulso ou tornozelo, 147-150, 190-191
    epidural, 190-191
    espinal, 190-191
    infraclavicular, 190-191
    injeção intra-arterial acidental de, 160-161

    interescaleno, 190-191
    nervo ciático, 189-191
    nervo facial, 154-155, 156-157
    nervo femoral, 189-191
    para dor, 189-191
    paravertebral, 189-191
    peribulbar, 155-157
    plexo lombar, 189-191
    poplíteo, 190-191
    regional, nas extremidades superiores, 189-191
    retrobulbar, 155-157
    seleção da técnica, 190-191
    sub-Tenon, 156-159
    suprimento básico para, 190-191
bola-válvula, efeito de, 210-212
bolo, intermitente, 94-96
bombas de infusão contínua, 188-191
Bookless, S. J., 70-71
Bornstein, J. B., 70-71
bradicardia, 100-101, 159-161, 242
braquioplastia, 181-183
British Journal of Ophthalmology, 156-157
broncoespasmo, 92-93, 104-105, 210-213
broncoscopia, 150-151
    flexível, 150-151
    rígida, 150-151
brônquios (árvore traqueobrônquica), 150-151
bupivacaína, 89-92, 158-159
Byrd, H. S., 70-72

C

cabelo, implantes de, 138-141
cabelos, perda de (alopecia), 138-139
cabelos, transplante de, 127, 137-139
cadeiras, 22-24
calafrios pós-operatórios, 119-121
CAM usado em, 88-89, 129-131
    em homens, 27-29
    não cirúrgicos, 138-141
Cantor, A. B., 70-71
capilar, enchimento, 117-118
capnografia, 170-174
    confiabilidade de, 172
    corrente final, 79-81
    indicações diagnósticas fornecidas pela, 114-115
    na endoscopia gastrointestinal (GI), 172-174
    traçado, 111-113, 174-175

Índice **249**

capnometria, 48-49
carbono, dióxido de (CO_2)
    absorvente, exaustão do, 113
    corrente final, alarme de, 48-49
    curva de resposta ventilatória ao, 90-92
    expirado, 47-49
    monitores transcutâneos, 113
carbono, monóxido de (CO),
    envenenamento por, 110-111
carboxiemoglobina, 110-111
cardíaca, cirurgia, 119-121
cardíaca, doença, 66-68
cardíaca, frequência (FC), 61-62, 65-66,
    92-93, 96-97, 114-115
    avaliação da, 48-49, 114-115
    efeitos da Dex, 100-101
    retorno rápido da, 103-104
cardíaca, parada, 89-90
cardíacas, arritmias, 55-56, 89-90,
    150-151, 214-215
cardíacas, bulhas, ausculta das, 48-49,
    111-117
cardíacas, intervenções, diagnósticas e
    terapêuticas, 150-151
cardíaco, débito, 100-101
    reduzido, 110-111
cardíacos, glicosídeos, 59
cardiopulmonar, ressuscitação, 41-43,
    50-51
cardiopulmonares, emergências, 50-51,
    89-90
cardiovascular, estabilidade, 98-99
cardiovasculares, complicações, 44-46,
    89-90
    deterioração, 160-161
    em procedimentos endoscópicos, 166,
    168
carrinho de parada, 41-43, 127
catarata, extração de, 161-163
caudais, técnicas, 190-191
caudal, bloqueio, 190-191
celecoxibe, 90-92, 98-99
Centers for Medicare & Medicaid Services,
    227-228
central, sistema nervoso (SNC), 89-92,
    193-195
cerebral,
    consumo de oxigênio, 92-93
    córtex, 201-202
    fluxo sanguíneo, 92-93
    lesão, 82-84

certificação
    em especialidades médicas, 30-31
    em técnicas avançadas de ressuscitação,
    21-22
cetamina, 90-93
cetamina/midazolam, técnica, 101-102
cetorolaco, 97-99, 101-104, 126, 192-194
chave-fechadura, técnicas de, 149-150
Cheney, F. W., 81-84
Chute, C. G., 70-71
cianose, 111-113
ciático, bloqueio nervoso, 189-191
ciclo-oxigenase (COX), enzimas da,
    192-194
ciclopentolato, gotas, 160-161
5-fluorouracil (5-FU), 163-164
cintura, lipectomia da, 181-183
circuito, desconexão de, 111-115
Circulação, 115-117
circulação, monitoração da, 47-49, 114-120
cirúrgicos, centros, acreditação de, 20-21
cisatracúrio, 126
citocromo P-450, via do, 192-194
clonidina, 98-99, 103-104
CO_2 corrente final, monitoração, 48-49,
    111-113, 119-121, 155-156, 172-174
coagulação, estudos de, 58
coarctação da aorta, 117-118
cobertores, 119-121
colágeno, 141-144
Coldiron, B., 70-72, 75-76
Coleman, J. E., 70-74
colinesterase, inibidor da, 160-161
colocação das derivações, 115-117
Colon, G. A., 70-71
colonoscopia, 166, 168, 175-176
comorbidades
    cirurgia da retina, 163-164
    critérios de alta, 280-210
    obesidade associada a, 179-182
    ortopedista, 146
    seleção do paciente e procedimento,
    126
competência, 21-22
complementares, técnicas, 21-22
conforto, anestesiologia ambulatorial,
    21-24, 33-34
congestiva, insuficiência cardíaca (ICC),
    55-56, 92-93, 160-161
consciência sob anestesia, monitoração da,
    119-122

consciente, sedação (sedação/analgesia moderada), 44-46, 46-47
  procedimentos endoscópicos, 166, 168
  técnicas, 141-142
  vs. anestesia geral, 88-90
consentimento informado, 21-22, 42-44, 54-55
contínuo, ferimento, 188-191
Continuum de Profundidade de Sedação – Definição de Anestesia Geral e Níveis de Sedação/Analgesia (ASA), 44-46, 68-69
contorno corporal, cirurgia do, após PPM, 180-181
  complicações potenciais, 183-184
  considerações de segurança, 180-182
  procedimentos comuns de contorno corporal, 181-184
contralateral, amaurose, 160-161
convulsões, 89-90
córnea, transplante de (queratoplastia penetrante), 161-163
corneana, abrasão, 163-164
corneana, laceração, reparo de, 161-163
coroa (dentária), 144-146
coronária, doença arterial, 92-93
corporal, temperatura. Ver temperatura (corporal), monitoração
Corrente, Terminologia Procedural
  orientações para, 230-232
corticosteroides, 59
COX-19-20, inibição da, 192-195
CPT, sistema de codificação de procedimentos, 68-70
craniano, traumatismo, 92-93
cuidado agudo, hospitais de, 38-39, 41-43, 65-66, 82-84
cuidado anestésico sob monitoração, 44-49, 65-66. Ver também Definições de Cuidado Anestésico sob Monitoração (ASA)
  combinações de medicamentos usados no, 103-104
  Dex usada em, benefícios da, 100-101
  em cirurgia estética, 88-89
  em endoscopia gastrointestinal (GI), 168-170
  lesões associadas a, 81-84
  segurança, estudos sobre, 74-75
  tipicamente usado, lista de, 125, 128-130
  ventilação em, 111-113
  vs. hipnose, 202-204
  vs. sedação moderada, 68-71

D

D'Eramo, E. M., 70-72, 74-75
dados, coleta de, 25-27
Dallas Day Surgery Center (Dallas, Texas), 71-72
dantrolene, terapia com, 119-121
Darvocet (propoxifeno e acetaminofeno), 195-197
Declaração sobre a Rotulagem de Produtos Farmacêuticos para Uso em Anestesia (ASA), 225-227
Declaração sobre as Qualificações dos Anestesiologistas Ambulatoriais no Âmbito da Clínica (ASA), 39-40
Declaração sobre o Uso Seguro de Propofol (ASA), 96-97, 223-225
Definições de Cuidado Anestésico sob Monitoração (ASA)
  ameaças ao, 230-232
  conclusões, 230-232
  declaração de posição, 229-230
  história do cuidado anestésico sob monitoração, 227-230
  políticas de pagamento, prevalência crescente de, 229-230
Demerol (meperidina), 195-197
dentaduras, 144-146
dentes, restauração e reposição, 144-146
dermoabrasão, 141-144
  peelings químicos, 140-142
dermoabrasão, 141-144
desafio líquido, resposta ao, 115-117
desastres, internos e externos, 50-51
descartável, sensor de oxímetro, 110-111
desfibrilador, 41-43, 115-117, 123
desflurano, 93-96, 126, 210-212
desinfecção, medidas de, 24
desoxiemoglobina, 110-111
despertar rápido do paciente, 93-96, 103-104
despolarização, 187-189
dessaturação, 101-102, 131-132, 172
desvios líquidos, 52-54
dexametasona, 103-105
dexmedetomidina (DEX), 98-101, 135-138
  combinações de fármacos, usados com, 100-101

na cirurgia oftálmica, 155-156
na lipoaspiração, 125, 128-130
técnica da, 101-102
diabete, 55-56, 66-68
diastólica, pressão, 117-118
diastólico, prolongamento, 100-101
diáteses hemorrágicas, 98-99
   sangramento arterial, 158-159
dietéticos, suplementos, interações, 61-62
difíceis, vias aéreas, algoritmo, 237
digital, bloqueio, 147-150
diidrotestosterona, 138-139
Dilaudid (hidromorfona), 195
diplopia, 160-161,163-164
diretos, enchimentos, 144-146
dispneia,74-75, 111-113
dissociativo, estado, 90-92
distal, perfusão, perda da, 118-120
Distinção entre Cuidado Anestésico sob Monitoração e Sedação/Analgesia Moderada (Sedação Consciente) (ASA), 46-47
diurese, 100-101
diuréticos, 160-161
documentação
   da história médica do paciente, 54-55
   da manutenção preventiva de equipamentos, 46-47
   de eventos pós-operatórios, 46-47
dolansetron, 104-105
dolasetron, 127
Dolophine (metadona), 195
Doppler, sonda, 117-118
dor. *Ver também* mente-corpo, terapias (TMCs)
   acetaminofeno para, 192-194
   AINEs para, 192-195
   analgésicos para, 192-194
   anestésicos locais para, 187-191
   anestésicos regionais para, 189-191
   avaliação, importância da 186-187
   controle pós-operatório da, 97-98
      lipoaspiração, 125, 128
      medicações para, 100-101
      na SRPA, 186-187, 196-197, 212-213
   efeito fisiológico da, 186-187
   medicamentos sistêmicos, administração de, 190-191, 192-194
   modelo biopsicossocial de, 187-189
   não controlada, 103-104
   não opioides para, 212-213

   opioides para, 193-197
   sensibilidade, 66-68
   tratamento farmacológico da, 187-189
dose, regimes de
   durante a anestesia geral, 92-93
   durante a sedação consciente, 93-94
   no bloco cirúrgico, recomendados, 124-126
   toxicidade, 89-90
drenos cirúrgicos, 183-184

E

Ebert, T., 100-101
ecotiofato, 160-161
ectrópio, 135-137, 144-146
eczema, 141-142
edrofônio (com atropina), 127
educação, 21-22
eletiva, cirurgia, 79-81
elétricos, sistemas, 22-24, 41-43, 48-49
eletrocardiografia, 115-117
eletrocardiograma (ECG), 48-49, 58, 114-115, 127, 159-160
eletrocardioversão, 150-151
eletrocautério, 82-84, 101-102, 131-132
eletrocautério/*laser*, 100-101, 128-130
eletroencefalograma (EEG), 173-174
eletrólitos, anormalidades dos, 115-117
eliminação, meia-vida de, 92-93, 100-101
em combinações de medicamentos, 101-104
embolia gasosa, 118-120
emergência, 93-94
emergência, acordo de transferência de, 21-22
emergência, medicamentos de, 41-43, 48-49
emergencial, plano de transporte, 22-24
emergências
   bradicardia, 242
   parada sem pulso, 241
   perioperatórias, 30-31
   sem movimento ou resposta, 239-240
   taquicardia, 243
emergências e transferências, orientações da ASA para, 50-51, 221-223
endoscópica, colangiopancreatografia retrógrada (CPER), 175-177
endoscópica, fasciotomia plantar, 149-150
endoscópicos, procedimentos, 166, 168
endotraqueal, tubo (TET)
   condensação dentro do, 111-113

na anestesia geral, 128-130
obstrução do, 113
posicionamento correto do, 48-49
enfermeiros anestesiologistas certificados (CRNAs), 30-32, 140-141
Enqvist, B., 201-202
enxofre, hexafluoreto de, SF6, 163-164
epidural, 65-66, 190-191
equipamento. *Ver também* anestesia, máquinas de
desinfecção/esterilização de, 24
orientações da ASA para, 41-43, 48-51
padrão, no bloco cirúrgico, 123
segurança, 22-24
equipe anestésica, 30-31
escleral, prega, 159-160, 163-164
Escore de Alta Pós-Anestesia (PADS), Sistema de, 207-208
esmalte de unhas, 110-111
esofágica, intubação, 104-105, 113-115
esofagogastroduodenoscopia (EGD), 174-175
especialidades médicas, 30-31
espinal, bloqueio, 190-191
espirometria, 58
espontânea, ventilação, 44-46, 94-96, 98-99, 167, 173-174
esporão ósseo, remoção de, 146
esquelética, rigidez muscular, 119-121
estado mental, alterações do, 89-90, 111-113
esterilização, medidas de, 24
estéticos, procedimentos, 26-31, 97-98. Ver também contorno corporal, cirurgia do, após PPM; revisões/estudos na AAC
procedimentos comuns (sete principais), 126-127
estetoscópio, precordia e, 111-113
estrabismo, cirurgia de, 159-161
estresse pós-traumático, transtorno de, 119-121
estresse, teste de, 58
estridor pós-extubação, 210-212
etomidato, 126
eventos, manejo de
cenários, simulação médica, 85-86
princípios básicos, 84-85
evidências, medicina baseada em, 70-71
exacerbação da asma, 160-161
excursão torácica, 47-49, 111-113

expansivas, lesões
espinais, 65-66
intracranianas, 92-93
extensão da mandíbula, manobra de, 101-102, 210-212
extremidades
acúmulo de sangue nas, TVP e, 89-90
movimento das, pós-anestesia, 209-211
superiores, bloqueios regionais em, 189-191
temperatura das, 117-118

F

face, cirurgia da (ritidectomia), 88-89, 127, 127, 134-138
facial, bloqueio nervoso, 154-157
facial, cirurgia estética, 100-102, 108, 113, 128-130, 135-139, 152-153
facial, máscara, 101-102, 111-113, 131-132, 173-174
facoemulsificação, 161-163
faríngea, anestesia, 170-171
farmácia de emergência, 115-117, 119-121, 123
farmacocinética, 97-98, 100-101
fármacos antianginosos, 59
fármacos. *Ver também* medicações
características que facilitam a administração da anestesia, 87-88
classes de, e seu efeitos, 89-90
combinações de, 100-104
efeitos nocivos relacionados a drogas, 104-105
interações, 57, 60, 59
no bloco cirúrgico, doses recomendadas, 124-126
padrões de rotulagem, 105-106
reações adversas a, 66-68
segurança, 104-106
sistêmicas, administração de, 190-194
uso recreacional, 66-68
fasciite plantar, 149-150
fase II, recuperação, 93-94
filosofia da, 93-96, 100-101, 128-130
Faymonville, M. E., 202-203
femoral, bloqueio nervoso, 189-191
fenciclidina (PCP), 90-93
fenilefrina, 160-161
fentanil, 97-98, 101-104, 126, 195
feocromocitoma, 119-120
físico, estado, classificação do, 54-55

físico, exame, 42-44, 54-56, 115-117, 126
Fitzpatrick, classificação de, 140-141
Florida Board of Medicine, 74-75
Food and Drug Administration (FDA), 57, 60-63
   estudos de CAM, 169-170
   estudos multi-institucionais de fase III, 100-101
   implantes mamários, 129-131
Food, Drug, and Cosmetic Act, 57, 60
fótica, lesão, 163-164
FotoFacial, 141-142
fotofobia, 163-164
fotorrejuvenecimento, 141-142
fototerapia, 141-142
Fredricks, S., 70-71

G

galvânico, analisador de oxigênio, 109-110
gânglios, remoção de, 147-148
gás, sistemas exaustores de, 22-24, 41-43
gases, analisador de, 127, 170-171
gases, médicos, 22-24
gastresofágico, refluxo (DRGE), 128-130
gástrico, *bypass*, 179-181
gástrico, esvaziamento, 186-187
gástrico, refluxo, 180-181
gastrointestinal (GI), endoscopia, 166, 168-169
   avaliação da sedação, 174-175
   complicações, 176-177
   monitoração do paciente, 170-171
      capnografia, 172-174
      índice bispectral, 173-174
      oxigênio suplementar, 172
   procedimentos em, comuns, 174-175
      colangiopancreatografia endoscópica retrógrada, 175-177
      esofagogastroduodenoscopia, 174-175
      proctoscopia/sigmoidoscopia/colonoscopia, 175-176
   procedimentos a evitar, 176-177
   técnica anestésica, 168-169
      anestesia faríngea, 170-171
      anestesia geral (AG), 170-171
      CAM, 168-170
      sedativos/ansiolíticos, 169-171
gastrointestinal (GI), sistema, função do, 89-90
   efeito da dor no, 186-187

problemas, 98-99
procedimentos, 97-98
geradores, 22-24
gestação, teste de, 58
ginecológica, cirurgia, 94-96
glaucoma, 160-161
glicopirrolato, 127, 159-160
globo ocular
   penetração ou perfuração do, 159-160
   remoção de corpo estranho, 163-164
glote, edema de, 210-213
Gordon, M., 70-71
gordura, aspiração de. *Ver* lipoaspiração
gráficos, sistemas de, automatizados, 121-122
granisetron, 104-105

H

Haglund, deformidade de, 147-148
Hall, J. E., 100-101
hálux limitado/rígido, 147-148
hálux valgo (cirurgia de joanetes), 147-148
Hamilton, padrão de, 137-138
Hancox, J. G., 70-71, 75-76
Health Care Financing Administration (Centers for Medicare & Medicaid Services), 227-228
hematoma, 118-120
hemodinâmicos, efeitos, 100-101
hemoglobina, saturação de, cálculo, 110-111
hemoglobina/hematócrito, 58
hemorrágica, retinopatia, 163-164
hepática, doença, 97-98, 100-101
hérnia, reparo de, 123
hialuronidase, 158-159
hidrocodona (Vicodin), 195-197
hidromorfona (Dilaudid), 195
hidroquinonas, 142-144
hipercarbia, 172
hiperglicemia, 186-187
hiperpigmentação, 142-144
hipertensão, 55-56, 160-161
   descompensada, 92-93
hipertermia maligna, 105-106, 113-115, 119-121
hipertermia, 119-120
hipertireoidismo, 119-120
hipervolemia, 131-132
hipnose, 202-204
hipnóticos, 68-70, 92-93, 96-97

hipocalêmica, acidose metabólica, 160-161
hipotálamo, 201-202
hipotensão, 160-161, 214-215
hipotermia, 118-121, 131-132, 213-214
hipotireoidismo, 118-120
hipoventilação, 166, 168, 210-212
hipovolemia, 129-131
hipoxemia, 166, 168, 186-187, 213-215
história do paciente, 42-44, 53-56, 87-89, 124-125
Hoeflin, S. M., 70-74
homens, procedimentos estéticos realizados em, 27-29
Howard, J. B., 70-71
humor aquoso, 160-161, 163-164
humor, estabilizadores de, 118-120

I

ibuprofeno, 192-194
idosos, pacientes, 103-104, 118-120, 154-155, 168-170
Illouz, técnica de, 125, 128
iluminação, 41-43, 47-49
implantes dentários, 146
inalatórios, agentes, 22-24, 93-96, 126
  usados em procedimentos dentários, 144-146
incêndios, segurança contra, 22-24
incidentes, programas de relato de, 21-22
índice de massa corporal (IMC), 179-180
indiretos, enchimentos, 144-146
infecção, 118-120
inferior II, III, aVF (artéria coronária direita), 115-117
infraclavicular, bloqueio, 190-191
inframamária, prega, 181-183
infusão, bombas de, 121-122
inspeção, 111-113, 115-117
instalações e segurança, orientações da ASA para, 40-43, 220-221
interescaleno, bloqueio, 190-191
intra-abdominais, procedimentos, 42-44, 52-54
intra-arteriais, cateteres, 117-118
intra-arterial, monitoração, 117-118
intra-arterial, pressão, monitoração da, 48-49, 114-115
intracraniana, hipertensão, 92-93
intracraniana, pressão, 92-93
intracranianas, lesões, expansivas, 92-93
intracranianos, procedimentos, 42-44

intramuscular, administração de medicações, 37-38, 100-101, 159-160, 192-194
intraoculares, gases, 163-164
intraoperatória, consciência, 119-122
intratecal, bloqueio, 190-191
intratorácicos, procedimentos, 42-44, 52-54
intravascular, injeção, não intencional, 89-90
intravenosa total, anestesia (AIVT), 93-96, 104-105, 135-138
intravenosa, sedação
  NVPO, incidência de, 104-105
  segurança, bases da, 88-89
  segurança, estudos sobre, 74-75
  vs. anestesia geral, 72-74, 104-105
intravenosas, medicações, 121-122, 155-156
intravenoso, bloqueio regional (bloqueio de Bier), 190-191
intubação, 74-75, 101-104
  esofágica, 104-105, 113-115
irrigação, solução de, 125, 127-131, 183-184
isquemia
  miocárdica, 61-62, 115-117, 119-121, 160-161, 186-187, 213-215
  retiniana, 163-164
isquêmica, neuropatia óptica, 163-164
Iverson, R. E., 70-72

J

Jacobs, W., 70-71
jejum (orientações de NPO), 55-57, 60
joanetes, cirurgia dos (hálux valgo), 147-148
joelho, artroscopia do, 123
Johns Hopkins University, 156-157
Joint Comission on Accreditation of Healthcare Organizations (JCAHO), 20-21, 33-35, 44-47, 68-70, 186-187
Joshi, G. P., 93-94

K

Korotkoff, sons de, 117-118

L

laboratoriais, resultados e estudos, 42-44

lâmpada facial, 141-142
lanternas, iluminação com, 41-43
laparoscópica, banda gástrica, 179-180
laríngea, máscara (ML), 48-49, 111-113, 128-130, 210-212
laringoespasmo, 210-212
laser, dermoabrasão a, 141-142
lateral I, aVL, V5, V6 (circunflexa esquerda), 115-117
lesão
    análise de, associada ao CAM, 81-84
    anestesia ambulatorial *vs.* na clínica, 81-82
    gravidade da, na anestesia ambulatorial vs. na clínica, 80-81
    prevenção de, 82-84
lesão solar, 141-142
levobupivacaína, 89-92
lidocaína, 89-92, 158-159, 170-171
    toxicidade, 131-132
lifting da hora do almoço, 141-142
língua, obstrução da faringe pela, 210-212
linguagem, barreira de, 154-155
linhas faciais 141-142
lipectomia assistida por aspiração. *Ver* lipoaspiração
lipectomia por aspiração cega. *Ver* lipoaspiração
lipoaspiração assistida por ultrassom (UAL), 127, 127
lipoaspiração, 88-89, 126-130
    aconselhamento prático, ASPS, 183-184
    complicações, 128-131
    considerações anestésicas, 125, 127-128
    pequeno volume, 125, 127-128
    procedimento, 127
    técnica anestésica, 125, 128-130
    tumescente, 127
lipoescultura. *Ver* lipoaspiração
lipoplastia assistida por aspiração, 181-183
líquor (LCR), 156-157
lítio, 118-120
Local Coverage Determinations (LCDs), 229-230
local, anestesia, 65-66, 89-92
    doses e propriedades, 189-191
    para dor, 187-191
lorazepam, 126
luz ambiente, interferência da, 110-111
luz pulsada intensa (IPL), 141-142

luz, díodos emitindo (LED), 141-142

M

maciça, perda de peso (PPM), 179-180
    complicações cirúrgicas, 183-184
    considerações de segurança no pré-operatório, 181-182
    estado nutricional do paciente, 180-181
    vantagens/desvantagens da, 180-181
maleolar, bloqueio, 149-150
Malignant Hyperthermia Association of the United States (MHAUS), 119-120
mamas, aumento e redução das. *Ver* aumento, mamoplastia de; redutora, mamoplastia
mamas, cirurgia das, 189-191
mamas, implantes, 129-131
mamoplastia. *Ver* aumento, mamoplastia de; redutora, mamoplastia
manguito no dedo, medida do, 117-118
má-prática, processos por, 79-81, 82-84, 104-105
    seguradoras, 84-85
marca-passo, função de, 115-117
massa, espectroscopia de, 48-49
massagem, 198-200
mastopexia, 88-89, 181-183
mecânica, dermoabrasão, 141-142
mecânico, ventilador, 48-49, 111-113
medicações, 100-101
medicações. *ver também* fármacos; opioides
    administração intramuscular de, 37-38, 100-101, 159-160, 192-194
    administração retal de, 192-194
    administração sublingual, 192-194
    anticolinérgicos, 92-93, 127, 159-160
    armazenamento, 22-24
    dose, 121-122
    erros na, 79-81, 82-85, 104-105
    intravenosas, 121-122, 155-156
    na cirurgia oftalmológica, 160-161
    para dor
        acetaminofeno, 192-194
        AINEs, 97-99, 192-195
        analgésicos, 192-194
        anestésicos locais, 187-191
        anestésicos regionais, 189-191
        pós-operatórias, 100-101
    obtenção de, 22-24
Medicare Carrier Manual, 227-228

Medicare, 33-35, 37-38, 40-41, 227-230
Medicare, regulamentos do, 40-41
medicina complementar e alternativa (MCA). *Ver* mente-corpo, terapias (TMCs)
membranectomia, 163-164
memória, déficit de, 100-101
mente-corpo, terapias (TMCs), 198-199
   acupuntura, 199-202
   hipnose, 202-204
   massagem, 198-200
   musicoterapia, 201-203
   pesquisas baseadas em evidências sobre, 203-204
meperidina (Demerol), 195-197
meridianos, 201-202
metabólica, taxa, 119-121
metabolismo, 88-89, 93-98, 119-121
metadona (Dolophine), 195
metálicas, ligas, 142-144
metemoglobina, 170-171
metemoglobinemia, 110-111, 170-171
metemoglobulinemia, 170-171
metoexital, 126
microcorrente, 142-144
microdermoabrasão, 140-142
microenxertos, 138-139
midazolam, 90-92
midríase, 160-161
minienxertos, 138-139
mínima, sedação (ansiólise), 33-34, 44-46, 65-66, 90-92, 94-96
miocárdica, demanda de oxigênio, 186-187
miocárdica, isquemia, 61-62, 115-117, 119-121, 160-161, 186-187, 213-215
miocárdico, consumo de oxigênio, reduzido, 100-101
miocárdio, infarto do, 55-56, 114-115
mitomicina-C, 163-164
moderada, sedação. *Ver* consciente, sedação (sedação/analgesia moderada)
monitoração
   achados do Projeto de Processos Encerrados, 79-82
   circulação, 114-120
   consciência sob anestesia, 119-122
   determinações da ASA para, 109-110
   orientações da ASA para, 47-49, 220-223
   oxigenação, 109-113
   profundidade da anestesia, 119-122
   temperatura, 118-121
   ventilação, 111-115
morbidade
   cardíaca perioperatória, 55-56
   consciência intraoperatória, efeitos psicológicos da, 119-121
   incidência de, 72-74
   maior/menor, 74-75
   minimização com monitores, 109-110
   no paciente com PPM, 179-180, 183-184
   prolongada, 119-121
Morello, D. C., 70-71
morfina, 126,195
mortalidade, 24, 70-71, 72-76, 166, 168, 179-180, 183-184
motilidade, 186-187
movimento espontâneo do diafragma, 113
movimento, artefatos de, 110-111
Mullis, W., 70-71
murmúrios vesiculares, ausculta de, 47-49, 111-113
musicoterapia, 201-203

N

N-acetil-*p*-benzoquinona imina, 192-194
não anestesiologista, orientações ao, 31-32
não esteroides, anti-inflamatórios (AINEs), 97-99,192-195
não opioides, 90-92, 97-99, 126, 212-213
naproxeno,192-194
nasal, administração de medicações, 192-194
nasal, cânula, 111-113, 155-156, 172, 207-208
National Fire Protection Association, 22-24
nauseoso, reflexo, 137-138, 170-171
neostigmina (com glicopirrolato), 127
nervosa, lesão, 118-120
nervoso, estimulador, 123, 189-192
neuraxial, anestesia, 119-120, 189-191
neuroléptica maligna, síndrome, 119-120
neurológica, função, deterioração da, 160-161
neuroma, cirurgia de, 147-148
nevo, remoção de, 123
New England Journal of Medicine, 104-105
Nillson, U., 201-202
nitroso, óxido (N_2O), 22-24, 94-97

Índice **257**

N-metil-D-aspartato (NMDA), antagonismo do receptor de, 92-93
noradrenalina, 100-101
normotermia, técnicas para manter a, 119-121
Novak, L. Charles, 229-230
NPO, orientações de (jejum), 55-57, 60

O

O_2/N_2O, sistema de proporção de, 50-51
Obagi, classificação de, 140-141
obesidade mórbida, 55-56, 179-180
obesidade, comorbidades associadas a, 179-180
observação, sala de, 207-208
Observer's Assessment of Alertness/Sedation (OAA/S), 173-174
obstétrica, emergência, 119-121
obstrutiva, doença pulmonar, 113-115
oculocardíaco, reflexo 159-161
oftálmicos, procedimentos. *Ver também* regional, anestesia, oftalmológicas
  cirúrgicos, 161-164
    cirurgia da retina, 161-164
    complicações, 163-164
    extração de catarata, 161-163
    reparo de laceração corneana, 161-163
    reparo de ruptura do globo ocular (remoção de corpo estranho), 163-164
    trabeculectomia (e outros procedimentos de filtragem), 163-164
    transplante de córnea (ceratoplastia penetrante), 161-163
    vitrectomia (anterior e posterior), 163-164
  considerações gerais, 154-156
  medicação oftálmica, efeitos sistêmicos, 160-161
oftalmologia, 97-98
ondansetron, 104-105, 127
opioides, 97-98, 193-197
  doses recomendadas no bloco cirúrgico, 126
  minimizando o uso de, 89-90
  overdose, 210-212
  para dor, 193-197, 212-213
  típicos, e doses de, 195
Orenstein, H. H., 70-71
Orentreich, Norman, 137-138

Organização Mundial da Saúde (OMS), 187-189
  escada analgésica da, 187-189
orientação, 94-96
ortopedia, 146-151
  complicações, 150-151
  procedimentos mais comuns, 146
  técnica anestésica, 149-151
ortopneia, 154-155
oscilações nos vasos sanguíneos, 117-118
oscilométricas, técnicas, 117-118
ouro, amálgamas com, 144-146
overdose, 89-90, 210-212
Owens, William D., 227-228
oxicodona (Percocet), 195-197
oxiemoglobina, 110-111
oxigenação
  avaliação da, subjetiva, 111-113
  inadequada, 104-105
  monitoração, 47-49, 109-113
oxigênio
  administração de, 22-24
  analisador de, 47-49, 109-110, 111-113, 127, 170-171
  baixo, alarme para limite de concentração de, 47-49, 109-110
  cânula de, 113
  concentração de, medida da, 109-110
  orientações da ASA para, 41-43, 48-49
  saturação de, 96-97, 172, 201-202, 280-210
  suplementar, suprimento adequado, 111-113, 123, 172

P

Padrões Básicos de Cuidados Pós-Anestésicos (ASA), 46-47
Padrões Básicos de Pré-Anestesia (ASA), 42-44, 54-55
Padrões Básicos para Monitoração Anestésica (ASA), 41-43, 47-49
palidez, 111-113
palpação do pulso, 48-49, 111-113, 115-118
pálpebras, cirurgia das (blefaroplastia), 88-89, 126, 132-134
PALS, 21-22, 46-47, 50-51
parada, carrinho de, 41-43, 127
paralisia, 160-161
paramagnética, análise, 109-110
paravertebrais, bloqueios, 189-191

pediátricos, pacientes, 50-51
pele
   classificação de Fitzpatrick, 140-141
   classificação de Obagi, 140-141
   dermoabrasão, 141-144
   elasticidade da, em pacientes, 179-183
   lesão no local de cateter ou transdutor, 118-120
   peeling químico, 142-146
   tônus e cor, 111-113, 115-118
penetração ou perfuração do globo, 159-160
pequeno volume, lipoaspiração de, 125, 127-128
Percocet (oxicodona), 195-197
perda sanguínea, 52-54
   relacionada ao procedimento, 100-101
perfluoropropano, C3F3, 163-164
perfusão, reduzida, 110-111
periférica, doença vascular, 55-56, 110-111, 117-120
periférica, monitoração de pulso, por ultrassom, 48-49, 114-115
periféricos, sítios de ligação, saturação de, 97-98
perioperatória, morbidade cardíaca, preditores de, 55-56
perioperatório, cuidado
   cuidado pós-anestesia, 46-47
   emergências, 30-31
   orientações da ASA para, 42-47, 220-221
   testes, 54-57, 60
perioperatório, teste cardiovascular para cirurgia não cardíaca, 55-56
Perrott, D. H., 70-75
plástica, cirurgia. *Ver* estéticos, procedimentos
plásticos, cirurgiões, 25-26, 30-31, 70-71
plexo lombar, bloqueio do, 189-191
polarográficos, eletrodos, 109-110
pontes (dentárias), 144-146
poplíteo, bloqueio, 190-191
porcelana, facetas de, 144-146
Posicionamento no Cuidado Anestésico sob Monitoração (ASA), 68-70
Posner, K. L., 81-84
pós-operatória, dor, controle da, 97-98, 101-104
pós-operatório, cuidado, 52-54
pós-operatórios, eventos, documentação de, 46-47

pós-operatórios, náuseas e vômitos (NVPO), 89-90, 93-97, 103-105
   causas comuns de, 212-213
   na SRPA, 89-90, 103-105, 210-212
   pacientes sob maior risco, 103-105
   prevenção/tratamento de, 212-213
posturais, lesões nervosas, 89-90
preenchimentos, 142-146
preexistentes, doenças, 66-68
pré-operatória, avaliação, 52-63
   benefícios ao paciente, 72-74
   entrevista, 42-44, 52-54
   medicamentos/suplementos dietéticos, preparo para intervenções, 57, 60
   seleção do paciente e orientações de avaliação, 53-56, 58 (*Ver também* seleção do paciente e procedimento)
   testes, 55-57, 60
pré-operatória, entrevista, 42-44, 52-54
preparo, área de, 22-24
pressão positiva, ventilação com (AMBU autoinflável), 41-46, 114-115, 123
pressão sanguínea
   arterial, 48-49, 100-101, 114-115
   avaliação, 48-49, 115-118
   Dex, efeitos de, 100-101
   efeito da cetamina na, 92-93
   efeito da gravidade na, 117-118
   manguitos, 117-118
   monitoração invasiva da, procedimento manual para medida, 117-118
   retorno rápido da, 103-104
   técnicas oscilométricas não invasivas de medida, 117-120
   vantagens/desvantagens, 118-120
pressão, escaras de, 186-187
procedimentos dentários
   extração do dente siso, 144-146
   mais comuns, 142-144
   restauração e reposição de dentes, 144-146
   restaurações, 142-146
   tratamento de canal, 144-146
proctoscopia, 175-176
profissional, cobertura de seguros, 21-22
profunda, analgesia, 90-92
profundidade da anestesia, monitoração, 119-122
Projeto de Processos Encerrados, 79-86

Índice

comparações de dados, década de 1980 e início de 2000, 79-81
lições aprendidas, 79-81
preocupações com segurança, 81-84
simulação médica, 84-86
propofol, 92-98
   bomba de infusão, 90-92, 121-122
   cetamina combinada com, 92-93
   doses recomendadas, 126
   efeitos clínicos e adversos, 96-97
   em cirurgia oftálmica, 155-156
   incidência de NVPO em, 104-105
   N_2O combinado com, 94-97, 103-104
   perfil de recuperação de, desflurano e sevoflurano, 93-96
   propoxifeno e acetaminofeno (Darvocet), 195-197
   técnica do remifentanil/propofol, 101-102
prostaciclinas, 192-194
prostaglandinas, 97-99, 192-194
   PGE2 e PGI2, 192-194
prótese total de joelho, 189-191
Protocolos de Práticas para Jejum Pré-operatório (ASA), 55-56
protocolos escritos, 50-51
Protocolos para Anestesiologia Ambulatorial (ASA), 38-40, 218-223
   cuidado perioperatório, 42-47, 220-221
   emergências e transferências, 50-51, 221-223
   equipamento, 48-51
   instalações e segurança, 40-43, 220-221
   monitoração e equipamentos, 47-49, 220-223
   qualidade do cuidado, 39-41, 218-221
   seleção do paciente e do procedimento, 41-44, 220-221
Protocolos para Anestesiologia e Cirurgia Ambulatorial (ASA), 40-41, 217-218
Protocolos para Determinar a Obsolescência do Aparelho de Anestesia (ASA), 50-51
Protocolos para Locais de Anestesia Fora do Bloco Cirúrgico (ASA), 40-43, 48-49, 217-220
Protocolos sobre a Prática de Anestesia e Sedação por Não Anestesiologistas (ASA), 46-47
prurido, 97-98

pseudocolinesterase plasmática, atividade da, 160-161
psicomiméticos, efeitos, 92-93
psicotrópicos, 59
psoríase, 141-142
ptose, 160-161
pulmonar, diagnóstico e intervenções terapêuticas, 150-151
pulmonar, doença
   crônica grave, 66-68
   restritiva/obstrutiva, 114-115
pulmonar, embolia, 113-115, 131-132, 186-187
pulmonar, função
   deterioração da, 160-161
   testes, 58
pulso
   irregular/fraco, 117-118
   palpação do, 48-49, 111-113, 115-118
   parada sem pulso, 241
pulso, oximetria de, 110-113
   valores anormais, causas comuns de, 110-111
pulso, pletismografia de, 48-49, 114-115
pulso/dedos, bloqueios de, 190-191

Q

Qi, 199-202
QS, modificador, 229-230
qualidade do cuidado, orientações da ASA para, 39-41, 218-221
qualitativos, sinais clínicos, 47-49
queratoplastia penetrante (transplante de córnea), 161-163
química, lesão, 163-164
químicos, *peelings*, 142-146
quinto sinal vital, 186-187

R

Rawal, N., 201-202
reações adversas a medicamentos, 66-68
recuperação
   pontos finais da, 93-94
   pós-anestesia, 42-44
   tempo de, 93-96
redutora, mamoplastia, 88-89, 126, 131-134
reduzida, tosse, 186-187
regionais, bloqueios, 189-191
regional, anestesia, 65-66, 111-113

para dor, 189-191
regional, anestesia, oftalmológica, 155-159
　anestesia peribulbar, 155-157
　anestesia retrobulbar, 155-157
　bloqueio sub-Tenon, 156-159
　comparação das técnicas regionais em, 155-156
　complicações, 158-159
　　anestesia do tronco cerebral, 160-161
　　diplopia, estrabismo, ptose, 160-161
　　hemorragia retrobulbar, 158-160
　　penetração ou perfuração do globo, 159-160
　　reflexo oculocardíaco, 159-161
　contraindicações, 154-155
　posicionamento do paciente, 158-159
　soluções anestésicas em, 158-159
registrados, enfermeiros, 140-141
regulação, orientações para, 20-22
relaxamento muscular, 96-97, 103-104, 129-131, 170-171
relaxantes musculares, 59, 126
remifentanil, 90-92, 97-98, 103-105, 126, 155-156
remifentanil/propofol, técnica do, 101-102
renal, doença, 97-99
reserva, gerador, 41-43, 48-49
reserva, suprimento de oxigênio, 111-113, 123, 172
reservatório de respiração, 47-49
residentes de anestesiologia, 30-31
respiração espontânea, tempo para a, 94-96, 100-101
respiratória, depressão, 82-84, 92-93, 96-98, 103-104
respiratória, estabilidade, 98-101
respiratória, insuficiência, 111-113
　das válvulas inspiratória ou expiratória, 111-115
respiratório, padrão, 111-113
respiratórios, eventos adversos, 79-81
ressuscitação, equipamento de, 21-22, 48-49
restritiva, doença pulmonar, 113-115
retal, administração de medicações, 192-194
retina, cirurgia da, 161-164
retina, isquemia da, 163-164
retrobulbar, bloqueio, 154-155
retrobulbar, hemorragia, 158-160
reversão, agentes de, 127

revisões/estudos de anestesiologia ambulatorial, 70-76
　AG, validando a segurança da, 71-74
　cirurgia oral e maxilofacial, taxa de complicações em, 74-75
　Comparative Outcomes Analysis of Procedures Performed in Physician Offices and Ambulatory Surgery Centers, 74-76
　eventos adversos associados com a anestesia ambulatorial, 74-75
　eventos adversos e mortalidade dos procedimentos cirúrgicos ambulatoriais, 75-76
　eventos adversos e mortes em clínicas de cirurgia plástica, 70-71
　evoluções e mortalidade, 70-71
　mortalidade e morbidade após a cirurgia, 74-75
　resposta a, achados refutados, 75-76
　sedação intravenosa *vs.* anestesia geral, 72-74
　segurança dos cuidados anestésicos sob monitoração, 74-75
　segurança e eficácia em instituições acreditadas de cirurgia plástica ambulatorial, 71-72
　taxas de complicação ambulatorial, envolvendo procedimentos de cirurgia plástica, 71-72
rinoplastia, 88-89, 127, 132-135
ritidectomia, 88-89, 127, 134-138
rocurônio, 101-102, 126
ropivacaína, 89-92
rosácea, 141-142
rugas, 141-142
ruptura de globo ocular, reparo de (remoção de corpo estranho), 163-164

S

sala de recuperação pós-anestésica (SRPA), 21-24, 46-47, 88-89, 93-94, 101-104
　área de recuperação secundária, 207-208
　controle da dor em, 186-187, 196-197, 212-213
　critérios de alta, 207-210
　design da, 206-207
　equipamento padrão, 206-208

equipe de manejo, 207-208
estadias mais curtas, estratégias para, 210-212
musicoterapia em, 201-202
problemas circulatórios na
   arritmias cardíacas, 214-215
   hipertensão, 213-214
   hipotensão, 214-215
problemas na, 209, 211
   dor, 212-213
   hipotermia e calafrios, 213-214
   NVPO, 89-90, 103-105, 210-212
   obstrução das vias aéreas, 210-212
   recuperação retardada da anestesia, 210-212
   retenção urinária, 213-214
retomada das atividades normais, 280-210
sistema de escore de Aldrete, 207-209, 211
transporte do paciente de/para, 207-208
unidade de observação prolongada, 207-208
salivação, 92-93
sangue, oxigenação do, 47-49
secundária, área de recuperação (ARS), 207-208
sedação em excesso, 166, 168
sedação mais profunda que o desejado, 96-97
sedação, níveis de, 44-46, 166, 168-167
   AG, 33-34, 44-49, 68-69
   anestesia regional, 46-49
   continuum de, 44-45, 72-74, 167
   sedação mínima (ansiólise), 33-34, 44-46
   sedação/analgesia moderada (sedação consciente), 44-46, 68-71
   sedação/analgesia profunda, 44-46
   titulável, 94-96
sedação/analgesia profunda, 44-47
sedativos, 126, 169-171. Ver também intravenosa, sedação
   em endoscopia gastrointestinal (GI), 169-171
segurança
   achados do Projeto de Processos Encerrados, 81-84
   do paciente, 22-24
   em equipamento de anestesia, 50-51

medicamentos, 104-106
na administração das instalações, orientações da ASA para, 40-43, 220-221
nas salas cirúrgicas ambulatoriais, estudos, 70-71, 75-77 (*Ver também* revisões/estudos na anestesiologia ambulatorial) *vs.* em hospitais, 33-35
seleção do paciente e procedimento
   analgesia/anestesia controlada pelo paciente (PCA), 132-134, 189-191, 212-213
   avaliação do paciente, 53-56, 58
   candidatos apropriados para o procedimento proposto, determinação, 41-44, 66-68
   candidatos inapropriados para o procedimento proposto, razões para, 41-44, 66-68
   classe de risco anestésico, 168-169
   comorbidades, 126
   considerações anestésicas em, 125, 128-130
   cuidado clínico, 66-68
   envolvimento do paciente, 66-68
   orientações para, ASA, 41-44, 220-221
sérica, bioquímica, 58
serotonina, antagonistas da, 104-105
sevoflurano, 93-97, 126, 210-212
Shields, S. E., 70-71
Shreve, E., 70-71
sigmoidoscopia, 166, 168, 175-176
silicone, óleo de, 163-164
simpático, sistema nervoso, 92-93, 98-99
simpaticomiméticos, efeitos, 61-62, 92-93
simulação médica, 84-86
Sinais vitais, monitorar, 65-66
sindese, 147-148
single-shot, técnica epidural, 190-191
sinusal, parada, 159-160
siso, extração do, 144-146
sistêmica, resistência vascular, 110-111
sistólica, pressão, 117-118
Society of Dental Anesthesiologists, 142-144
sódio, excreção de, 100-101
Song, D., 93-94
sonhos desagradáveis, 92-93
sono limiar, 144-146
sonolência (paciente vigil) com bradicardia, 159-160

sopro, 115-117
Soto, R., 70-71
sublingual, administração de medicações, 192-194
succinilcolina, 119-121, 126, 160-161
sufentanil, 126
Super Dimension (Super D), broncoscopia por, 150-151
superficiais, procedimentos cirúrgicos, 94-96, 103-104
suplementar, oxigênio, 111-113, 123, 172
suporte avançado à vida em cardiologia (ACLS), 21-22, 46-47, 50-51, 115-117, 160-161, 238
suporte avançado à vida em pediatria (PALS), 21-22, 46-47, 50-51
suporte avançado à vida no trauma (ATLS), 21-22

T

tabagismo, 55-56
tálamo, 201-202
talas, 186-187
taquicardia, 119-121, 160-161, 243
Task Force on Perioperative Testing (ASA), 55-56
Tax Equity and Fiscal Responsibility Act (TEFRA), 227-228
taxa de filtração glomerular (TFG), 193-195
técnicas de ressuscitação avançadas, 21-22, 46-47
temperatura (corporal), monitoração da, 118-121
   calafrios, pós-operatórios, 119-121
   hipertermia maligna, 119-121
   hipertermia, 119-120
   hipertireoidismo, 119-120
   hipotermia, 118-121
   normotermia, técnicas para manter a, 119-121
tendão, reparo de 149-150
Tenon, cápsula de, 155-156
terceiros molares, 144-146
termômetros, 119-121, 127
testes perioperatórios, 54-57, 60
testosterona, 138-139
tetracaína, 170-171
timolol, 160-161
tiopental, 126
titulação, 118-122
tonometria, 117-118
tórax, radiografia de, 58
tosse crônica, 154-155
toxicidade, 160-161
toxicidade, evitar, 89-90
trabeculectomia (e outros procedimentos de filtragem), 163-164
transdérmica, administração de medicações, 192-194
transesofágico, ecocardiograma (ETE), 150-151
transferência de emergência, contrato de, 21-22
transferências e emergências, orientações da ASA para, 50-51, 221-223
transporte de pacientes, 22-24, 207-208
traqueal, extubação, 94-96, 111-113
traqueobrônquica, árvore, 150-151
tratamento de canal, 144-146
trauma, 119-121
treinamento, 21-22, 30-32, 40-41
trombose, 118-120
   venosa profunda, 89-90
tromboxano, 192-194
tronco cerebral, anestesia do, 160-161
tumescente, lipoaspiração, 127

U

ultrassom, fragmentação de núcleo de catarata por, 161-163
ultrassom, lipoaspiração assistida por (LAU), 127
ultrassom, monitoração de pulso periférico por, 48-49, 114-115
unhas artificiais, 110-111
urinária, retenção, 186-187
urinário, cateter, 101-102

V

valvular, doença cardíaca, 55-56
vaporizadores com medida de fluxo, 50-51
variável, infusão, 121-122
vasodilatação, acelerando a perda de calor, 119-120
vasovagais, episódios, 166, 168
vecurônio, 103-104, 126
Venkat, A. P., 70-71
ventilação

adequada, avaliação da, 111-113
inadequada, 104-105
monitoração da, 47-49, 111-115
ventiladores mecânicos, 48-49, 111-113
ventricular, ectopia, 159-160
ventricular, fibrilação, 159-160
Verificação de Aparelhos de Anestesia, Recomendações para
equipamento para ventilação de emergência, 232-233
monitores, 234-235
posição final, 235-237
sistema de alta pressão, 232-233
sistema de baixa pressão, 232-233
sistema exaustor, 232-235
sistema respiratório, 234-235
sistemas de ventilação manual e automático, 234-235
vias aéreas superiores, reflexos das, 92-93
vias aéreas, lesão das, 89-90
vias aéreas, manejo das, 30-31, 41-43, 127, 127
vias aéreas, obstrução das, 104-105, 166, 168
administração de propofol, 96-98
algoritmo para vias aéreas difíceis, 237

CPER, 172, 175-176
endoscopia GI superior, sedação para, 166, 168, 172
Vicodin (hidrocodona), 195, 196-197
Vila, H., 70-72, 74-76
vitrectomia (anterior e posterior), 163-164
vítreo, gel, 163-164
voláteis, anestésicos, 119-121

W

Waddle, J. P., 70-74
Warner, M. A., 70-71, 74-75
White, P. F., 93-94
World Federation of Societies of Anesthesiologists (WFSA), 187-189
escada analgésica da, 187-189

Y

Yuen, J. P., 70-71
α_2 agonistas, 98-101
β-bloqueadores, 59, 160-161
γ-aminobutírico, ácido (GABA), receptores amnésicos do, 94-96, 100-101, 126, 155-156, 168-169

Gráfica
METRÓPOLE

www.graficametropole.com.br
comercial@graficametropole.com.br
tel./fax + 55 (51) 3318.6355